増刊 レジデントノート
Vol.18-No.17

神経内科がわかる、好きになる
今日から実践できる診察・診断・治療のエッセンス

安藤孝志, 山中克郎／編

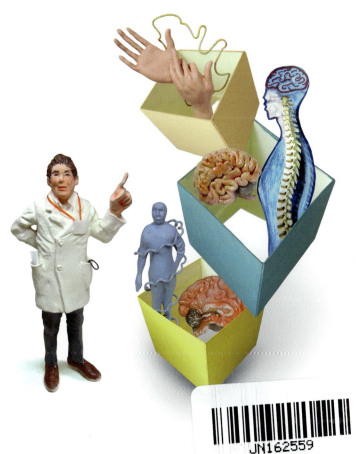

羊土社
YODOSHA

謹告

　本書に記載されている診断法・治療法に関しては，発行時点における最新の情報に基づき，正確を期するよう，著者ならびに出版社はそれぞれ最善の努力を払っております．しかし，医学，医療の進歩により，記載された内容が正確かつ完全ではなくなる場合もございます．

　したがって，実際の診断法・治療法で，熟知していない，あるいは汎用されていない新薬をはじめとする医薬品の使用，検査の実施および判読にあたっては，まず医薬品添付文書や機器および試薬の説明書で確認され，また診療技術に関しては十分考慮されたうえで，常に細心の注意を払われるようお願いいたします．

　本書記載の診断法・治療法・医薬品・検査法・疾患への適応などが，その後の医学研究ならびに医療の進歩により本書発行後に変更された場合，その診断法・治療法・医薬品・検査法・疾患への適応などによる不測の事故に対して，著者ならびに出版社はその責を負いかねますのでご了承ください．

序

　総合診療に携わっていると，診断が難しいケースの相談を受けることがある．多くは神経内科領域の疾患である．若手医師だけでなくベテラン内科医にも，私と同じように神経内科領域に苦手意識をもつ医師が多いのではないかと思う．救急室から神経内科医にコンサルトすると，診察道具がいっぱい入ったドクターバッグを持って現れ，芸術的と思える華麗な診察で病変部位を明らかにしていく．基本的な神経解剖を理解していることと，症状・身体所見から責任病巣を絞り込んでいく臨床推論が重要のようだ．

　「神経内科がわかる，好きになる」という今回の企画では，私が最も信頼する若手神経内科医の安藤孝志先生の力を借りた．実際の症例を提示しながら，神経疾患は難しいと考えている医師にもわかりやすく神経疾患へのアプローチが解説されている．

　最近，こんな症例に出会った．やはり神経内科領域の疾患は診断が難しい．
　65歳女性がめまいを訴えて救急室を訪れた．来院前日より，起床時から回転性めまいと嘔気，耳鳴，耳閉感があり起き上がることができない．めまいは安静にしていると楽になり，頭を動かすと増悪する．嘔気があり食欲はない．こんなことははじめてであるという．頭痛や後頸部痛はない．構音障害，嚥下障害，麻痺はない．
　既往歴にバセドウ病による心不全，高血圧，脂質異常症がある．内服薬は降圧薬（ARB＋利尿薬），カルシウム製剤，脂質異常症治療薬（スタチン），甲状腺疾患治療薬（チアマゾール）である．
　バイタルサインは体温36.5℃，血圧119/89 mmHg，心拍数93回/分，酸素飽和度98％（室内気）．意識は清明であるが，ゆっくりと話す．会話をしていても視線が合わない．独特の言葉づかいがあり，ちょっと変わった印象を受ける．
　頸部に血管雑音を聴取しない．坐位から臥位にすると，水平回旋性眼振を認め，1分以内にめまいは消失した．右の眼裂狭小を認めるが，5年前から自覚しているとのこと．瞳孔は左右同大で直径3 mm，顔面の発汗に左右差はない．聴力は左右差なし．他の脳神経にも異常を認めなかった．四肢に筋力低下はなく，温痛覚も左右差はない．小脳失調症状なし．自力で歩行は可能だが，「いつもと違う」との訴えがある．継足歩行はふらつきを認めた．下肢振動覚は低下し，Romberg徴候は陰性だった．

〈血液検査〉
WBC 6,730/μL，Hb 15.7 g/dL，MCV 89.2，血小板27.4万/μL
AST 18 IU/L，ALT 17 IU/L，LDH 293 IU/L，ALP 261 IU/L，総-bil 1.14 mg/dL，LDLコレステロール113 mg/dL，血糖174 mg/dL，Na 139 mEq/L，K 4.4 mEq/L，Mg 1.9 mg/dL，Cre 0.37 mg/dL，CRP 0.25 mg/dL
TSH 0.0051 μIU/mL（基準値0.52〜3.5），FT$_4$ 1.46（基準値0.97〜1.66）

〈Problem List〉
持続するめまい　# バセドウ病　# 脂質異常症
歩行障害　　　　# 高血圧

後下小脳動脈（PICA）領域の梗塞を疑われ入院したが，入院後の頭部MRI検査では異常を認めなかった．Dix-Hallpike試験を施行すると，右下懸垂頭位で回旋性眼振を認めた．しかし，眼振の変動が認められ方向が一定しない．安静臥位でも持続的なめまい感がある．耳石除去のためEpley法を行うとめまいと嘔気は改善した．良性発作性頭位めまい症だったのだろうかと考えていると，衝撃の検査結果が戻ってきた．

ビタミンB_{12} 75 pg/mL（基準値180〜914）
ビタミンB_{12}欠乏症だった．葉酸は正常値である．

ビタミンB_{12}欠乏症を正しく診断し治療を行うことはきわめて重要である．早期に治療をはじめれば可逆的だからだ．ビタミンB_{12}欠乏症の症状/所見として大球性貧血（巨赤芽球性貧血）が有名だが，神経症状も起こす．神経の髄鞘形成と正常な機能維持にビタミンB_{12}が必要だからである．頸髄，胸髄の側索と後索（稀に脳神経や末梢神経，脳白質）の脱髄が起こる．貧血を全く伴わず，神経症状だけを呈するときもある．75歳以上の高齢者の10〜24％に臨床症状があまり明らかでないビタミンB_{12}欠乏症が存在するとも言われている．よくある神経症状として，下肢優位の左右対称性の異常感覚，筋力低下，歩行障害，認知機能障害，精神障害，視力障害を起こす．身体所見では下肢振動覚低下やRomberg徴候，皮膚の色素沈着，舌炎を認めることが多い．

血清ビタミンB_{12}値が100 pg/mL以下ならば，確実にビタミンB_{12}欠乏症と診断できる．血清ビタミンB_{12}値が正常下限（180〜400 pg/mL）であるときは注意が必要である．偽陰性や偽陽性が50％に起こるからだ．血清メチルマロン酸と総ホモシステインを測定し上昇を確かめることが診断には有効である．しかし，国内では血清メチルマロン酸は測定できない．末梢血スメアで好中球過分葉所見を見つけることも参考になる．

この企画ではプライマリ・ケア医がよく遭遇する疾患に的を絞り，卓越した臨床能力をもつ指導医に診断のポイントをわかりやすく解説していただいた．何度も復習し自分のものとすれば，神経疾患を診ることが楽しくなるのではないかと思う．

2017年1月

諏訪中央病院 総合内科
山中克郎

文献
1) Stabler SP：Clinical practice. Vitamin B_{12} deficiency. N Engl J Med, 368：149-160, 2013
2) Hoffbrand AV：Megaloblastic anemia.「Harrison's Principles of Internal Medicine 19th edition」(Kasper DL, et al, eds), pp640-649, 2015

増刊 レジデントノート
Vol.18-No.17

神経内科がわかる、好きになる
今日から実践できる診察・診断・治療のエッセンス

序 ··· 山中克郎	3	(2979)
Color Atlas ···	9	(2985)
付表：欧文語句の読み方一覧 ··	10	(2986)

第1章　神経内科「基本のき」

1. これだけは知っておきたい神経内科の診断学 ················ 松井　真　12　(2988)
   1. 神経疾患患者の主訴　2. 神経疾患患者診療の基本　3. 三段階診断法（3 step diagnosis）

2. これだけは知っておきたい神経解剖学 ············ 竹下幸男, 神田　隆　19　(2995)
   1. 中枢神経　2. 末梢神経

第2章　神経診察のちょっとしたコツ，教えます

1. 脳神経 ··· 金子由夏, 田中　真　31　(3007)
   1. 顔貌の診察　2. 舌の診察

2. 筋力 ·· 園生雅弘　36　(3012)
   1. 病歴情報　2. 運動麻痺の分布と随伴症状　3. 片麻痺の検出法　● Advanced Lecture：MMTの原理とpitfall

3. 腱反射／表在反射／病的反射 ···································· 星野晴彦　42　(3018)
   1. 腱反射　2. 表在反射　3. 病的反射

4. 感覚系 ··· 松本慎二郎, 亀山　隆　47　(3023)
   1. 病歴聴取　2. 感覚系の診察　3. 代表的疾患を考えながら診察をする　4. その他の注意点

5. 小脳系 ……………………………………………………………………… 下畑享良　56 (3032)
  1. 小脳性運動失調の診察方法　2. 小脳性運動失調の鑑別

第3章　神経疾患を病歴聴取と身体所見で鑑別する！

1. 頭痛 ………………………………………………… 小川広晃，神宮司成弘　61 (3037)
  1. まず何を考えるか　2. 系統的な鑑別診断の進め方と病歴聴取，診察のポイント　3. 呈示症例の
  診察・検査結果と診断　● Advanced Lecture：可逆性脳血管攣縮症候群（RCVS）とは

2. めまい ……………………………………………………… 石田恵梨，上田剛士　67 (3043)
  1. まず何を考えるか　2. 系統的な鑑別診断の進め方と病歴聴取，診察のポイント　3. 呈示症例の
  診察・検査結果と診断　● Advanced Lecture：中枢性頭位性めまい症（central PPV）

3. 一肢に限局するしびれ ………………………………………………… 仲田和正　73 (3049)
  1. まず何を考えるか　2. 系統的な鑑別診断の進め方と病歴聴取，診察のポイント　3. 呈示症例の
  診察・検査結果と診断　● Advanced Lecture

4. 四肢のしびれ …………………………………………………………… 小池春樹　78 (3054)
  1. まず何を考えるか　2. 系統的な鑑別診断の進め方と病歴聴取，診察のポイント　3. 呈示症例の
  診察・検査結果と診断　● Advanced Lecture

5. 意識障害 …………………………………………………… 松原知康，土肥栄祐　82 (3058)
  1. まず何を考えるか　2. 速度をゆるめず診療するための病歴聴取，診察のポイント
  3. 呈示症例の診察・検査結果と診断　● Advanced Lecture

6. 失神
  原因と結果，それが問題だ ……………………………… 大西規史，川島篤志　91 (3067)
  1. まず何を考えるか　2. 系統的な鑑別診断の進め方と病歴聴取，診察のポイント　3. 呈示症例の
  診察・検査結果と診断　4.「外傷×失神」の落とし穴　● Advanced Lecture

7. 痙攣 ………………………………………………………… 望月仁志，宇川義一　97 (3073)
  1. まず何を考えるか　2. 系統的な鑑別診断の進め方と病歴聴取，診察のポイント　3. 呈示症例の
  診察・検査結果と診断　● Advanced Lecture：1. 痙攣性失神（convulsive syncope）　2. てん
  かん重積状態（status epilepticus）

8. 筋力低下 …………………………………………………… 永井太士，砂田芳秀　103 (3079)
  1. まず何を考えるか　2. 系統的な鑑別診断の進め方と病歴聴取，診察のポイント　3. 呈示症例の
  診察・検査結果と診断

9. 不随意運動 ……………………………………………………………… 荻野　裕　108 (3084)
  1. まず何を考えるか　2. 系統的な鑑別診断の進め方と病歴聴取，診察のポイント　3. 呈示症例の
  診察・検査結果と診断

10. 複視 …………………………………………………………………… 佐藤泰吾　113 (3089)
  1. まず何を考えるか　2. 系統的な鑑別診断の進め方と病歴聴取，診察のポイント　3. 呈示症例の
  診察・検査結果と診断

11. 摂食嚥下障害の診かた ………………………………………………… 巨島文子　118 (3094)
  1. まず何を考えるか　2. 系統的な鑑別診断の進め方と病歴聴取，診察のポイント　3. 呈示症例の
  診断，まとめ　● Advanced Lecture

12. もの忘れ　……中島健二　124 (3100)
1. まず何を考えるか　2. 系統的な鑑別診断の進め方と病歴聴取，診察のポイント　3. 呈示症例の診察・検査結果と診断

13. 歩行障害　……安藤孝志，寺尾心一　129 (3105)
1. まず何を考えるか　2. 系統的な鑑別診断の進め方と病歴聴取，診察のポイント　3. 呈示症例の診察・検査結果と診断

第4章　検査のミニマムエッセンス

1. 見落としが少ない頭部MRI検査の読み方　……森　墾　137 (3113)
1. 技術的側面：読影以前　2. 心理的・意思決定的側面：読影中　3. 実践的側面：お作法

2. 髄液検査の解釈法　……水間悟氏，佐藤泰吾　144 (3120)
1. 検体の提出　2. 髄液検査　3. 疾患別の髄液所見のポイント

第5章　神経内科の重要疾患 〜エキスパートはこう診断する！

1. 脳梗塞／一過性脳虚血発作
救急外来からはじまる脳梗塞診療　……立石洋平，辻野　彰　149 (3125)
1. 典型的な臨床像，どのようなときに疑うか　2. 検査と診断のポイント　3. 研修医が陥りやすい診断の注意点　4. 治療　● Advanced Lecture

2. Parkinson病　……渡辺宏久　159 (3135)
1. 典型的な臨床像，どのようなときに疑うか　2. 検査と診断のポイント　3. 研修医が陥りやすい診断の注意点　4. 治療　● Advanced Lecture

3. Alzheimer型認知症　……中島健二　167 (3143)
1. 典型的な臨床像，どのようなときに疑うか　2. 検査と診断のポイント　3. 研修医が陥りやすい診断の注意点　4. 治療

4. 筋萎縮性側索硬化症　……熱田直樹　172 (3148)
1. 典型的な臨床像，どのようなときに疑うか　2. 検査と診断のポイント　3. 研修医が陥りやすい診断の注意点　● Advanced Lecture：高次脳機能障害について　4. 治療

5. てんかん　……北澤　悠，神　一敬，中里信和　177 (3153)
1. 典型的な臨床像，どのようなときに疑うか　2. 検査と診断のポイント　3. 研修医が陥りやすい診断の注意点　4. 治療

6. 細菌性髄膜炎　……小澤廣記，具　芳明　182 (3158)
1. 典型的な臨床像，どのようなときに疑うか　2. 検査と診断のポイント　● Advanced Lecture：髄液乳酸値と髄液broad-range PCR　3. 研修医が陥りやすい診断の注意点　4. 治療

7. 脳炎／脳症　……安藤孝志，後藤洋二　189 (3165)
1. 典型的な臨床像，どのようなときに疑うか　2. 検査と診断のポイント　3. 研修医が陥りやすい診断の注意点　4. 治療

8. 多発性硬化症／視神経脊髄炎 ………………………………若杉尚宏，河内　泉 196 (3172)
   1. 概念・定義　2. 典型的な臨床像，どのようなときに疑うか　3. 検査と診断のポイント　4. 研修医が陥りやすい診断の注意点　5. 治療　● Advanced Lecture

9. Guillain-Barré症候群 ………………………………………………関口　縁，桑原　聡 205 (3181)
   1. 典型的な臨床像，どのようなときに疑うか　2. 検査と診断のポイント　3. 研修医が陥りやすい診断の注意点　4. 治療　● Advanced Lecture：1. GBSのサブタイプ：軸索型と脱髄型　2. Fisher症候群とBickerstaff型脳幹脳炎

10. 重症筋無力症 …………………………………………………………野中俊章，本村政勝 211 (3187)
   1. 典型的な臨床像，どのようなときに疑うか　2. 検査と診断のポイント　3. 研修医が陥りやすい診断の注意点　4. 治療　● Advanced Lecture

11. 傍腫瘍性神経症候群 ……………………………………………………………田中惠子 217 (3193)
   1. 典型的な臨床像，どのようなときに疑うか　2. 検査と診断のポイント　3. 治療　● Advanced Lecture：ニューロミオトニア（neuromyotonia）

12. 脊髄障害 …………………………………………………………………………安藤哲朗 222 (3198)
   1. 典型的な臨床像，どのようなときに疑うか　2. 検査と診断のポイント　3. 研修医が陥りやすい診断の注意点　4. 治療　● Advanced Lecture：脊髄障害の発症経過による質的診断

13. ビタミンB_1／B_{12}欠乏症 ………………………………………安井敬三，長谷川康博 229 (3205)
   ビタミンB_1欠乏症　1. 典型的な臨床像，どのようなときに疑うか　2. 検査と診断のポイント　3. 研修医が陥りやすい診断の注意点　4. 治療　5. 予後　ビタミンB_{12}欠乏症　1. 典型的な臨床症状，どのようなときに疑うか　2. 検査と診断のポイント　3. 研修医が陥りやすい診断の注意点　4. 治療　5. 予後

14. 薬剤性神経疾患 ………………………………………………………長谷川真也，佐田竜一 237 (3213)
   1-A：悪性症候群　1. 典型的な臨床像，どのようなときに疑うか　2. 検査と診断のポイント　3. 研修医が陥りやすい診断の注意点　4. 治療　● Advanced Lecture：高体温と発熱の違い　1-B：セロトニン症候群　1. 典型的な臨床像，どのようなときに疑うか　2. 検査と診断のポイント　3. 研修医が陥りやすい診断の注意点　4. 治療　2：抗菌薬関連脳症　1. 典型的な臨床像，どのようなときに疑うか　2. 検査と診断のポイント，治療

15. 心因性・非器質性の神経症状
   神経症状をめぐる「心因性」について考える ………………………………福武敏夫 245 (3221)
   1. まず「心因性」という用語について考える　2. 心因性神経症状の種類と頻度はどのよう　3. 心因性神経症状をどのように臨床的に診断するか　4. 心因性神経症状を客観的に捉える検査法はあるのか　5. 心因性と誤診しやすい疾患はどのようなものか　6. 心因性神経症状の治療はどうするのか

● 索引 ……………………………………………………………………………………………… 251 (3227)
● 執筆者一覧 ……………………………………………………………………………………… 254 (3230)

Column　執筆：山中克郎

原因不明の腹痛 …………… 60	目の前の患者を幸せにする …………… 158
攻める問診 …………… 66	アドバンス・ケア・プランニング（ACP）…… 176
ベッドサイド教育 …………… 96	腸内細菌 …………… 204
すごい医師 …………… 143	野獣クラブ …………… 244

Color Atlas

第5章4

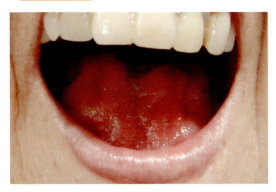

❶ ALS患者の舌萎縮
（p173, 図1参照）

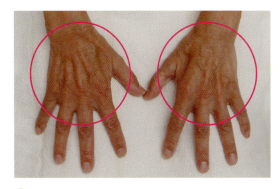

❷ ALS患者の手内筋萎縮
（p173, 図2参照）

付表　欧文語句の読み方一覧

疾患

	欧文表記	読み方
A	Alzheimer型認知症	アルツハイマー型認知症
	Anton症候群	アントン症候群
B	神経Behçet病	神経ベーチェット病
	Bickerstaff型脳幹脳炎	ビッカースタッフ型脳幹脳炎
	Brown-Séquard症候群	ブラウン・セカール症候群
C	Charcot-Marie-Tooth病	シャルコー・マリー・トゥース病
	Creutzfeldt-Jakob病	クロイツフェルト・ヤコブ病
D	Dejerine-Sottas病	デジュリン・ソッタス病
F	Fabry病	ファブリー病
G	Gerstmann症候群	ゲルストマン症候群
	Guillain-Barré症候群	ギラン・バレー症候群
H	Hansen病	ハンセン病
	Hodgkin病	ホジキン病
	Horner症候群	ホルネル症候群
	Huntington病	ハンチントン病
I	Isaacs症候群	アイザックス症候群
K	Korsakoff症候群	コルサコフ症候群
L	Lambert-Eaton筋無力症候群	ランバート・イートン筋無力症症候群
	Lewy小体型認知症	レヴィ小体型認知症
M	Meige症候群	メージュ症候群
	Meniere病	メニエール病
	Millard-Gubler症候群	ミヤール・ギュブレール症候群
	Morvan症候群	モルヴァン症候群
P	Parkinson病	パーキンソン病
	Pick病	ピック病
R	Refsum病	レフスム病
S	Sjöegren症候群	シェーグレン症候群
	Sydenham舞踏病	シデナム舞踏病
T	Tourette症候群	トゥレット症候群
W	Wallenberg症候群	ワレンベルグ症候群
	Weber症候群	ウェーバー症候群
	Wernicke脳症	ウェルニッケ脳症
	Wilson病	ウィルソン病

徴候・症候・部位

	欧文表記	読み方
A	Argyll Robertson瞳孔	アーガイル・ロバートソン瞳孔
B	Babinski徴候	バビンスキー徴候
	Broca野	ブローカ野
	Brudzinski徴候	ブルジンスキー徴候
C	Carnett徴候	カーネット徴候
	Chaddock反射	チャドック反射
	Cushing徴候	クッシング徴候
K	Kernig徴候	ケルニッヒ徴候
	Kussmaul呼吸	クスマウル呼吸
L	Lasègue徴候	ラセーグ徴候
	Lhermitte徴候	レルミット徴候
P	Parkinson症状, Parkinson歩行	パーキンソン症状, パーキンソン歩行
	小脳Purkinje細胞	小脳プルキンエ細胞
	Phalen徴候	ファレン徴候
R	Romberg徴候	ロンベルク徴候
S	Sylvius裂	シルビウス裂
T	Tinel徴候	ティネル徴候
W	Wernicke野	ウェルニッケ野
	Wernicke-Mannの肢位	ウェルニッケ・マンの肢位

試験・分類

	欧文表記	読み方
B	Bielschowsky頭部傾斜試験	ビールショウスキー頭部傾斜試験
	Bowlus-Currier試験	ボーラス・カリアー試験
D	Dix-Hallpike法	ディックス・ホールパイク法
E	Epley法	エプリー法
G	Gufoni法	ギフォーニ法
J	Jendrassik手技	イェンドラシック手技
	Jolt accentuation	ジョルトアクセンチュエーション
M	下肢Mingazzini試験	下肢ミンガッツィーニ試験
S	Schellong試験	シェロング試験
	Spurling試験	スパーリング試験
Y	Hoehn-Yahrの重症度分類	ホーン・ヤールの重症度分類

＊ 各語句の読み方について，本表では代表的な読み方を表示しています

増刊 レジデントノート

神経内科が
わかる、好きになる

今日から実践できる診察・診断・治療のエッセンス

第1章 神経内科「基本のき」

1. これだけは知っておきたい神経内科の診断学

松井　真

●Point●

- 「神経疾患は診断だけしておしまい」の時代は過去のもの
- 神経疾患の診断には3 step diagnosisが役に立つ
- 病歴聴取は病因推定の鍵，神経学的診察は部位診断の要

はじめに

　神経内科領域を苦手にしている医師は少なくない．しかし，それは無理からぬことである．なぜなら，医学生は学部の2年次までに神経解剖と神経生理という膨大な知識を暗記するよう求められ，3～4年次あたりで実際の神経疾患について学んだ後，実習に入る前の資格試験にあたる共用試験（OSCE）に合格するために数多くの神経学的診察手技を習得しなければならないという状況が存在するからである．一方，治らないとされてきた神経疾患の大部分で治療法が確立されつつある現代では，**神経内科医に引き継ぐべき患者を判断する能力はすべての医師に求められている**．ここでは，大きく外れることがない神経学的診断を行うためのコツを解説する．

1. 神経疾患患者の主訴

　神経疾患の関与が疑われる主訴を表1にあげた．左欄の主訴を可能性のある神経学的病態や症候に置き換えると右欄のようになるが，**主訴は患者の言葉どおりに記載する方が病態を正確に反映しやすい**．医師の主観で症候用語に変換して記載してしまうと，他の医師やメディカルスタッフとの情報共有という点で誤解・誤診を生む危険性がある．例えば，「手足にしびれがある」と患者が訴えた場合には，主訴としてはそのまま記載し，実際には異常感覚，感覚鈍麻，筋力低下という3つの神経学的症候のいずれか，あるいはその組合わせが存在することを意識して問診し，その違いがわかるように病歴を記載することが大切である．

表1　神経疾患の関与が疑われる主訴

患者の訴え	対応する可能性のある神経学的症候
1. 力が入りにくい	筋力低下，巧緻運動障害，寡動
2. しびれがある	異常感覚，感覚鈍麻，筋力低下
3. めまい・ふらつき	浮動性めまい，回転性めまい，失調
4. 頭が痛い	項部硬直
5. 歩きにくい	失調，めまい，筋力低下，痙縮，寡動・無動
6. 物が二重に見える	複視
7. しゃべりにくい	構音障害，失語，嗄声
8. 飲み込みにくい	嚥下障害
9. 痙攣が起こった	痙攣，有痛性攣縮，線維束性収縮
10. 手足がふるえる・勝手に動く	不随意運動，痙攣
11. 物忘れが多い	記憶障害，意識障害
12. いつもと違う・意識がない	意識障害

2. 神経疾患患者診療の基本

1 まずは病歴聴取

　どの分野の疾患にも当てはまる事実であるが，特に神経疾患では病歴に重要な情報がつまっている．たとえ意識障害のある患者を救急室で診察する状況にあっても，救急隊員や付き添いの家族から，いつ，どこで，どのような症状が出現し，どのような経過で現在に至っているか，1〜2分あれば大筋は聞き出せるはずである．救急の現場でなければ，外来にせよ入院後の病室にせよ，最低10分かけて上記の内容を詳細に聴取するとともに，既往歴に加えて現在内服中の薬の内容，家族歴の情報を聞き出すことも重要である．また，患者が落ち着いた頃合いを見計らって，あるいは家人の来訪時に補完的な質問を行うと，新たな情報が得られることが少なくない．

2 一般内科的診察

　さて，問診による病歴聴取が終了したらいよいよ神経学的診察に移る，ということにはならない．まずは一般内科的診察を行う．少なくとも，血圧と脈拍数およびその整・不整，脈圧の左右差，結膜の貧血・黄疸，咽頭や扁桃の発赤・腫脹，手指の変形，心音・呼吸音，前脛骨部の浮腫などを確認しておく．診察前の体温の記録がなければ，測定が必要である．

3 神経学的診察の要点

　神経学的診察は全系統にわたって行うことが原則である．どのような系統を診察すべきか忘れないための「**マスター鍵（かぎ）**」と称される覚え方があり，項目を整理するには有用である（表2）．しかし，実際の診察は「マスター鍵」の順番ではなく，**原則として頭部から下肢へと診察を行い，さらに，坐位 → 立位 → 臥位と進む診察の流れがある**ことを理解しておくとよい．ところで，神経学的診察を一気に完成させることをめざすと，患者が疲れてしまい，感覚障害や認知機能障害の有無などは不確実な情報しか得られない場合がある．さらに，診察の結果得られた神経学的所見は，固定したものとは限らない．

表2　神経内科の「マスター鍵」（豊倉式診察法）

マ	Motor Atrophy	運動麻痺（筋力低下）・構音障害・嚥下障害 筋萎縮
ス	Sensations	感覚障害
タ	Tonus	筋トーヌスの異常（痙縮・固縮）
ー	Involuntary movements Reflexes	不随意運動・痙攣・線維束性収縮 反射の異常
か	Cerebellum Autonomic nervous system	小脳症状・平衡障害 自律神経症状・膀胱直腸障害
ぎ	Gait Intelligence	歩行障害 高次脳機能障害・意識障害

文献1, 2を参考に作成

表3　コアとなる神経学的診察とその流れ

診察順	診察項目	体位	診察順	診察項目	体位
1	言語・意識レベル*	坐位	11	下肢筋トーヌス（膝関節）	臥位
2	脳神経 　瞼裂・瞳孔** 　眼球運動・眼振 　顔面筋 　軟口蓋・舌	坐位	12	踵膝試験	臥位
3	上肢の不随意運動	坐位	13	下肢の徒手筋力テスト 　腸腰筋 　大腿四頭筋 　前脛骨筋 　［下腿三頭筋］	臥位
4	上肢のBarré徴候	坐位			
5	上肢筋トーヌス（手関節・肘関節）	坐位	14	感覚系の診察 　四肢の触覚［と痛覚］ 　［下肢の振動覚］	臥位
6	鼻指鼻試験	坐位			
7	上肢の徒手筋力テスト 　上腕二頭筋 　上腕三頭筋 　手根伸筋群 　［手根屈筋群］	坐位	15	反射の診察 　上腕二頭筋反射 　上腕三頭筋反射 　膝蓋腱反射 　アキレス腱反射 　Babinski徴候	臥位
8	通常歩行***	立位	16	［項部硬直］	臥位
9	［つぎ足歩行］	立位	17	［認知機能］	坐位
10	［Romberg徴候］	立位			

* 問診時に構音障害・失語の有無をスクリーニングする
** 必要に応じて対光反射の診察を追加する
*** 診察室への入室時に観察することが可能である
［ ］状況に応じて次回の診察に回してもよい

　したがって，神経学的診察はできるだけ簡潔に行うとともに，日を改めて所見をとり直す，あるいは未施行の診察を行うという配慮が求められる．このことにより，重要な症候や徴候を見落とすリスクが少なくなる．他方，例えば自分の診察時には認められたBabinski徴候が，回診時には出ないというような事態が実際に起こりうるが，その場合でも自分のとった所見に自信をもち，後から修正を加えてはならない．

　以上のような臨床の現場での実情を踏まえ，救急以外の通常診療において実施すべき必須の神経学的診察項目と，状況に応じていったん省略することが可能な項目を，通常の診察順に従って示した（表3）．なお，これらの手技はCATO発行の「共用試験」教本[3]に記載されている内容に準拠し，また15〜20分以内に診察を終了できることに主眼をおいて項目を選択しているため，標準的な神経学的診察法ではない点は注意を要する．

表4 病歴聴取のツボ

質問内容	質問の具体例	質問の留意点
① 症状・悩み	何がお困りですか？／一番気になる症状は何ですか？	意識障害が疑われる場合は付き添い人に質問する．主訴として記載する
② いつ	いつ頃から出てきましたか？／いつ気づきましたか？	日付や時刻まで特定できるか，何週間・何カ月・何年前からのことか
③ どのような状況（場所）	どこで何をしていたときわかりますか？	具体的な状況を聞き出す．いつの間にか出現したので答えられない場合がある
④ 症状の出現と進行の仕方	その症状はどんなふうに現れてきましたか？	分・時間単位の増悪か，日にち単位の増悪か，週・月・年単位の増悪か
⑤ 症状出現後の経過	その症状はいったんよくなりましたか？／だんだん悪くなりますか？	具体的な経過のパターン（図参照）を聞き出す

3. 三段階診断法（3 step diagnosis）[4]

神経疾患の診断では，①病歴聴取，②神経学的診察，③臨床診断の3ステップで行う三段階診断法（3 step diagnosis）が有用である．

1 病歴聴取 〜病因の推定

問診により主訴と病歴を明らかにする．①どのような症状（主訴）が，②いつ，③どのような状況（場所）で，④どのような時間経過で出現し，さらに，⑤発症から来院までどのような経過をたどっているか，をできるだけ詳細に聞き出す（表4）．出現様式とその後の経過は，図のいずれのパターンに該当するかを意識しながら尋ねると診断に大いに役立つ．

突然に発症した場合（図A）では血管障害による機序が，日または週単位に増悪しピークを迎える場合（図B）には感染や免疫を介した急性の炎症性病態が，さらに月または年単位で潜行性に発症し，緩徐に進行する場合（図C）には神経変性疾患や腫瘍性病変の存在が，疑われる．

症状の増悪とそこからの回復という経過をくり返す再発性の疾患のうち，おのおののエピソードが日〜週単位でピークに達した後に週〜月単位で軽快する経過（増悪と寛解）を示す場合（図D）には，脱髄疾患の可能性がある．一方，秒〜分単位での急速な症状の出現（発作と称することが可能な状況）と後遺症を残さない回復をくり返す場合（図E）には失神やてんかんが考えられる．失神とてんかんの鑑別では，発作時の患者の状況を目撃した人物からの聴取が最も有益な情報となる．意識障害を伴わない部分発作以外のてんかん発作では，患者は前後の状況についての記憶がないからである．時間単位からせいぜい1〜2日で増悪し，ついで同様の時間経過で軽快する場合には，片頭痛などの機能性頭痛や周期性四肢麻痺などがあげられる．

以上のことをまとめると，病歴聴取により明らかにされるのは，神経症状はもちろんのこと，その背景にある疾患の主たる病因（病理学的な側面）であることがわかる．すなわち，病歴から病因的診断（etiological diagnosis）を行うのである．

2 神経学的診察 〜責任病巣の推定

神経学的診察については，すでに要点を述べた．すべての神経系統について診察を行わなければならないが，最初のスクリーニング時には省略可能な項目が存在する．表3にあげた**診察（神経学的診察）を行う目的は，どの部位に障害が存在するかを推定するためである**．多くの医師はこの段階でつまづきを経験する．最大の理由は，膨大な神経解剖の知識のなかのどれが重要項目

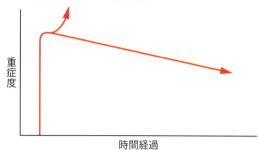
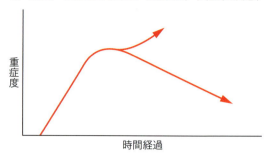
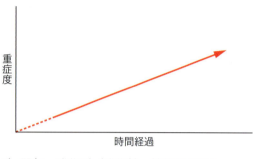
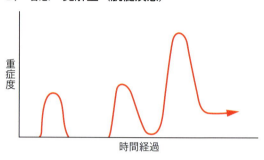
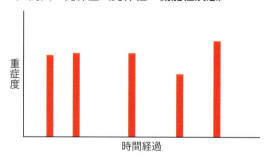

図　疾患の発症と経過のパターン

なのか，頭のなかが整理されていないためである．

　そこでまず，表3に従って診察した結果を診療録へまとめてみるのがよい．ただし，診察順に所見を記載するのではなく，表5を参考にし，神経組織の系統ごとに記載する．次に，異常所見が認められた診察項目から，右欄の中で，診察結果と矛盾しない病変部位にすべて○をつける．例えば，徒手筋力テストの前に行った観察で筋萎縮が認められていれば，右欄の「筋・下位運動ニューロン・錐体路」のうち，筋と下位運動ニューロンのみに○をつける．このような作業をすべての診察項目について行った結果，○の数が多い部位に病巣が存在する可能性が高い．複数の部位が候補にあがる場合には，なるべく1カ所あるいは互いに近傍の病変で説明がつくように考察し，責任病巣（の範囲）を絞り込む．

　このように，神経学的診察は，解剖学的診断（anatomical diagnosis）を下すために行われる．

表5　神経学的診察所見の記載（簡易版）

診察項目	記載すべき事項	該当する病変部位
意識レベル	JCS・GCS	大脳・中脳
認知機能（高次脳機能）	見当識・記憶・計算・失語	大脳皮質
脳神経系		
瞼裂	眼瞼下垂・狭小化	Ⅲ脳神経・中脳・交感神経
瞳孔	散瞳・縮瞳・左右差・不正円	Ⅱ，Ⅲ脳神経・中脳・交感神経
眼球運動	障害の方向	Ⅲ，Ⅳ，Ⅵ脳神経・中脳・橋
眼振	出現方向	Ⅷ脳神経・脳幹部・小脳
顔面筋	左右差・額しわ寄せ	Ⅶ脳神経・橋・皮質球路
軟口蓋	偏倚・カーテン徴候	Ⅸ，Ⅹ脳神経・延髄
舌	偏倚・萎縮・線維束性収縮	Ⅶ脳神経・延髄・皮質球路
上肢のBarré徴候	陽性・陰性	錐体路
筋トーヌス（手関節・肘関節・膝関節）	筋強剛・痙縮	錐体外路・錐体路
不随意運動	振戦（安静時・姿勢時）・舞踏運動・アステレキシス（固定姿勢保持困難）	錐体外路
徒手筋力テスト	筋萎縮・線維束性収縮も観察する	筋・下位運動ニューロン・錐体路
上腕二頭筋	0-5で記載する	
上腕三頭筋	0-5で記載する	
手根伸筋群	0-5で記載する	
手根屈筋群	0-5で記載する	
腸腰筋	0-5で記載する	
大腿四頭筋	0-5で記載する	
前脛骨筋	0-5で記載する	
下腿三頭筋	0-5で記載する	
協調運動		
鼻指鼻試験	振戦・測定異常	小脳
踵膝試験	円滑さ・測定異常	小脳
立位・歩行		
通常歩行	片麻痺歩行・小刻み歩行・失調性歩行・鶏歩	錐体路・錐体外路・小脳・末梢神経
つぎ足歩行	安定性	Ⅷ脳神経・小脳
Romberg徴候	陽性・陰性	脊髄後索・末梢神経
反射の診察		
上腕二頭筋反射	亢進・減弱・消失	**C5**, C6
上腕三頭筋反射	亢進・減弱・消失	**C7**, C8
膝蓋腱反射	亢進・減弱・消失	**L3**, L4
アキレス腱反射	亢進・減弱・消失	**S1**, S2
Babinski徴候	陽性・陰性	錐体路
感覚系の診察		
四肢の触覚と痛覚	過敏・錯感覚・減弱・消失	末梢神経・脊髄・視床
下肢の振動覚	減弱・消失	末梢神経・脊髄後索・視床
髄膜刺激徴候		
項部硬直	陽性・陰性	髄膜

JCS：Japan Coma Scale，GCS：Glasgow Coma Scale
病変部位のC，L，Sは頸髄・腰髄・仙髄に対応する．**太字**は最も関与する部位を示す

3 臨床診断

　いよいよ3 step diagnosisの最終段階，臨床診断（clinical diagnosis）を行うところまでこぎ着けた．患者診察の流れは，病歴聴取（病因的診断）の後に神経学的診察（解剖学的診断）を行うが，臨床診断に至る過程としては，解剖学的診断で推定した病巣（神経系）を好発部位とする疾患は何かという視点と，病因的診断で得た疾患の病理学的な側面を統合して，最も可能性の

高い疾患を総合的に割り出す作業を行う．通常は，この段階で1つの疾患に診断を確定することは困難であり，複数の候補について可能性の高いものから順に列挙し，鑑別のための検査計画を立てる．臨床診断には神経疾患全般についての幅広い知識を必要とするため，指導医の助言を仰ぐことがむしろ推奨される．

> ●ここがピットフォール：詳細なMRI画像が得られる昨今，神経学的診察の重要性は低下したのでは？
>
> 神経学的診察でどの辺りに病巣があるかを推定しなければ，どの部位に焦点を絞って検査を行えばよいのかわからず，最適な画像条件で撮像することもできない．したがって，画像検査の位置づけは，推定した病巣がその部位に存在するかどうかの確認と，病変の性質（造影増強効果の有無など）を知るために行われる．神経学的診察の結果は画像情報よりも重みがあり，例えばMRI拡散強調像で病巣が描出されない場合でも，病歴と診察の結果脳梗塞の疑いがあれば，治療を開始する．

おわりに

　以上，神経疾患の診断に威力を発揮する3 step diagnosisについて述べた．筆者の臨床経験に基づいた入門編として省力型変法を紹介したため，すべての患者に適用できるわけではない．特に救急の現場では，診察の優先順位が異なる．したがって，各人は指導医からのより手厚いサポートの下，ベッドサイドでの患者とのかかわりを重視して診療を進めていただきたい．

文献・参考文献

1) 秋口一郎，亀山正邦：神経疾患診察の手引．エーザイ株式会社，1982
2) 水澤英洋：身体診察．「神経診察：実際とその意義」（水澤英洋，他／編著），pp6-9，中外医学社，2011
3) 「臨床実習開始前の「共用試験」第13版」，医療系大学間共用試験実施評価機構（CATO），2015：http://www.cato.umin.jp/e-book/13/#page=1
4) 柴﨑 浩：神経疾患の診断（総論）．「神経診断学を学ぶ人のために 第2版」（柴﨑 浩／著），pp1-5，医学書院，2013

プロフィール

松井　真（Makoto Matsui）
金沢医科大学医学部 神経内科学 主任教授
いまやtreatable diseaseが多数派である神経疾患の診断の醍醐味を一度味わえば，やみつきになること間違いなし．

第1章 神経内科「基本のき」

2. これだけは知っておきたい神経解剖学

竹下幸男, 神田 隆

Point

- 大まかな脳の解剖と機能を障害されたときに出現する症状とともに理解し, 脳の横断面と対応させる
- 脳内, 脊髄内での錐体路, 脊髄視床路, 後索・内側毛帯路の走行部位を理解する
- 脊髄椎体, 脊髄神経, 脊髄髄節レベルの解剖学的位置関係を理解する

はじめに

　神経内科では, 病歴と神経学的所見から解剖学的診断, 病因的診断, 臨床的診断の3段階のプロセス (3 step diagnosis) を経て, 画像所見や生理検査を参考にしながら最終診断を行う. 神経学的所見から解剖学的診断を行う際には, 神経解剖学で学んだ基本的な機能に加え, 各部位が障害された場合の症状をあわせて理解しておくことが必要となる. 本稿では, 解剖学的診断を間違いなく行うために重要な解剖学の知識と診断に役立つ特徴的な症状についてイラストを交えながら示す.

1. 中枢神経

　中枢神経系は脳と脊髄で構成される. 脳の重さは体重の2％, 1,300 g前後で, 大脳, 間脳, 中脳, 橋, 延髄, 小脳に分けられる.

1 大脳

　大脳皮質は大脳回と大脳溝に基づいて形態的に前頭葉, 頭頂葉, 後頭葉, 側頭葉に分けられ, 中心溝, Sylvius裂, 頭頂後頭溝が境界を形成する. 前頭葉は, 中心溝, 中心前溝, 上・下前頭溝によって, 中心前回, 上・中・下前頭回を形成する. 頭頂葉は中心後回, 上・下頭頂葉小葉 (縁上回＋角回) で構成されWernicke野の一部も縁上回に含まれる. 側頭葉はSylvius裂, 上・下側頭溝によって上・中・下側頭回を形成する. 後頭葉は頭頂後頭溝で頭頂葉と境界をなす (図1). 大脳各部の機能とその障害の概要は表を参照されたい. さらに, 一般的な頭部MRIでの横断面における各領域の位置 (図2) も把握しておきたい.

1) 前頭葉の機能と障害

　前頭葉はヒトの精神機能, 運動機能, 運動言語機能を司っており, 中心前回にある一次運動野は, 手足, 顔面, 体幹の運動を司り, 前方の運動連合野, 運動前野と連動して随意運動を行う. 一次運動野では図1で示すようにホムンクルスと呼ばれるさまざまな身体部位が皮質上にマッピ

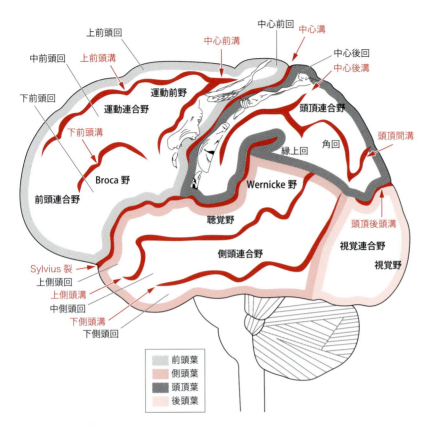

図1 知っておきたい大脳皮質の解剖とホムンクルス
ここに示した各領域を分ける主要な溝と大まかな脳回名，機能領域は一緒に理解しておきたい．ホムンクルスは一次運動野，一次体性感覚野とも正中線付近から脚，手，腕と続き，外側側面付近に頭部，顔面，舌が並ぶ．一次運動野では手，腕の運動野が最も広範であり，一次体性感覚野では唇と手に相当する領域の割合が大きい
文献1を参考に作成

表　大脳各部の機能と障害

	機能	障害
前頭葉	精神機能，運動機能，運動言語機能	運動麻痺，肢節運動失行，Broca失語など
頭頂葉	知覚（体性感覚，空間認知）	半側空間無視，触覚失認，観念運動失行，健忘性失語，観念性失行，Gerstmann症候群など
側頭葉	記憶，感覚言語，聴覚，嗅覚	感覚性失語，語義失語など
後頭葉	視覚	物体失認，色彩失認，純粋失読，相貌失認，視空間失認，Anton症候群，黄斑回避を伴う同名半盲など

ングされている．脚部は正中線付近，頭部と顔面は外側側面付近に配置し，手，腕の運動野が最も広範である．前頭連合野は，後述する側頭連合野，頭頂連合野から情報を受け，プランニングや意思決定に関わる重要な領域とされている．運動性言語野であるBroca野は下前頭回に位置する．

前頭葉の障害では精神機能，運動機能，運動言語機能が障害され，一次運動野が障害されると運動麻痺が生じ，運動前野が障害されると上肢の巧緻運動障害を主徴とする肢節運動失行が対側に出現する．Broca野が障害されると他人の話は理解できるが自分の考えを言語化できないというBroca失語がみられる．正常圧水頭症，多発性脳梗塞などで広範な両側性前頭葉の障害が生じると，小刻み歩行，前屈姿勢，後方突進，鉛管様筋強剛，知能低下を合併し，認知症を伴ったParkinson病に類似した症状がみられることがあるが，開脚歩行で上肢の障害が下肢や歩行障害

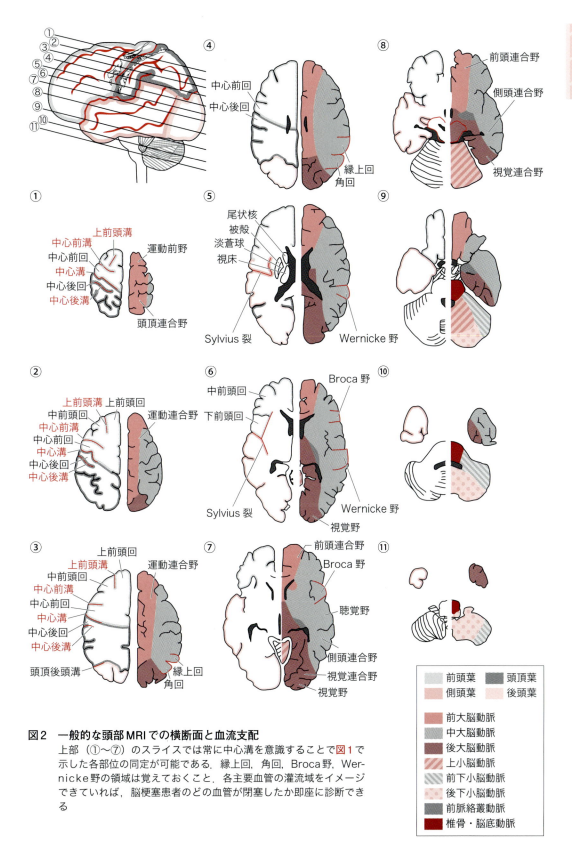

図2 一般的な頭部MRIでの横断面と血流支配
上部（①〜⑦）のスライスでは常に中心溝を意識することで図1で示した各部位の同定が可能である．縁上回，角回，Broca野，Wernicke野の領域は覚えておくこと．各主要血管の灌流域をイメージできていれば，脳梗塞患者のどの血管が閉塞したか即座に診断できる

と比較し軽度である点，静止時振戦がみられない点が大きく異なる．

2）頭頂葉の機能と障害

頭頂葉は複合的な知覚を司る．中心後回に位置する一次体性感覚野では，温痛覚を伝える脊髄視床路と位置覚・振動覚を伝える後索内側毛帯路が視床を介して投射し，体性感覚の中枢となっている（図5も参照）．一次体性感覚野では運動野と同様にホムンクルスが皮質上にマッピングされている（図1）．脚と体幹部は正中線付近，手が中央，顔面が外側にあるとされ，唇と手に相当する領域の割合が大きい．上頭頂小葉に位置する頭頂連合野は一次体性感覚野の背側にあり，一次体性感覚野，一次視覚野，一次聴覚野からの情報を統合し，高次の感覚を形成する．

頭頂葉が障害されると失行，失認など多彩な高次機能障害がみられる．上頭頂小葉は空間見当識に大きく関与しており，特に非優位半球が障害されると半側空間無視や触覚失認を引き起こす．Alzheimer型認知症では，下頭頂小葉を構成する角回，縁上回は発症初期から血流・代謝が低下することが知られており，優位半球の縁上回の障害によって観念運動性失行（自動運動は可能であるが意図的な運動はできない状態），優位半球の角回とその近傍の障害によって健忘性失語（喚語困難，呼称障害があり迂遠な言い回しをするが発語の流暢性，言語理解，復唱は可能な状態），観念性失行（個々の運動はできるが，複雑な一連の運動連鎖が必要な行為が障害される状態），Gerstmann症候群（手指失認，左右失認，失計算，失書）がみられることがあり，非優位半球の障害では着衣失行が誘発される．

3）側頭葉の機能と障害

側頭葉は聴覚，嗅覚，感覚言語，記憶を司る．上側頭回には一次聴覚野や知覚性言語中枢のWernicke野が位置し，音声言語の理解に重要な領域である．中・下側頭回にある側頭連合野では視覚，聴覚，音声，形態の情報が統合される．

Wernicke野が障害されると感覚性失語（発語は流暢だが他人の話を理解できない状態），聴覚性失認（聴覚は正常だが言語を理解できない状態）がみられる．前頭側頭型認知症，Pick病などで広範な両側側頭葉先端が障害されると，単語の意味が理解できなくなり，物品呼称が障害されるが復唱能力が保存される語義失語と呼ばれる特異的な認知症状をきたす．

4）後頭葉の機能と障害

後頭葉は視覚形成の中心であり，視覚野，視覚連合野が主体となる．視覚野からの視覚情報は視覚連合野で形状や色などの形態情報と空間視情報に分けられる．

後頭葉が障害されるとさまざまな視覚性失認がみられる．優位半球が障害されると，物体失認（眼で見てはわからないが触ったり，音を聞くと認知できる），色彩失認（各色彩相互の相違が認知できない），純粋失読（視覚による文字が認知できないが，指でなぞると文字が認知できる）が出現し，非優位半球（後頭・頭頂境界）が障害されると相貌失認（見知っている人の顔貌だけでは認知できないが他の判断材料になるものを身につけた状態では認知できる），視空間失認（空間の配置を認知できない）といった症状が出現する．両半球の皮質が障害されると全部または一部の視覚を失っていながらその認識を欠く視覚性病態失認（Anton症候群）がみられることがある．また黄斑部分由来の視神経は後頭葉の広範に投射しているため，一側の後大脳動脈の閉塞などで一側の後頭葉が虚血に陥った場合には黄斑回避を伴う同名半盲となり，視神経障害との鑑別には重要な所見となる．

5）大脳基底核と内包

大脳基底核は錐体外路の中枢であり，尾状核，被殻，淡蒼球，視床下核，中脳赤核，黒質からなる．尾状核と被殻を合わせて線条体，被殻と淡蒼球を合わせてレンズ核と呼ぶ．線条体は小脳

とともに随意運動のコントロールに重要な働きをしているが，血管障害，変性疾患，代謝異常で障害を受けやすい部位である．病状の性質，障害機序によって症状に隔たりがあり，ジストニア，アテトーシス，舞踏運動，ヘミバリズムなどの多彩な不随意運動を起こす．

　内包は，大脳皮質と脳幹・脊髄を結ぶ大部分の神経線維が通過する部位（図5も参照）で，前脚，膝，後脚に分かれる．後脚には腹側から順に錐体路（皮質核路＋皮質脊髄路），視床から大脳皮質知覚野に投射する感覚線維，視放線が通過する．内包後脚は前脈絡叢動脈によって支配されているが，実際は，脳出血の最大の好発部位である被殻でのレンズ核線条体動脈からの出血によって二次的に障害を受けることが多い．

　内包が障害されると，錐体路（皮質核路＋皮質脊髄路）が障害され，上肢屈曲，下肢伸展，尖足という特徴的なWernicke–Mannの肢位が出現する．内包内部から内包後脚にかけて上肢，下肢へ行く線維が並ぶため，下肢よりも上肢優位に症状が出ることが多い．さらに内包後脚の後部まで障害が及ぶと視床から大脳皮質知覚野に投射する感覚線維が障害されるため片側の知覚麻痺を伴う．

2 間脳

　間脳は視床，視床下部からなる．視床は，嗅覚以外のすべての感覚（体性感覚，視覚，聴覚）が集まる中枢部位である．また脳幹網様体から入力を受けて全大脳皮質領域に投射し意識の覚醒状態を保つ中継点としての働きをもつ．障害されると対側の表在感覚，深部感覚低下が生じる．口唇や指先での感覚線維の密度が高いため同部位に症状が出やすい．慢性期になると視床痛と呼ばれる自発的な堪え難い疼痛が出現する．

　視床下部は，機能的には自律神経系の高位中枢で内分泌機能に関係し，体温調節，摂食調節などの制御を行う．頭蓋咽頭腫などの腫瘍性病変やWernicke脳症，頭蓋内圧亢進時に二次的に障害を受けやすく，尿崩症や電解質異常，体温調節異常が出現する．

3 中脳（図3A）

　中脳は，動眼神経，滑車神経の基始部となっており，中脳の腹側には大脳脚と呼ばれる一対の隆起がある．中脳大脳脚を三等分した中央1/3の部分に錐体路（皮質核路＋皮質脊髄路）をなす線維が集積しており，内側から顔面，手，体幹，足を支配する神経が順に走行する（図5も参照）．大脳脚の付け根にあたる部分は黒質と呼ばれるメラニンの多い層になっている．後面には四丘体と呼ばれる2対の隆起があり，それらのうち上の1対は上丘，下の1対は下丘と呼ばれる．上丘には光に対する反射路が走行し，下丘には聴覚の中継点がある．中脳の内部のほぼ正中には上の第三脳室と下の第四脳室をつなぐ中脳水道があり脳脊髄液の通り道になっている．中脳水道の周囲には動眼神経核があり，位置覚・振動覚を伝える後索内側毛帯，温痛覚を伝える脊髄視床路，網様体の投射線維が縦走し，無意識の運動と姿勢制御を行う赤核がある．

　後大脳動脈，後脈絡叢動脈脚間枝が閉塞することで中脳の腹側が障害されると（図3A右の■），同側の動眼神経麻痺，大脳脚の錐体路の障害による反対側の痙性片麻痺がみられ，Weber症候群と呼ぶ．また神経梅毒や多発性硬化症で，上丘，動眼神経を結ぶ対光反射の経路が選択的に障害されると，両側に縮瞳し，対光反射が消失したArgyll Robertson瞳孔がみられる．

4 橋（図3B）

　橋は，三叉神経，外転神経，顔面神経，内耳神経の基始部で，両側に中小脳脚があり，腹側には皮質脊髄路が主に縦走し，延髄の舌下神経核へ投射する皮質核路がこれに並走する．背側には，

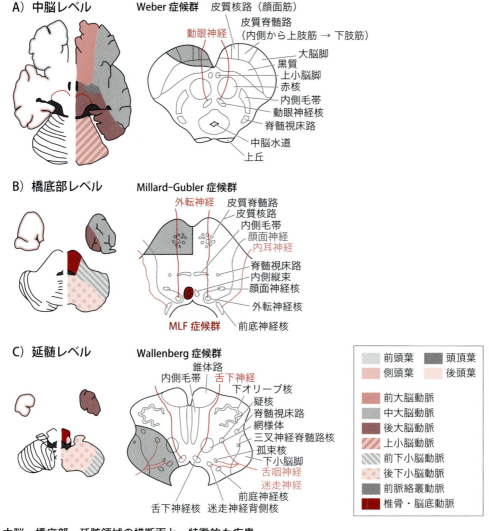

図3 中脳, 橋底部, 延髄領域の横断面と, 特徴的な疾患
MRIの横断面に対応させるため, 中脳, 橋底部, 延髄は背側を手前にして表記している. ここに示した各脳幹部の病変部と症状とを一緒に理解しておくと, 複雑な神経核や神経線維の走行を理解しやすい
A) 中脳レベル：中脳腹側の障害で, 同側の動眼神経麻痺, 大脳脚の錐体路の障害による反対側の痙性片麻痺が出現する (Weber症候群)
B) 橋底部レベル：このレベルの皮質核路は舌下神経核に投射する線維のみとなっている. 橋背側の内側縦束の障害では, 同側の随意的な内転が不可能となるが輻輳は保たれる〔内側縦束 (MLF) 症候群〕. 橋底部腹側の障害では, 橋縦束を走行する皮質脊髄路の障害による反対側の顔面を含まない片麻痺, 延髄の舌下神経核へ投射する皮質核路の障害による反対側の舌の麻痺, 顔面神経の障害による同側の顔面神経麻痺が出現する (Millard-Gubler症候群).
C) 延髄レベル：延髄外側の障害では, 下小脳脚の脊髄小脳路の障害による小脳性運動失調, 網様体の障害によるHorner症候群, 三叉神経脊髄路核の障害による顔面の温痛覚障害, 舌咽神経, 迷走神経の障害による嚥下障害, 構音障害が同側に出現する. 脊髄視床路の障害による頸部以下の温痛覚障害が反対側でみられる (Wallenberg症候群)

位置覚・振動覚を伝える後索内側毛帯, 温痛覚を伝える脊髄視床路, 網様体がある. 顔面神経は, 外転神経核の周囲を走行し, 前庭神経核から内耳神経と並走し, 脳神経となる.
　内側縦束 (medial longitudinal fasciculus：MLF) は外転神経核と中脳の運動神経核を連絡し,

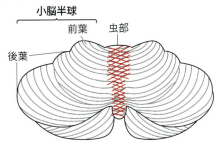
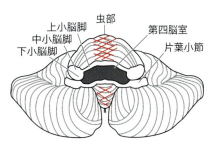

図4 小脳の外観
上中下の3つの小脳脚で中脳,橋,延髄と連絡する.左右の小脳半球と虫部,片葉小節に分けられる

両眼球の水平方向,特に内転方向の運動に重要な役割を果たしている.橋背側のMLFが障害されると(図3B右の■)同側の随意的な内転が不可能となり水平眼球運動に異常をきたすがMLFを介さない輻輳は保たれる.この状態をMLF症候群と呼び,虚血性疾患では通常片側性であるが,多発性硬化症では両側性に障害されることが多い.また,脳底動脈周辺が閉塞すると橋底部の腹側が障害され(図3B右の■),橋縦束を走行する皮質脊髄路と延髄の舌下神経核へ投射する皮質核路,顔面神経が障害される.反対側の顔面を含まない片麻痺と反対側の舌の麻痺がみられ,さらに同側の顔面神経麻痺が出現する.これをMillard-Gubler症候群と呼ぶ.しばしば外転神経が障害され,眼球の外転麻痺を合併することがある.このほか,橋底部の両側性の障害で錐体路が広範に障害されると意識清明で眼球運動は保たれた完全な四肢麻痺を生じる閉じ込め症候群がみられる.

5 延髄(図3C)

延髄は呼吸,嚥下,循環などの中枢で,舌咽神経,迷走神経,副神経,舌下神経の基始部である.延髄下端の錐体では左右の大部分の皮質脊髄路が交叉し,脊髄の外側皮質脊髄路となる(図5も参照).さらに三叉神経脊髄路核,舌咽神経・迷走神経・副神経の運動核である疑核,味覚を伝える舌咽神経・顔面神経・迷走神経の終止核である孤束核,前庭神経核の一部,下小脳脚を通過し小脳に投射する脊髄小脳路の起始核である下オリーブ核が存在し,神経伝導路では腹側に錐体路,位置覚・振動覚を伝える後索内側毛帯,背側には温痛覚を伝える脊髄視床路,三叉神経脊髄路がある.血管支配は延髄背外側が後下小脳動脈,それ以外は椎骨動脈または前脊髄動脈からの穿通枝である.

延髄では延髄外側部の血管閉塞によって出現するWallenberg症候群の病態と解剖を一緒に理解しておくと,複雑な延髄の神経核や神経線維の走行を理解しやすい.後下小脳動脈,椎骨動脈の閉塞で延髄の外側が障害されると(図3C右の■),同側では下小脳脚の脊髄小脳路の障害による小脳性運動失調,網様体の障害によるHorner症候群(縮瞳,眼瞼下垂,発汗低下),三叉神経脊髄路核の障害による顔面の温痛覚障害,舌咽神経,迷走神経の障害による嚥下障害,構音障害が出現する.反対側では,脊髄視床路の障害による頸部以下の温痛覚障害がみられ,これらの現象をWallenberg症候群と呼ぶ.

6 小脳

　小脳は延髄と橋の背面に位置し，小脳皮質，小脳髄質と小脳核で構成され，上中下の3つの小脳脚で中脳，橋，延髄と連絡している．発生学的，機能分化の観点から左右の小脳半球と虫部，片葉小節に分けられる（図4）．小脳半球は霊長類で発達しており，運動野から橋核を介した中小脳脚からの入力を受け，上小脳脚から大脳皮質に出力することで上下肢の運動の協調に関係している．小脳半球が障害されると障害側の運動失調が出現し，注視方向性の律動性眼振が特徴的である．虫部は脊髄小脳路と連絡しており，姿勢保持に関与するとされる．なかでも上部虫部は正常歩行を営むために必須の部分であり，アルコール性小脳萎縮症のように病変が上部虫部に限局している場合には，開脚歩行となり，つぎ足歩行の障害がみられる．下部虫部は体幹の運動協調や平衡感覚に関与し，障害されると坐位でも体幹部が動揺することがある．片葉小節は発生学的には最も古く，前庭神経核との結合が密で，眼球運動の協調，平衡感覚に関与している．

7 脳血管と灌流域 （図2参照）

　前大脳動脈は前頭葉，頭頂葉の内側面を灌流域とし（図2①〜⑨），最も大きい分枝である内側線条体動脈によって尾状核，内包，被殻の一部を灌流する．中大脳動脈は前頭葉から後頭葉を含む広範な領域を灌流し（図2①〜⑩），後大脳動脈は側頭葉下面，後頭葉内側，下面を灌流する（図2②〜⑪）．前脈絡叢動脈は灌流域は広くないが，内包後脚の腹側部，海馬を灌流する（図2⑥〜⑨）．小脳，脳幹部は上小脳動脈，前下小脳動脈，後下小脳動脈の3本が主幹動脈で（図2⑦〜⑪），これらの小脳動脈以外に脳底動脈から多数の小動脈が分岐して，脳幹を直接栄養する．これらの脳幹の動脈は傍正中動脈，短回旋動脈，長回旋動脈の3群に大別され，正中部（脳幹底および被蓋内側部）は傍正中動脈，被蓋外側部は短回旋動脈，被蓋外側部および小脳は長回旋動脈が直接栄養する．

8 神経伝導路

　中枢神経系の神経路はたくさん存在しているが，重要なものとして，運動系では錐体路（皮質核路，皮質脊髄路），錐体外路（網様体脊髄路，赤核脊髄路，前庭脊髄路，視蓋脊髄路，オリーブ脊髄路），感覚系では脊髄視床路，後索・内側毛帯路がある．

　皮質脊髄路は頸部から下の筋肉を動かす下位運動ニューロンへ投射する経路で，中心前回から出た線維は，放線冠，内包を経て大脳脚を通り，延髄錐体まで下降する．下部延髄にある錐体交叉で反対側へ写り，脊髄内では側索（外側皮質脊髄路）を下降し，脊髄前角細胞に終わる（図5A）．皮質核路は頸部から上の筋肉を動かす下位運動ニューロンへ投射する経路で延髄下部の錐体交叉まで下降することなく，両側性に脳幹部の神経核に投射する（図5A）．

　錐体外路は前角細胞の興奮の程度を調節し，錐体路と別の走行をする神経線維の総称で，運動前野（一部は一次運動野）から，赤核，黒質，橋核，網様体に投射し，小脳からの経路とともに錐体路の協調的な動きを制御する．

　脊髄視床路は四肢と体幹の温痛覚の求心路で，脊髄後根から入った感覚入力は後角でニューロンを替え，第二次ニューロンは脊髄中心管の前を横切って反対側の外側脊髄視床路を上行し，視床後腹側核に至る．ここで再度ニューロンを替えて中心後回に投射する（図5B）．一方で後索・内側毛帯路は位置覚・振動覚を結ぶ求心路で，脊髄後根から入った感覚入力はニューロンを替えることなく同側の後索を上行する．下肢からの入力は内側の薄束，上肢から入った入力は外側の楔状束を通る．下部延髄の薄束核，楔状核でニューロンを替え，第二次ニューロンは交叉した後

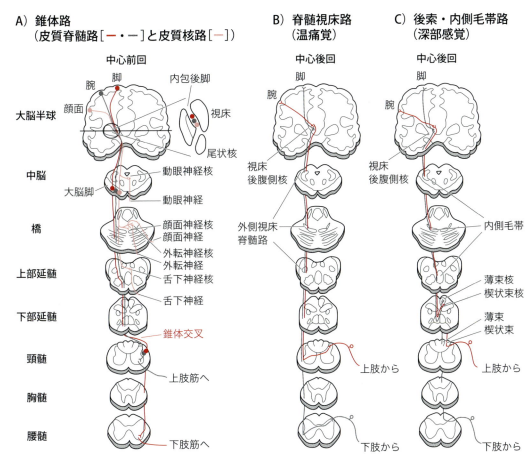

図5　神経伝導路
A) 錐体路（皮質脊髄路と皮質核路）：皮質脊髄路では中心前回から出た線維は，放線冠，内包を経て大脳脚を通り，延髄錐体まで下降する．下部延髄にある錐体交叉で反対側へ移り，脊髄内では側索を下降し，脊髄前角細胞に投射する．
皮質核路は中心前回から出た線維は，放線冠，内包を経て大脳脚を通った後，延髄下部の錐体交叉まで下降することなく，両側性に脳幹部の神経核に投射する．
内包後脚では腹側から順に皮質核路，皮質脊髄路（顔面，腕，脚）の順に並び，中脳大脳脚では内側から顔面，手，体幹，足を支配する神経が順に走行する
B) 脊髄視床路（温痛覚）：脊髄後根から入った感覚入力は後角でニューロンを替え，第二次ニューロンは脊髄中心管の前を横切って反対側の外側脊髄視床路を上行し，視床後腹側核に至る．ここで再度ニューロンを替えて中心後回に投射する
C) 後索・内側毛帯路（深部感覚）：脊髄後根から入った感覚入力はニューロンを替えることなく同側の後索を上行する．下肢からの入力は内側の薄束，上肢から入った入力は外側の楔状束を通る．下部延髄の薄束核，楔状核でニューロンを替え，第二次ニューロンは交叉する．対側の内側毛帯を通り視床でニューロンを替えて中心後回に投射する

対側の内側毛帯を通り視床に至り，脊髄視床路と同様に再度ニューロンを替えて中心後回に投射する（図5C）．

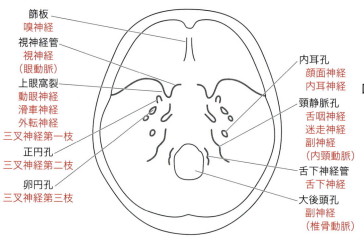

図6 脳神経の頭蓋底との交通
篩板から嗅神経，視神経管から視神経と眼動脈，上眼窩裂から動眼神経・滑車神経・外転神経・三叉神経第一枝，正円孔から三叉神経第二枝，卵円孔から三叉神経第三枝，内耳孔から顔面神経と内耳神経，頸静脈孔から舌咽神経・迷走神経・副神経の一部と内頸動脈，舌下神経管から舌下神経，大後頭孔から副神経の一部と椎骨動脈が頭蓋底を通過する

2. 末梢神経

末梢神経は，脳神経と脊髄神経からなり，機能的には運動と感覚に関与する体性神経と，循環などに関与する自律神経に分けられる．

1 脳神経

脳神経は，脳幹にある核から出力あるいは入力する神経で，機能の詳細については別稿に譲る．解剖学的には脳神経の基始部と頭蓋底の出口を知っておくことが障害部位を考えるときに重要となる．動眼神経・滑車神経は中脳，三叉神経・外転神経・顔面神経・内耳神経は橋，舌咽神経・迷走神経・副神経・舌下神経は延髄が基始部となっている（ただし三叉神経は中脳から延髄にかけて，内耳神経は橋から延髄かけて広範に基始部が存在する）．篩板から嗅神経，視神経管から視神経と眼動脈，上眼窩裂からは動眼神経・滑車神経・外転神経・三叉神経第一枝，正円孔から三叉神経第二枝，卵円孔から三叉神経第三枝，内耳孔から顔面神経・内耳神経，頸静脈孔から舌咽神経・迷走神経・副神経の一部と内頸動脈，舌下神経管から舌下神経，大後頭孔から副神経の一部と椎骨動脈が頭蓋底を通過する（図6）．感覚性ニューロンで構成されるのは，嗅神経，視神経，内耳神経で，運動ニューロンのみで構成されるのは，滑車神経，外転神経，副神経，舌下神経である．

2 脊髄神経

脊髄は環椎上縁から第1～2腰椎の高さに位置する．脊髄には上下肢の神経が入りする頸膨大部，腰膨大部があり，下端に脊髄円錐，終糸がある（図7）．頸膨大部はC2椎体レベルからはじまりC5，C6椎体レベルで最大径となる．腰膨大部はTh9，10椎体レベルからはじまりTh12椎体レベルで最大となるが，Th12椎体以降は急激に円錐状となりL1，2椎体レベル以降は脊髄円錐となる．

脊髄神経は8対の頸神経，12対の胸神経，5対の腰神経，5対の仙骨神経，1対の尾骨神経からなる（図7A）．いずれの脊髄神経も椎間孔から脊柱管の外へ出る．頸膨大，腰膨大から出たものはそれぞれ腕神経叢，腰仙神経叢を形成し，末梢神経となる．脊髄の各分節に入る感覚神経とその皮膚の支配領域の皮膚との間に対応があり，皮膚分節（デルマトーム，**第2章-4**参照）を形成する．解剖学的診断を行うためには，脊髄椎体と脊髄髄節の関係を理解しておくことが重要であ

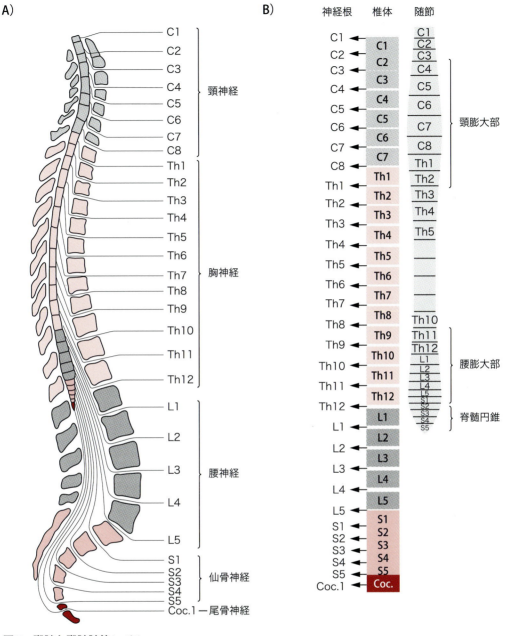

図7 脊髄と脊髄髄節レベル

A) 脊髄の椎体・棘突起と脊髄髄節レベルの関係：脊髄神経は8対の頸神経，12対の胸神経，5対の腰神経，5対の仙骨神経，1対の尾骨神経からなる．頸椎が7つに対して頸神経は8対あるため，C1神経根は後頭骨と環椎の間，C2はC1/C2椎体間から出るが，C8脊髄神経はC7/Th1椎体間から，Th1脊髄神経はTh1/Th2椎体間から出る
文献2を参考に作成

B) 脊髄神経，椎体，髄節レベルの関係：頸膨大部はC2椎体レベルからはじまりC5，C6椎体レベルで最大径となる．腰膨大部はTh9，10椎体レベルからはじまりTh12椎体レベルで最大となるが，Th12椎体以降は急激に円錐状となりL1，2椎体間以降は脊髄円錐となる．個人差はあるが脊髄髄節レベルと脊椎の高さは頸髄では1.5椎体分ずれており，C5/6椎体の高さにある脊髄の高位はC7髄節レベルである．このずれは胸髄，腰髄と下に降りていくに従ってさらに拡大し，腰髄はTh9〜10胸椎の高さ，Th12胸髄の高さに円錐上部，L1腰椎からL1/2椎間の高さに脊髄円錐が存在する

る．頚椎が7つに対して頚神経は8対であるため，C1神経根は後頭骨と環椎の間，C2はC1/C2椎体間から出るが，C8脊髄神経はC7/Th1脊椎間，Th1脊髄神経はTh1/Th2椎体間から出る．個人差はあるが脊髄髄節レベルと脊椎の高さは，頚髄では約1.5椎体分ずれており，C5/6椎体の高さにある脊髄の高位はC7髄節レベルとなる．このずれは胸髄，腰髄と下に降りていくに従ってさらに拡大し，腰髄はTh9〜10胸椎の高さ，Th12胸髄の高さに円錐上部，L1腰椎からL1/2椎間の高さに脊髄円錐が存在する（図7B）．

3 自律神経

自律神経はすべて遠心性神経で胸髄と腰髄から出る交感神経と，4つの脳神経（動眼神経，顔面神経，舌咽神経，迷走神経）と仙髄から出る副交感神経がある．自律神経の線維は視床下部と脳幹に上位中枢をもち，脊髄側角にある節前ニューロンを介して自律神経節に連絡する．自律神経節からは無髄の節後線維が各組織に分布する．交感神経節への節前線維は第二胸髄より下位から出ており，頚髄からは出ていない．そのため，頚髄損傷では自律神経の神経過反射の障害が起こることがある．副交感神経では，動眼神経は瞳孔に，顔面神経は涙腺・顎下腺・舌下線に，舌咽神経は耳下腺に，迷走神経は心臓・肺・消化管に投射する．仙骨からの副交感神経は膀胱の排尿管・直腸に連絡する．

おわりに

できるだけ内容を厳選しても，臨床の場面に必要な神経解剖学の知識は多岐にわたる．神経解剖学は神経学の最も根幹にある重要な領域であり，先人のNeurologistの不断の努力によって美しい論理のうえに構築されている．したがって論理に沿って理解していけば，それほど内容の丸暗記を必要としない．本稿に示した最低限の神経解剖学の知識を理解しておくだけでも，神経診察による理論的な解剖学的診断が可能となり，疾患の本質に迫ることができる．本稿を入り口として神経学の面白さを少しでも実感してもらえたなら，著者としてこれ以上の喜びはない．

文献・参考文献

1) Brodmann, K : Vergleichende Lokalizationlehre der Grosshirnrinde in ihren Prinzipien dargestellt auf Grund des Zellenbaues. J.A. Barth, Leipzig, 1909
2) 「Human Neuroanatomy」(Carpenter MB), The Williams & Wilkins Co., 1967

プロフィール

竹下幸男（Yukio Takeshita）
山口大学大学院医学系研究科 神経内科学
2007年3月 山口大学医学部医学科 卒業
同年4月 山口大学医学部附属病院 研修医
2009年4月 山口大学医学系研究科 神経内科学入局
2010年4月 日本学術振興会 特別研究員（〜2013年）
2011年3月 山口大学大学院医学系研究科 機能神経解剖学大学院 修了（医学博士）
2011年6月 米国Cleveland Clinic Neuroinflammation Research Center・研究員
2014年6月〜 山口大学医学系研究科 神経内科学 臨床助教

神田 隆（Takashi Kanda）
山口大学大学院医学系研究科 神経内科学
1981年3月 東京医科歯科大学医学部 卒業
1985年3月 東京医科歯科大学大学院医学研究科 修了（医学博士）
1992年1月 米国ヴァージニア医科大学生化学・分子生物学教室 研究員
1999年4月 東京医科歯科大学医学部附属病院 神経内科 講師
2000年1月 東京医科歯科大学大学院医歯学総合研究科 助教授
2004年9月 山口大学医学部 神経内科学 教授
2006年4月 山口大学大学院医学系研究科 神経内科学分野 教授

第2章 神経診察のちょっとしたコツ、教えます

1. 脳神経

金子由夏, 田中 真

●Point●

- 左右12対ある嗅神経から舌下神経まで、順番に系統立てて神経所見をとる"クセ"を身につけることが肝要である
- とった所見はありのままに記録しておこう。上級医とのディスカッションに役立つだけでなく、新たな知見につながる可能性を秘めている

はじめに

　脳神経の診察においては漏れのない系統的診察が重要であるが、本稿では誌面の制限もあり、単独の脳神経障害からではなく、顔面の表情や眼裂の変化をつくり出す脳神経の相互作用や疾患特異性の切り口から解説を加える。

1. 顔貌の診察

　顔貌の特徴、対称性だけでなく、皮膚湿潤の左右差など皮膚所見にも注意したい。
　眼瞼・眼裂に異常をきたす病態・疾患は多彩である（表、図1～6）。瞳孔異常や外眼筋麻痺の有無も鑑別のポイントとなる。

表　眼瞼・眼裂に異常をきたす病態・疾患

病態	眼瞼・眼裂の所見	原因疾患
上眼瞼挙筋の麻痺	上眼瞼のみの下垂 下眼瞼は健側と同等	動眼神経麻痺 重症筋無力症 筋疾患
眼輪筋の麻痺	眼裂開大	末梢性顔面神経麻痺
眼輪筋の不随意運動	眼裂狭小または閉眼	片側顔面痙攣 Meige症候群
瞼板筋の麻痺	上眼瞼の軽度下垂と下眼瞼の軽度挙上（眼裂狭小）	Horner症候群

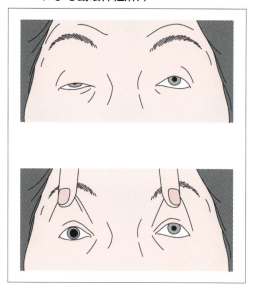
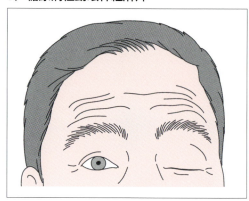

図1　眼瞼・眼裂に異常をきたす病態・疾患①：動眼神経麻痺
A上段）右上眼瞼のみの中等度の下垂．右下眼瞼は健側とほぼ同等の位置にあり，眼輪筋の異常はないことが示唆される
A下段）上眼瞼を他動的に軽く挙上させている．瞳孔不同を認める．やや上方を注視させているが，右眼は水平位にとどまり軽度外転しており，動眼神経麻痺による外眼筋麻痺が示唆される
B）左眼裂は完全に閉鎖．眼裂を開こうと代償性に前頭筋を収縮させているため額のしわが深くなり，眉毛が挙上している．眼球運動は外転以外が障害され，瞳孔は健側と比べわずかに散大していた

●ここがポイント

図1のAとBでは，眼瞼下垂・外眼筋麻痺と瞳孔異常の程度に差がみられる．すなわち，圧迫性の動眼神経麻痺（図1A）では明瞭な散瞳と，進行期に生じる不完全な眼瞼下垂が特徴であり，"幕は最後に下がる"と記憶する．
一方，糖尿病性動眼神経麻痺（図1B）では眼瞼下垂・外眼筋麻痺が高度であっても，瞳孔の異常が軽微である点が特徴である．これを**瞳孔回避（papillary sparing）**という．これは，動眼神経の副交感神経線維は表層を走行しているため圧迫の影響を受けやすく，運動神経線維は中心部を走行しているため虚血の影響を受けやすいためである．

表情筋は顔面の上部（前頭筋，眼輪筋）と下部（口輪筋）に分けて評価する．前頭筋の筋力低下は額のしわ寄せを評価するが，顎を軽く引かせて上方視を指示すると判別しやすい．

筋疾患による眼瞼下垂や顔面筋の筋力低下は両側性にみられる．四肢，体幹の筋力低下，筋萎縮の分布や付随する特徴的な所見の有無を把握することが診断に結びつく（図2）．

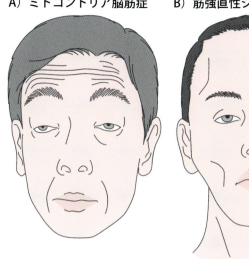

図2 眼瞼・眼裂に異常をきたす病態・疾患 ②：筋疾患
A) 両側上眼瞼の高度下垂と代償性の前頭筋収縮を認める．瞳孔の障害はなく，眼輪筋と口輪筋の筋力も低下している．慢性進行性外眼筋麻痺を示すミトコンドリア脳筋症であり眼位の異常も明瞭である
B) 軽度の眼瞼下垂に加えて，前頭部の禿頭，両側の側頭筋と咬筋および胸鎖乳突筋の著明な萎縮のため，特徴的な斧状顔貌を呈している．この症例では舌と拇指球で叩打性筋強直を，手指で把握性筋強直を認めた

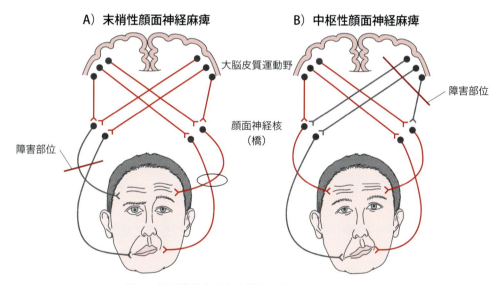

図3 顔面神経支配と末梢性・中枢性顔面神経麻痺

●ここがポイント
顔面の筋の上部は大脳皮質運動野の両側性支配，下部は片側性支配である（図3）．したがって，額のしわの左右差の有無は中枢性（図4A）と末梢性（図4B）の顔面神経麻痺の鑑別に有用である．

2. 舌の診察

舌に異常をきたす病態・疾患を示す（図7）．舌の萎縮は舌下神経の核・核下性障害を，さらに舌の線維束性収縮は核性障害を示唆する．

A）中枢性顔面神経麻痺

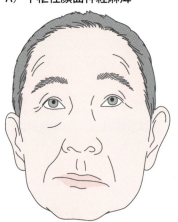

B）末梢性顔面神経麻痺

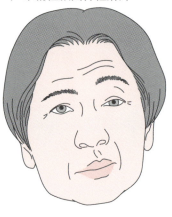

図4 眼瞼・眼裂に異常をきたす病態・疾患③：顔面神経麻痺
A）上方を注視するようにして額にしわ寄せを行うよう指示した状態．額のしわはほぼ左右対称で，眉毛も挙上しており，前頭筋の麻痺はないことがわかる．一方，左鼻唇溝は浅く，左口角の下垂がみられ，顔面の下部で麻痺がより明瞭である
B）眼裂は左右非対称（右＞左）．これは右下眼瞼の下垂により，角膜下縁との距離に左右差が生じていることによる．瞬目が不十分で眼輪筋の筋力低下を認めた．右眉毛，鼻翼，口角も下垂しており右顔面神経支配の表情筋がすべて麻痺していることが示唆される（図3A参照）．右外耳道に水疱などの皮疹は認めなかった

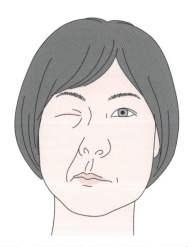

図5 眼瞼・眼裂に異常をきたす病態・疾患④：片側顔面痙攣
自然な状態で，開眼，閉口を指示．
右眼が勝手に閉じてしまうことがときどきあることを主訴に受診．右眼裂はほぼ閉眼状態．下眼瞼の上縁が右に比べやや高位にあり，眼裂狭小は眼輪筋の収縮によると考えられる．人中は右に偏倚，鼻唇溝は右側で深い．MRIで左顔面神経の神経血管圧迫症候群と診断された

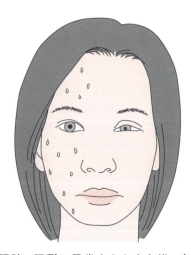

図6 眼瞼・眼裂に異常をきたす病態・疾患⑤：Horner症候群
暖房の効いた薄暗い室内で観察．
左側の縮瞳を認める．それにもかかわらず，上眼瞼下縁と瞳孔上縁との距離が左と比べ短い．これは眼瞼下垂によるものであるが，程度は軽い．さらに左では下眼瞼が軽度挙上している．これらの所見は交感神経支配の瞳孔散大筋と瞼板筋（Müller筋）の麻痺によるもので，閉眼は可能で，眼球運動障害もない．発汗障害のスクリーニングには，顔面皮膚を触診し湿潤感の左右差を比較し評価するとよい

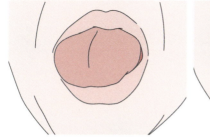
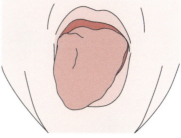
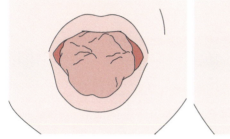
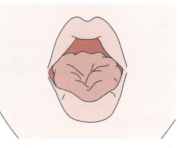

図7　舌に異常をきたす病態・疾患

いずれも挺舌を指示，挺舌は舌下神経支配のオトガイ舌筋が作用する．

A・B）舌下神経は片側支配であるが，核上性つまり中枢性の舌下神経麻痺は核・核下性障害と比較すると麻痺側への偏倚は軽度であり，麻痺側の萎縮を伴わない

C）両側性の核・核下性障害により，舌は萎縮し表面に凹凸がみられる．挺舌も不十分である．肉眼で観察すると舌の表面に微細な線維束性収縮がみられた

D）舌は萎縮しているが，その表面の凹凸は比較的粗大で「ブドウの房状」と形容され，ALS（図7C）とはやや異なる．線維束性収縮もALSと比べやや粗大であることが多いように感じられる．舌の萎縮が明瞭であるにもかかわらず嚥下障害が軽度であることも特徴である

おわりに

　ここに述べた症候はほんの一部にすぎず，今回の企画に少しでも興味をもった読者がさらに奥深い神経学をめざすことを期待する．

文献・参考文献

1）「神経疾患 At a glance diagnosis」（田中　真／著），中外医学社，2013

プロフィール

金子由夏（Yuka Kaneko）
育生会篠塚病院附属北関東神経疾患センター　神経内科
身体所見から診断に至るプロセスは神経内科の醍醐味です．今回呈示できなかった「一目で診断できる」症例が，参考文献に多数掲載されています．

田中　真（Makoto Tanaka）
育生会篠塚病院附属北関東神経疾患センター　神経内科 センター長
当院は認知症疾患医療センターの指定を受けており，認知症をきたす変性疾患の比重が増しています．しかし，一部の疾患に偏ることなく，神経症候学を駆使した幅広い神経内科診療を心がけています．

| 第2章 | 神経診察のちょっとしたコツ，教えます |

2. 筋力

園生雅弘

Point

- プライマリ・ケアで重要なのは運動麻痺の検出と評価
- 片麻痺はCT正常なら脳梗塞を示唆する
- ただし，顔面麻痺も言語障害もない片麻痺には要注意！
- 軽度片麻痺検出にはいわゆる上肢Barré試験，下肢Mingazzini試験が有用
- 意識障害・失語患者の片麻痺検出には落下試験が有用
- 詳細な徒手筋力テストには熟練を要する

はじめに

　徒手筋力テスト（manual muscle testing：MMT）自体は，神経診察のなかでも実はかなり高度な手技である．実は，神経診察そのものが，本来少なくとも3年程度の神経専門研修を受けてはじめて診断に役立つ信頼できる結果を出せるようになるものである．初期研修医ないし非専門医の方にもぜひ積極的に興味をもってもらいたい領域だが，自信がない場合には，しっかりした神経専門医（Neurologist）に紹介していただきたい．研修医が直面するプライマリ・ケアや救急場面では，MMTの評価よりも，運動麻痺の有無，そして運動麻痺の評価から緊急に診断を推測することが重要テーマとなる．これを中心に述べる．

1. 病歴情報

　まず，病歴から運動麻痺＝筋力低下を疑うことが出発点となる[1]．運動麻痺のことを「しびれる」あるいは「感覚がない（＝動かす感覚がない）」と表現する患者がしばしばいる．これを感覚症状と思い込むと，筋力低下の存在を見逃す．病歴で重要なのは，何かができなくなったという動作障害である．最も典型的なのは歩行障害であり，そのほか，箸が使えない，手が上に挙がらない（髪の毛が洗えない，物を高所に乗せられない）などがある．**階段昇降**のどちらが強く障害されるかも有用な情報となる．すなわち，錐体路障害では下降が，下位運動ニューロン性・筋原性の筋力低下では登上が主に障害される．

　さらに言うと，運動障害・動作障害がすべて筋力低下とは限らず，錐体路障害，パーキンソニ

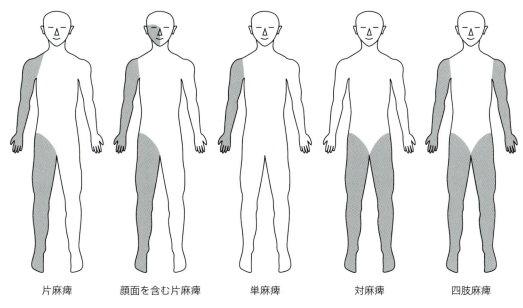

| 片麻痺 | 顔面を含む片麻痺 | 単麻痺 | 対麻痺 | 四肢麻痺 |

図1　運動麻痺の分布

ズム，ジストニア，小脳失調，深部感覚障害などもありうるが，その鑑別は神経内科医に任せてよい部分となる[1]．

2. 運動麻痺の分布と随伴症状

運動麻痺の分布は非常に重要な情報となる（図1）．

1 片麻痺

片麻痺は脳病変を示唆するもので，急性発症の片麻痺では脳梗塞（稀に脳出血）を第一に疑う．ここでほとんどの脳梗塞は**「顔面を含む片麻痺」**となることが非常に重要である．すなわち，片麻痺と同側の顔面に，中枢性顔面麻痺（口角・鼻唇溝の左右差，まつげ徴候を認めるが，額のしわ寄せには左右差がない）を認めれば，脳病変≒脳梗塞であることが確定できる．また片麻痺の随伴症状も重要で，ろれつが回らない（**構音障害**）・**失語**など言語の障害があれば，やはり脳病変と確定できる．すなわち，顔面麻痺も言語障害もなく片麻痺だけというのは，脳梗塞としては非典型的であり，稀な疾患である**頸椎硬膜外血腫**を思い浮かべるべきである．これは，非常に怖い"stroke mimic"で，脳梗塞と間違えてrtPAを打ってしまうと増悪して緊急の脊椎手術となる場合がある．

● **ここがピットフォール：顔面麻痺も言語障害もない片麻痺には要注意！**
そのようなケースのみ頸部の痛みの病歴に注意を払ったり，頸椎の画像を撮る習慣をつけるだけで，悲劇の大部分は避けられる．

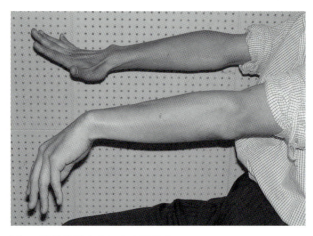

図2　橈骨神経麻痺による下垂手
いわゆるSaturday-night palsyの症例．左の下垂手をきたしている

2 単麻痺

　単麻痺，特に上肢単麻痺は脳梗塞でもかなりの頻度でみられるものだが，末梢神経疾患や頸椎症との鑑別が問題となる．下垂手をきたす**橈骨神経麻痺**（図2）が脳梗塞と間違えられて，MRIを撮られたり脳梗塞治療をされることがしばしばある．病歴と所見をしっかりとれば通常MRIも不要で，さらに神経伝導検査で確定診断できる疾患であり，神経内科医や神経筋電気診断医の適切配置が望まれるゆえんである．手指のみや肩挙上のみの麻痺も脳梗塞としてみられうる[2,3]．

3 対麻痺

　対麻痺は通常**脊椎・脊髄病変**を示唆する．胸椎が最も多いが，頸椎，脊髄円錐，馬尾などの障害でも起こりうる．これらは多くの場合下肢感覚障害，膀胱直腸障害などを伴うことが診断に役立つ．稀に頭蓋頂の円蓋部病変が対麻痺を起こす．

4 四肢麻痺

　四肢麻痺は下位運動ニューロン性，筋原性で起こるものがほとんどである．救急場面では，**Guillain-Barré症候群**と**周期性四肢麻痺**が代表疾患である．Guillain-Barré症候群の急性期診断には神経伝導検査が必須である．四肢麻痺や片麻痺など種々の運動麻痺を急性にきたす疾患として，**ヒステリー（転換性障害）**も多いものである．さまざまな画像診断などのoverinvestigationに陥るのではなく，早期に優れた神経内科医に紹介して，ヒステリーと積極診断することが治療の近道となる[4]．

3. 片麻痺の検出法

　前述のように片麻痺検出は脳梗塞診断のキーとなるので，プライマリ・ケアで身につけるべき手技である．これは意識がある患者と，意識障害ないし失語で命令に従えない患者とに分けられる．

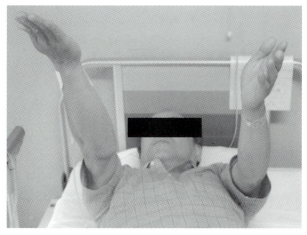

図3 いわゆる上肢Barré試験
肘伸展，前腕回外位で両上肢を挙上させる．左上肢が回内下降しており，左片麻痺と推測される

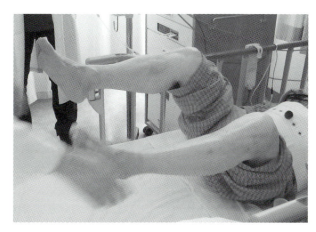

図4 下肢Mingazzini試験
仰臥位で，股関節・膝関節を曲げて両下肢を挙上させる．この例では左下肢がぶれているのからわかるように，検者が手を離した瞬間に左下肢が下降するがまた自分で戻すという動揺がみられ，左の軽度の麻痺を示すと解釈される

1 意識清明患者での片麻痺検出

高度片麻痺の診断は容易である．軽度片麻痺の検出法としてはいわゆる**上肢Barré試験**（**図3**），下肢Barré試験をOSCEでも習うが，このうち下肢Barré試験は患者をうつ伏せにさせねばならず，救急外来での実用性はない．仰臥位のままで施行できる**下肢Mingazzini試験**の方が有用である（**図4**）．NIHSS（**第5章-1参照**）の評価項目である，手掌を下に向けたままの上肢挙上・下肢伸展挙上をもって，これらに代える人がいるが，前者はあくまで脳梗塞の重症度評価スケールであり，軽度片麻痺検出の診察手技ではない（なお，これらの冠名徴候，特に上肢Barré試験は誤用であると指摘されているが[5]，ここでは従来の慣用に従う）．

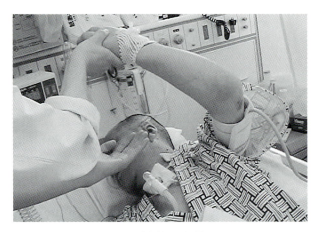

図5　arm-dropping test（腕落下試験）
仰臥位の患者で，上肢を顔の上まで持っていって，検者の手を離す．非麻痺側ではそのまま保持，ないしゆっくりと伸展して元の位置に戻るが，麻痺側ではパタンと顔の上に落ちる．検者の他方の手で手が落ちてきた場合に備え被検者の顔面を保護していることに注意

2 命令に従えない患者での片麻痺検出

意識障害や失語のために命令に従えない患者での片麻痺検出は，以下の4つの手法で行える．

1）自発運動の観察
例えば「右手足を動かしていない」などと患者家族もしばしば気づくポイントである．

2）痛み刺激での反応
痛み刺激を与えても逃避反応がみられない（しばしばしかめっ面などで痛みを感じているのはわかるのに）ことから麻痺の存在がわかる．ただし下肢では麻痺側＝錐体路障害がある側で，痛み刺激を与えると**脊髄自動反射**（spinal automatism）がしばしばみられることを知っておかねばならない．脊髄自動反射と健側にみられる逃避反応とは動き方で区別ができるが，難しい場合は神経内科医に相談する．

3）Babinski徴候
Babinski徴候は急性期からの麻痺側判定に役立つ．実は腱反射は急性期の麻痺側判定には役立たない（超急性期には正常，その後低下，慢性期には亢進する）．

4）落下試験
仰臥位で上肢を顔の上に持ってきて離す**腕落下試験**（arm-dropping test，図5），膝立て位をとらせてから離す**膝落下試験**（leg-dropping test）が，最も有用な片麻痺検出法となる．

Advanced Lecture

■ MMTの原理とpitfall

MMTは国試でも問われるが，本来はadvancedの手技であり，十分な修練と経験が必要である[6]．例えばMMT 5か4か（あるいは5－か）がしばしば診断のキーとなるが，その判定は健常者・麻痺患者での多くの経験があってはじめて可能となる．また，OSCEや卒前教科書では全く

触れられないさまざまなMMTの原理やpitfall, tipsがあり[6], これらを知らないと正しいMMT評価はできない.

　逆にMMTによる筋力低下分布から診断できる疾患も多い. 筋萎縮性側索硬化症と頸椎症の鑑別[7], 頸椎症と末梢神経障害の鑑別[8], ヒステリー診断[4]などがその例である. MMTを十二分に駆使できれば, 画像診断を含むいかなる検査所見よりもはるかに正確に神経筋疾患患者を診断できる. そのような技能である神経診察手技に興味をもってもらえればたいへん喜ばしい.

文献・参考文献

1) 園生雅弘：筋力低下（メインテーマ 神経疾患―その多彩な症状と診断手順）．Clinical Neuroscience, 31：549-550, 2013
2) Kobayashi M, et al：Pure motor stroke with major involvement of the index finger. J Neurol Neurosurg Psychiatry, 75：507-508, 2004
3) Kanbayashi T, et al：Isolated shoulder palsy diagnosed from needle EMG and an associated movement. Neurol Sci, 36：1527-1529, 2015
4) 園生雅弘：ヒステリー（転換性障害）の神経学．Brain and Nerve：神経研究の進歩, 66：863-871, 2014
5) 福武敏夫：Barré試験とMingazzini試験（特集 脊椎脊髄の冠名徴候・症候群）．脊椎脊髄, 28：246-253, 2015
6) 園生雅弘：筋力低下―徒手筋力テストについて（特集 脊椎脊髄疾患診断のための神経症候学の基本）．脊椎脊髄, 27：8-16, 2014
7) 園生雅弘：ALSと脊椎脊髄疾患の鑑別：針筋電図から（特集 脊椎脊髄疾患と運動ニューロン疾患の鑑別）．脊椎脊髄, 23：1075-1082, 2010
8) 園生雅弘：頸椎症と末梢神経障害の鑑別診断―電気生理学的検査を含めて（特集 神経内科医が頸椎症の診療をするために）．BRAIN MEDICAL, 25：141-147, 2013

プロフィール

園生雅弘（Masahiro Sonoo）
帝京大学神経内科 主任教授・医学研究科長
専門：臨床神経学, 神経筋電気診断学（臨床神経生理学）, 針筋電図, 神経伝導検査, 体性感覚誘発電位, ヒステリーの診断, めまい・一過性意識消失（TLOC）の診断
メッセージ：神経内科（神経学：neurology）は, 病歴と診察のみで多くの診断が下せる, 医師の技能が生きている分野です. そして今, 神経内科医が圧倒的に足りない！ 身につけた技能だけで診断できる（そしてそれがないとどんな検査をしても全く診断できない）ことにやりがいを感じてみたいと思うあなた, ぜひ神経内科を志してください.

第2章 神経診察のちょっとしたコツ，教えます

3. 腱反射／表在反射／病的反射

星野晴彦

> **Point**
> - 反射は客観性のある検査法であり，局在診断にきわめて有用である
> - 反射弓の反射中枢を理解して，局在診断する
> - 十分な刺激を与えるため，腱反射においては適度な筋緊張を保持して，腱を確実に叩打する
> - 病的反射は認められれば，錐体路障害を示す重要な徴候である

はじめに

　反射は，刺激に対して反射弓を介した反応を診る診察である．客観性がある検査であり，反射弓の髄節の高さから局在診断に有用で，病的反射の出現は錐体路徴候として重要である．

1. 腱反射

　筋肉の腱を叩打し，筋線維に並行して存在する筋紡錘が筋の伸展を感知すると，その刺激が求心路である感覚神経を伝導して脊髄に入る．刺激は脊髄内で直接前角の運動ニューロンに伝達され，その刺激は遠心路である運動神経を介して最初に伸展された筋肉を急速に収縮させる（図1）．このように腱反射はわずか2つの神経を介した**反射弓**を形成している．

　腱反射の結果は，表1のように記載され，正常よりも亢進しているか，低下しているか，そして，最も大切なのは，左右差があるかどうかである．反射が亢進している場合には，反射弓の抑制をしている上位運動ニューロン（錐体路）の障害を考える（表2）し，反射が減弱または消失している場合には反射弓の障害を考える．反射中枢としての脊髄の髄節の位置もよくわかっている（表3）ことから，反射の異常の分布から局在診断を行うことができる．

1 上腕二頭筋反射

　上腕二頭筋の肘部の腱に検者の親指を当て，指を当てたときの感触で適度な筋緊張であることを確認して，検者の親指を叩打する（図2）．反射弓は筋皮神経で反射中枢はC5〜6である．

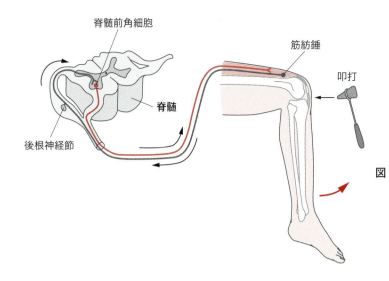

図1 反射の概念図（膝蓋腱反射の場合）
叩打により大腿四頭筋が伸展，それを筋紡錘が感知し，感覚神経を介して脊髄後角を経て脊髄前角細胞に信号を伝達，運動神経を介して大腿四頭筋が収縮すると，下腿が前方に上がる

表1 腱反射の記載法

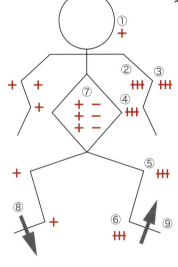

記号の意味

－	消失（増強法によっても反射が誘発されない）
±	軽度減弱
＋	正常
＋＋	やや亢進
＋＋＋	亢進
＋＋＋＋	著明に亢進（クローヌスが出現）

①下顎反射，②上腕二頭筋反射，③上腕三頭筋反射，④腕橈骨筋反射，⑤膝蓋腱反射，⑥アキレス腱反射，⑦腹壁反射，⑧Babinski徴候陽性，⑨Babinski徴候陰性（正常な足底反射）

表2 上位運動ニューロン障害と下位運動ニューロン障害の鑑別

	上位運動ニューロン障害	下位運動ニューロン障害
腱反射	亢進	減弱あるいは消失
表在反射	減弱あるいは消失	減弱あるいは消失
病的反射	陽性	陰性
筋緊張	痙性	弛緩性
線維束性収縮	陰性	陽性
筋萎縮	なし	著明

運動麻痺を呈した場合の上位運動ニューロン障害か下位運動ニューロンの障害かの鑑別．反射の結果が局在診断に役立つ

表3　主な腱反射の反射中枢の髄節レベル

腱反射	反射中枢
下顎反射	橋
上腕二頭筋反射	C5〜6
上腕三頭筋反射	C6〜8
腕橈骨筋反射	C5〜6
膝蓋腱反射	L2〜4
アキレス腱反射	L5〜S2

反射中枢の髄節を理解すると局在診断に役立つ

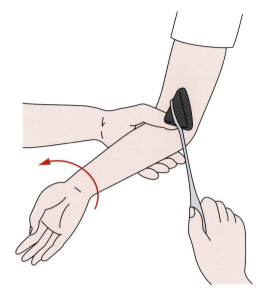

図2　上腕二頭筋反射
前腕をやや回外させると前腕二頭筋の腱がわかりやすく，反射も確実にとれる

2 上腕三頭筋反射

　上腕三頭筋を適度に緊張させるため，検者は患者の手関節部を持って前腕を保持する．そして肘関節をほぼ直角に保って，上腕三頭筋の肘部の数cm近位を叩打する．反射弓は橈骨神経で，反射中枢はC6〜8である．

3 腕橈骨筋反射

　腕橈骨筋を適度に筋緊張させるため，肘関節を直角よりもやや広角にし，少し内旋，外転位に保ち前腕遠位の橈骨遠位端を叩打する．反射弓は橈骨神経で，反射中枢はC5〜6である．

4 膝蓋腱反射

　大腿四頭筋から脛骨への腱として，膝蓋骨のすぐ遠位を叩打する（図1）．仰臥位では膝下に検者が腕を通して持ち上げ，膝関節をほぼ垂直にして大腿四頭筋の緊張を適度にとる．坐位では図3のように足が床につかない高さがよく，反射が出にくいときには，両手を組んで強く引っぱらせた瞬間に叩打する（Jendrassik手技）．反射弓は大腿神経で，反射中枢はL2〜4である．

5 アキレス腱反射

　下腿三頭筋のアキレス腱を叩打するが，筋緊張を適度に保つために，足関節をほぼ垂直に軽く屈曲保持することが大切である．反射弓は脛骨神経で反射中枢はL5〜S2である．

> ●ここがポイント
>
> 腱反射では対象とする筋肉を少し伸展させた位置で，適度な筋緊張を保持した状態にして，腱を叩打することがポイント．筋肉が弛緩しすぎていても収縮しすぎていても腱反射を誘発することは難しい．

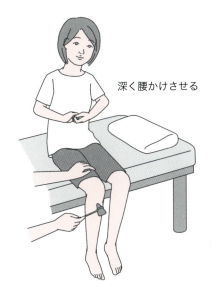

図3 膝蓋腱反射
叩打しない方の手を大腿四頭筋に置くことで筋収縮を感じとることができる

2. 表在反射

皮膚または粘膜への刺激により筋肉が収縮する．筋収縮が認められない場合に異常であるが，肥満等により正常でも出にくい場合があり，左右差をみることが重要である．

■ 腹壁反射

仰臥位で腹壁の筋緊張を十分にとった状態で，腹壁を楊枝の先で外側から内側に向かってこする．臍の頭側，臍の高さ，臍より足側でこすると腹壁筋が収縮する．それぞれの反射中枢はTh7〜9，Th9〜11，Th11〜L1で，反射弓は肋間神経を介するものである．

> ●ここがポイント
> 表在反射を診るには筋緊張が十分にとれて弛緩している必要がある．

3. 病的反射

正常では認められない反射であり，錐体路障害を示す重要な反射である．

■ Babinski徴候

仰臥位で足趾の緊張を十分にとった状態で，足底の第5趾寄りを踵側からつま先に向かって楊枝の頭側を使ってこすりあげる（図4）．この刺激によって，第1趾は足底に向かって底屈するのが正常であるが，錐体路障害があると，第1趾が背屈し，第2〜5趾が開扇する．反射の求心路はL5〜S1，遠心路はL4，5にある．

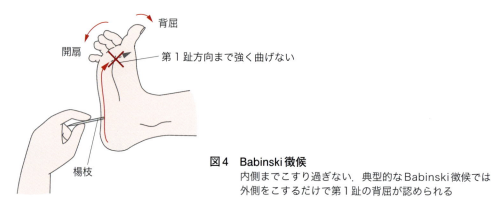

図4 Babinski徴候
内側までこすり過ぎない．典型的なBabinski徴候では外側をこするだけで第1趾の背屈が認められる

● **ここがピットフォール**
足底をこする場合に足底の外側寄りをこすること，最後に第1趾方向に強く曲げないことが重要（図4）．第1趾の付け根までこすると正常でも背屈がみられる．

おわりに

　反射は打腱器と楊枝があればできる簡単な診察であり，客観的な信頼度の高い神経学的所見である．簡単な診察法ではあるが，打腱器の叩き方を見ると常日頃，神経学的所見を診察しているかどうかがすぐにわかってしまう．神経学的診察に習熟し，所見を把握することで局在診断に役立てることができる．

文献・参考文献

1) 「神経診察クローズアップ」（鈴木則宏／編），メディカルビュー，2011
   ↑神経診察の実践的な方法とその理解を図を多用してわかりやすく解説している．

プロフィール

星野晴彦（Haruhiko Hoshino）
東京都済生会中央病院 神経内科
神経学的診察による局在診断は論理的なパズルを解く謎解きのような面白みがあります．神経系はまだまだわからないこともあり，治療法も確立していない疾患も多く，意欲ある若い医師にとってとても魅力ある領域だと思います．

第2章 神経診察のちょっとしたコツ，教えます

4. 感覚系

松本慎二郎，亀山　隆

● Point ●

- 病歴聴取が重要：頻度の高い鑑別疾患を念頭におきながら病歴聴取して，診察の部位や診るべき所見を絞る
- 感覚症候の具体化と客観化：患者さんの主訴（主観）はできるだけ具体的に表現してもらい，客観的症候に翻訳するように心がける
- 感覚系の診察：自覚的な異常感覚部位を中心に，表在覚（温痛覚と触覚），振動覚といった感覚様式ごとに質的な異常（鈍麻，過敏，錯感覚）にも留意して，その分布と程度を調べて記載する

はじめに

　神経疾患の診察は研修医が苦手意識をもちやすい分野の1つである．そのため，どうしてもしびれ感をはじめとする異常感覚を訴える患者さんの診療は検査（CTやMRIなど）に依存する傾向にあり，検査をしても診断がつかず，余計に混乱しているのをしばしば目にする．腹痛の患者さんを診察する際，病歴聴取から鑑別診断をあげ腹部診察を行い，原因臓器を特定していくのと同様に，しびれ感を訴える患者さんに対しても，同様のプロセスで診療を行うことが重要である．感覚障害の原因は多岐にわたるが，実臨床で目にする疾患はさほど多くはない．頻度の高い疾患を考えながら診察することで，感覚の診察はより容易になる．本稿では，一般的な感覚系の診察法とともに，頻度の高い6疾患を中心にして，診察上のポイントと注意点を解説する．

1. 病歴聴取

　詳細な病歴聴取が感覚系を診るうえでも非常に重要である．病歴からある程度疾患の予想がつき，感覚系を含めた神経診察を容易にするからである．逆に鑑別疾患を念頭におかず，ただ漫然と感覚の所見をとることは膨大な時間と労力を要する．例えば手のしびれ感を訴える患者さんに対し，頻度の高い手根管症候群や頸椎症が念頭にあれば，正中神経支配領域やデルマトーム（髄節支配領域）を頭に描きながら診察を行うであろうが，鑑別になければその感覚障害の境界に気づくことは難しい．代表的疾患については，その症候学的特徴や病態を知っておく必要がある．

● **ここがポイント**
・病歴聴取の時点で，頻度と可能性の高い疾患を念頭におく！
・考えられる鑑別診断を念頭におきながら，感覚障害の領域（特に初発部位と拡大様式が重要）をある程度絞る！
・主観的症状をできるだけ具体的に表現してもらい，客観的症候に置き換えて記載する！
　例）しびれ → 針で刺されたような痛み，布で1枚覆われた感じ，砂の上を歩いているような感じ，正座したときのようなしびれ，など．運動麻痺を「しびれ」として訴える患者さんも多い．そのため，感覚障害なのか運動麻痺なのか，しっかり確認する必要がある
・感覚症候出現の誘因や増悪・寛解因子がないか質問する！

2. 感覚系の診察

1 感覚系の診察における一般的注意点

① 意識障害，認知症，精神障害がある，非協力である場合などは，正確な所見が得られないため事前に確かめておく
② 感覚検査には患者さんの理解と協力が不可欠であり，検査の方法や内容を十分説明して，答え方を説明しておく．疲労してくると正確な評価ができなくなるので，時間や日を変えて検査して，再現性や信頼性を確認する
③ 検査時には誘導したりすることがないよう心がける．患者さん自身が迷うくらいの微妙な差異は無視して，明らかな差異のみを有意な所見とする

2 感覚系診察の実際と所見の記載（図1）

　自覚的な感覚異常部位を中心に，表在覚（温痛覚，触覚）と深部感覚の1つである振動覚を調べ，必要に応じて位置覚や識別感覚を調べる．末梢の単神経障害であれば，表在覚のみの検査でよいかもしれないが，大径有髄線維が障害されることが多い多発ニューロパチーが疑われるときは，振動覚も必ず調べる．また脊髄から脳幹では温痛覚と深部感覚の伝導路が異なるので，これらの感覚様式それぞれについて評価することが，病変の横断面での局在診断に重要となる．

1) 自覚的異常感覚

　自覚的な異常感覚（刺激せずとも感じる自覚的な痛みやしびれ感など）について，患者さん自身の言葉で（ジンジン，ビリビリ，ズキズキなど），また前述のように何かにたとえた表現で，その部位とともに記載しておく．自覚的異常感覚の部位は，しばしば他覚的感覚検査の異常所見の部位よりも範囲が広い．痛みを伴う場合はその部位も併せて記載する．感覚症状の初発部位は，病変局在の重要な手がかりとなる場合も多い．

2) 痛覚

　使い捨ての爪楊枝や針を用いて**同じ力**が加わるように点々とつついて刺激する（ない場合は酒精綿の個装紙の角などで代替することもある）．健常部，異常部双方向に向かって検査を行う．**痛覚鈍麻（hypalgesia）**の場合は異常部から健常部に向かって，**痛覚過敏（hyperalgesia）**の場合は健常部から異常部に向かって**検査すると境界が検出しやすい**．痛覚鈍麻の場合，健常部の感覚を10として異常部がいくつかを述べてもらい（反対側の同部位が正常であれば，そこと比較す

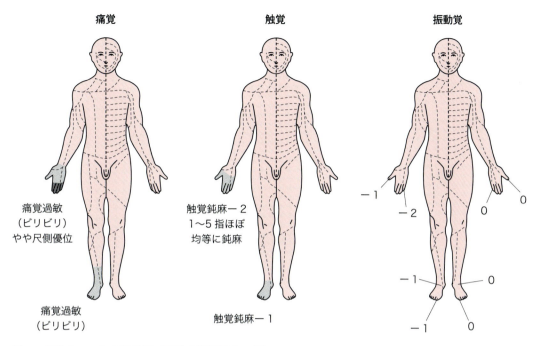

図1 感覚チャートの記載例（頸椎症性脊髄症の例）
文献1より引用
点線は，右半身は末梢神経支配領域，左半身はデルマトームを表す

る），鈍麻の程度を記載する．全くわからない，すなわち0/10の場合は痛覚脱失（analgesia）となり，健常部より敏感に感じられれば痛覚過敏となり，質的異常についても記載する．

3）温度覚（温覚，冷覚）

正確に実施するには湯と冷水を入れた試験管をそれぞれ用意して行うが，音叉の金属の柄の部分や酒精綿を皮膚につけて冷覚を，温かいおしぼりを使用して温覚をみると簡便に行える．

4）触覚

ティッシュペーパーや綿を使用し皮膚を軽く刺激する．ない場合は指先で圧迫しないように軽く触れて行う．顔面，特に口の周囲も忘れずに行う．触覚鈍麻（hypoesthesia）から触覚消失（anesthesia）までの程度（0：正常，－1：軽度低下，－2：中等度低下，－3：高度低下，－4：脱失）や，触覚過敏（hyperesthesia）や触刺激を痛みに感じるなどの錯感覚といった質的異常についても，その分布を調べて記載する．

5）振動覚

まずは振動覚の障害されにくい患者さんの胸骨に音叉を当て検査する．振動がわかるかどうか聞き，振動が止まったらすぐに教えてもらう．そしてその音叉をすぐに検者の同一部位に当てて，比較して程度を評価する．次に手指，足趾，内果，膝蓋骨，腸骨棘，肘，鎖骨など骨の突出部に当てて同様に検査する．振動覚の左右差を検出するときは，音叉を当てて振動が止まったところでハイと言わせ，すぐに反対側の同部位に当てて左右差を検出する．

記載は0：正常，－1：軽度低下，－2：中等度低下，－3：高度低下，－4：脱失の5段階で表記するが，程度の評価に自信がなければ，患者さんがハイと言った音叉を正常である検者の同一部位に当てて，実際振動が止まるまでの秒数を記載する場合もある（音叉の種類や音叉にはじめに加える刺激にばらつきはあるものの，大まかな目安となる）．

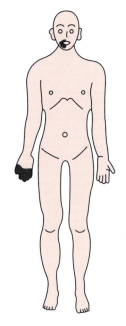

図2 手口感覚症候群
一側手指と同側の口周囲にしびれ感が出現する（■の部位）．主に対側の視床のラクナ梗塞や小出血であることが多い．脳幹被蓋のラクナ梗塞でもみられる．口と手と同時に足趾にもしびれ感がみられることがある
文献2より引用

6）位置覚

これらの感覚の検査は，四肢の運動失調や手指の巧緻運動障害を伴っている場合（感覚性の末梢神経障害，脊髄後索障害，頭頂葉障害が疑われるとき）に行う．

位置覚の検査は，手指や足趾の側面を軽く持って被動的にわずかに屈伸させ，閉眼下でどちらに動いたか運動方向を当てさせて行う．また閉眼下で被動的に位置を固定された一側手の拇指を，反対側の手指でつままかせる「**拇指探し試験**」は，**固定された上肢の位置覚障害の検出**に有用である．

3. 代表的疾患を考えながら診察をする

ただ漫然と全身の感覚所見をとっていても時間がかかるばかりでなく，重要所見を見落とすことになる．代表的疾患についてその症候学的特徴を押さえておくと，効率よく所見がとれる．以下に代表的な疾患をあげ，所見をとる際のポイントや注意点について解説する．

■ 救急外来で見逃してはならない感覚障害を呈する疾患

1）手口感覚症候群（cheiro-oral syndrome）

急性発症で一側の手指と同側の口唇周囲のしびれ感をきたし（図2），足のしびれ感を伴うこともある（cheiro-oral-pedal syndrome）．症候と反対側の**視床**のラクナ梗塞や小出血が原因であることが多い（脳幹病変のこともある）．視床の感覚中継核では手と口の体性局在部位が隣接しているため，このような分布の感覚障害が出現する．軽症例では拇指と示指のみの分布といった不全型の場合もある（偽髄節性感覚障害）．

2）Wallenberg症候群

この疾患の感覚障害の特徴は，**痛みや自覚的なしびれ感を訴えない点**である．そのため，めまいが主訴の患者さんでは，触覚のみでなく必ず左右上下肢の痛覚を調べる（一側の体幹と下肢の

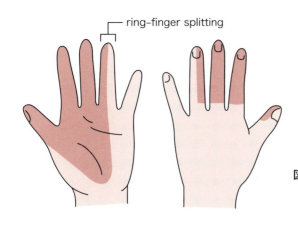

図3 手根管症候群（CTS）での手の感覚分布
境界に個人差は少ない（■が障害部分）
文献1より引用

みの温痛覚鈍麻を呈する場合があるので要注意）．体幹部での温痛覚鈍麻の左右の境界は，正中より健常側へ1cm程度ずれる（これは体幹正中部付近が左右両側支配になっているため）（**第1章-2参照**）．

2 上肢のしびれ感を呈する代表的疾患

●ここがポイント
手のしびれ感を主徴とする2大疾患は手根管症候群と頸椎症である！

1）手根管症候群（carpal tunnel syndrome：CTS）

手根管症候群は中年以降の女性に多く（男性の3〜10倍），起床時や夜間にしびれ感や痛みが強く，手をよく使うと増悪し，手首を振ると軽快するのが特徴である．多くは特発性であるが，手根管の内圧を高める疾患や状態（透析患者，関節リウマチ，腱鞘炎，浮腫，妊娠など）でも出現しやすくなる．環指に感覚障害の境界があり（ring finger-splitting）（**図3**），境界に個人差がないため，ここを注意深く診察することがポイントである．さらに，手根部で**Tinel徴候**（手根部叩打による放散痛）や**Phalen徴候**（手関節の掌屈持続で異常感覚が悪化）があれば，ほぼ診断確実である（**第3章-3参照**）．

2）頸椎症

頸椎症による神経障害は，神経根障害と脊髄症がある．神経根障害では通常，**後頸部から肩甲骨部の痛みで発症**し，デルマトーム（**図4**）に沿った**根性疼痛を主徴**とする．頸部の後屈と患側への側屈で（**Spurling試験**），根性疼痛が誘発されれば診断の決め手となる．

頸椎症性脊髄症では，**痛みは伴わず手指のしびれ感を主徴**とし，さらに手指の巧緻運動障害が加わる．頸部の後屈により，症状が増悪する．頸部の後屈を持続すると（**Jackson試験**），上肢にしびれ感が誘発されることが多い．頸部を前屈させると，後頸部から背部，さらには両下肢に向かって電撃痛が誘発される**Lhermitte徴候**は，頸髄後索を侵す多発性硬化症，亜急性脊髄連合変性症（ビタミンB_{12}欠乏による）や放射線脊髄症などで生じうる．手の感覚障害の分布は，神経学的責任病変レベルの診断のうえでも重要である（**表**）（頸椎症を含む脊髄障害は**第5章-12も参照**）．

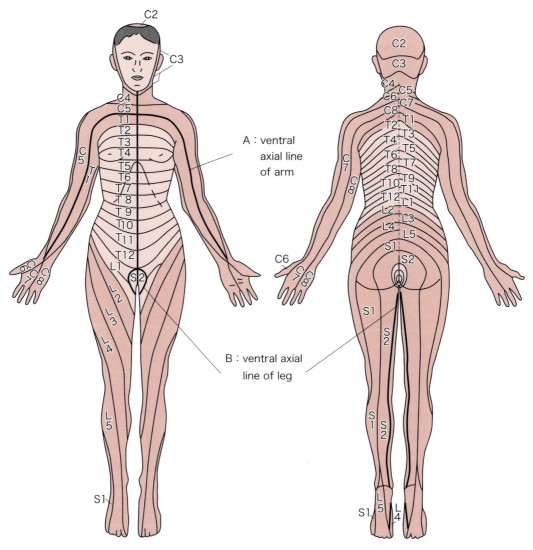

図4　デルマトーム
　デルマトームは報告者によって領域が若干異なる．実際の感覚髄節支配の皮膚領域はデルマトームよりも広く，隣接する髄節間にオーバーラップがみられる．通常，デルマトームは隣接する支配髄節が連続して分布するが，axial lineとは隣接するデルマトームの支配髄節が不連続となる境界線のことである．
A：前胸部から上肢の腹側（手掌を前に向けたときの前側）とB：会陰部から下肢の内側（大きく開脚した状態を下から見ると腹側になる）にみられる
文献3より引用

3 下肢のしびれ感を呈する代表的疾患

●ここがポイント
両下肢のしびれ感を主徴とする頻度の高い疾患は，糖尿病性多発ニューロパチーを代表とする多発ニューロパチーと腰部脊柱管狭窄症である！

表　頸椎症性脊髄症の神経学的レベル診断の指標

障害椎間レベル（髄節）	C3/4 (C5)	C4/5 (C6)	C5/6 (C7)
腱反射	BTR ↑ TTR ↑ FF ↑	BTR ↓ or → TTR ↑ FF ↑	BTR → TTR ↓ or → FF ↑
感覚障害	上腕を含む上肢の感覚障害	全手指〜前腕の感覚障害	拇指を含まない尺側手指〜前腕の感覚障害

BTR：上腕二頭筋反射，TTR：上腕三頭筋反射，FF：手指屈筋反射
↑：亢進，→：正常，↓：減弱
■：より高度の感覚障害，■：軽度の感覚障害
文献4を元にした文献1の図10を引用

1) 糖尿病性多発ニューロパチー

　教科書的には多発ニューロパチーでは感覚障害は手袋靴下型分布であるが，糖尿病性多発ニューロパチーでは，初期には両下肢遠位部のみの症状で，手に症状が出現するのはかなり進行してからである．自覚症状がない時点から振動覚の低下とアキレス腱反射の低下を呈するため，両下肢遠位部のしびれ感と振動覚鈍麻，糖尿病の既往があれば，まずこれを疑う．筋力低下をきたすのは末期である．筋力低下がある場合や上肢の感覚障害が強い場合，および症候に左右差が強い場合は，他疾患の合併を考える．

2) 腰部脊柱管狭窄症

　高齢者の下肢のしびれ感の原因で最も多い．腰椎の加齢に伴う変性により，馬尾が圧迫されて両下肢の**しびれ感が主徴となる馬尾型**と，神経根が圧迫されて**痛みが主徴となる神経根型**がある．馬尾型では，起立や歩行および腰の後屈で両下肢のしびれ感が悪化し歩行継続が困難となり，坐位や前屈で軽快すること（**馬尾性間欠性跛行**）が特徴であり，病歴聴取が重要である．腰痛は必ずしも強くない．神経根型では，立位や歩行継続で一側の臀部から下肢の障害神経根支配領域（デルマトーム）に沿った痛みとしびれ感が出現・増悪する．腰椎ヘルニアで陽性になりやすいLasègue徴候は陰性の場合が多い．両型とも軽症例では，立位と歩行時のみ症状が出現するので，坐位や臥位での診察では客観的な表在感覚の異常は検出できない．歩行負荷や腰椎後屈位の持続で，症候の再現を確認する．

4. その他の注意点

① デルマトームには個体差があり，報告者によってその境界が異なり，患者さんによって境界が必ずしも一定しないことを覚えておく．末梢神経（正中神経など）の感覚支配領域には個体差は少ないのが一般的である
② 脊髄病変では，感覚障害のレベルと実際の病変レベルが一致するとは限らず，より上位のレベルに病変が存在することも多い（**偽性局在徴候**）．例えば体幹部以下の感覚障害を呈していても，責任病変が頸髄にある例もある
③ 頭頂葉の感覚皮質や皮質下に限局する脳梗塞では，手指の髄節性分布の感覚障害を生ずることがある（**偽髄節性感覚障害**）
④ 膀胱直腸障害がある場合は，肛門周囲（サドル型分布の仙髄デルマトーム）の感覚も忘れずに調べること

おわりに

　神経所見のなかでも感覚系の所見をとることに苦手意識をもつ研修医は多い．上級の神経内科医と一緒に1例1例詳しく正確に所見をとり，神経解剖との照合や思考プロセスなどを学ぶ経験を積み上げていくことが「神経診察術（技；アート）」を磨く王道である．ぜひ，積極的にそのような機会をもつようにしてほしい．

文献・参考文献

1) 亀山 隆：手足のしびれ，異常感覚（特集 神経診察のコツ）．レジデントノート，13：2394-2405，2012
　↑四肢のしびれ感を主訴とする例について，病歴と神経診察から診断するコツを記載．
2) Kawakami Y, et al：Radiological studies of the cheiro-oral syndrome. Neurology, 236：177-181, 1989
3) Keegan JJ & Garrett FD：The segmental distribution of the cutaneous nerves in the limbs of man. Anat Rec, 102：409-437, 1948
　↑ヒトのデルマトーム研究史と実際の臨床例での結果をまとめた古典的文献の1つ．
4) Seichi A, et al：Neurologic level diagnosis of cervical stenotic myelopathy. Spine, 31：1338-1343, 2006
5) 亀山 隆：感覚障害（特集 脊椎脊髄疾患診断のための神経症候学の基本）．脊椎脊髄，27：25-34，2014
　↑脊椎脊髄疾患における感覚の症候学と病態を詳細に記載．
6) 「ベッドサイドの神経の診かた 改訂18版」（田崎義昭，他／著），南山堂，2016
　↑昔から学生に親しまれている神経診察法の教科書．
7) 「臨床のための神経機能解剖学」（後藤文男，天野隆弘／著），pp144-145，中外医学社，1992
　↑神経症候を理解するための神経解剖をわかりやすい図でまとめている．

プロフィール

松本慎二郎（Shinjiro Matsumoto）
独立行政法人労働者健康安全機構 中部ろうさい病院 神経内科
仕事・勉強のモットーは、「まず頭のいい人に聞いてから自分で勉強」．レジデントの立場を利用して，近くの専門医を見つけては躊躇せずいろいろなことを質問し会話することで習得への近道を歩んでください．

亀山　隆（Takashi Kameyama）
独立行政法人労働者健康安全機構 中部ろうさい病院 神経内科 部長
「主訴を科学する」をモットーに，症候の病態生理を考えながら，五感を使った診察の技（アート）を磨きたいと思っています．最新の画像等の検査に頼らず，まずは症候学に戻ってください．丁寧な神経診察は患者さんとのスキンシップの場となり，信頼感も高めます．上級医と一緒に診察して，「熟練の技」を吸収してください．

第2章 神経診察のちょっとしたコツ，教えます

5. 小脳系

下畑享良

> **Point**
> ・体幹失調，四肢失調，筋トーヌス，構音障害，眼振について診察する
> ・坐位，立位，歩行状態の診察は，患者の安全を確保して行う
> ・四肢など可能なものは必ず両側で診察を行い，比較する
> ・測定過大が随所に観察されることを理解する

はじめに

　小脳系の障害を疑う際は，体幹失調，四肢失調，筋トーヌス，構音障害，眼振について診察を行う．異常は両側性にみられる場合と，病巣の存在する片側性にみられる場合がある．

1. 小脳性運動失調の診察方法

1 体幹失調

1) 坐位の診察（図1）
　ベッドに腰かけてもらったとき，上体が揺れたり，倒れたりしないか確認する．

2) 立位の診察
　上体の動揺や倒れやすさ，バランスをとるために両脚を広げていないかを確認する．小脳病変が片側性の場合，障害側に倒れる．明らかな動揺がない場合，閉脚させたり，爪先と踵を一直線にさせたりすると（Mannの肢位），動揺が顕著になる．片足立ちや蹲踞の姿勢が困難である．

3) 歩行状態の診察
　バランスをとるための，両脚を左右に開いた歩行（wide based gait）となっていないかを確認する．酒に酔ったときのような酩酊歩行を呈することもある．軽度の場合，つぎ足歩行を行う．病変が片側性の場合，病変側によろけることが多い．

2 四肢失調

　四肢では，測定障害，運動分解，変換運動障害，筋トーヌス低下，振戦の有無を確認する．**必ず両側で行う．運動を早く行うと所見が増悪し，逆にゆっくり行わせると改善する特徴がある．**

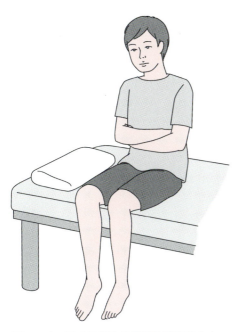

図1 ベッドでの坐位の体幹失調の診かた
ベッドに深く腰かけてもらい，手をベッドにつかないように腕組みをさせ，足を床から離した状態にする．このとき上体が揺れたり倒れたりしないか確認する

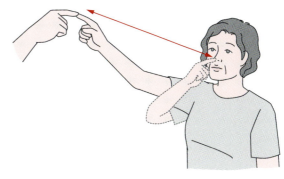

図2 指鼻指試験のこつ
検者の指尖の位置は，患者が肘を伸ばしてちょうど届くくらいのところにし，随時移動させる．指尖の位置が近すぎると，測定障害，運動分解，振戦のいずれの所見もわかりにくくなる

1）指鼻指試験（図2）

患者の第2指で，検者の第2指の指尖と患者の鼻のあたまとの間を行ったり来たりする動作を行わせる[4]．指尖に正確に達するかどうかで測定障害を，検者の指先に最短距離で到達するかで運動分解を確認する．小脳障害があると測定障害は目的物を通りすぎる**測定過大**を呈する．振戦は動作時に認め，目的物に近づくほど著明になるため，**運動時振戦**ないし**終末振戦**と呼ばれる．企図振戦とも呼ばれるが，使用する者により意図するものが異なるため，混乱を避けるためにこの用語の使用は避ける．

2）手回内・回外試験

両手を前に出し，軽く肘を屈曲して，手の回内と回外を反復してもらい，変換動作が拙劣かどうかを判定する[4]．動作はできるだけ速く行ってもらう．小脳障害があると緩慢，不規則となり，**高度になると，肘の固定が困難となり，左右に揺れるようになる**．片手ずつ行い，両側を比較する．ただし正常でも，非利き手は利き手と比べてわずかに緩慢なことがあるので，軽度の差は重視しない．小脳障害に特異的ではなく，運動麻痺や筋トーヌス亢進，深部感覚障害などでも出現しうる．

3）踵膝試験

仰臥位で行う．踵を反対側の膝に正確にのせて，すねに沿って足首までまっすぐ踵をすべらせる[4]．この動作を3回ほど行ってもらう．小脳障害では，踵は膝を通り越してしまい（**測定過大**），またすねに沿ってまっすぐに円滑に動かすことができない（**運動分解**）．

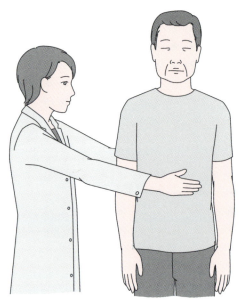

図3 立位，歩行状態の診察時の安全確認
立位，歩行状態の診察では，患者のそばにいて，常に支えることができることを伝えたうえで行う

3 筋トーヌス低下

　上肢の筋トーヌスは，肘関節の屈伸，前腕の回内・回外，手関節の屈伸で評価する．肘関節で検査する場合は，患者の伸側を軽く持ち，肘関節の屈曲・伸展を適切なスピードでくり返して検査する．下肢の筋トーヌスは膝関節の屈伸，足関節の底屈・背屈で評価する．膝関節で検査する場合は，検者の左手を患者の大腿遠位部に当て，右手で患者の足首を持って膝関節を屈伸する[4]．片側性小脳障害の場合，左右で比較できるので，患側の筋トーヌス低下は比較的容易に判定できる．**患者に力を抜いてもらうことが大切である**．

4 構音障害

　小脳障害による発語は緩慢で，聞き取りにくく（**不明瞭発語**），とぎれとぎれで（**断綴性発語**），酔っているように聞こえる．各音節の開始が唐突で，爆発性発語とも呼ばれる．球麻痺とは異なり，小脳障害では構音障害を認めても，嚥下機能は一般に保たれている．

5 眼振

　小脳の障害に伴う眼振として**固視眼振**がある．側方を固視した際，最初は明らかな眼振を認めるが，しだいに軽快する減衰性の眼振である．これは眼球運動時に現れた測定過大とその後にみられる補正現象といえる．また小脳片葉病変では，**下向き眼振**がみられる．多くは垂直あるいは水平注視に伴って生じる．片側の小脳片葉病変では，病側注視時に下向き眼振が生じるが，このときに患者は強い上下方向への動揺視を訴える．

2. 小脳性運動失調の鑑別

　脊髄性および前庭性の運動失調との鑑別が必要である．脊髄性運動失調では，深部感覚が障害され，Romberg徴候が陽性である．そのうえで温痛覚が正常であれば，脊髄後索性の運動失調を

疑う．温痛覚に障害があれば，後根以下の末梢神経障害を疑う．深部感覚が正常の場合，前庭性の運動失調との鑑別を行う．前庭性の場合，四肢の運動失調を認めないこと，回転性めまいを訴えたり，眼振が著明なことが特徴である．

●ここがピットフォール：小脳症状は筋トーヌスの亢進や運動麻痺でマスクされる

固縮や痙性といった筋トーヌスの亢進がある場合，小脳症状による筋トーヌスの低下は明らかでなくなることがある．これは多系統萎縮症や進行性核上性麻痺といった疾患で問題になる．また末梢神経障害や筋肉病変が存在し，四肢の運動麻痺を認める場合でも，小脳症状の有無の判断が困難になる．

●ここがポイント：小脳症状の診察は安全第一に行う！（図3）

坐位，立位，歩行状態の診察の際は，**常に患者さんのそばにいて，いつでも支えられる態勢を整えておくことが重要である**．

おわりに

小脳症状の診察は，他の神経系の異常によってマスクされたり，また類似する所見が出現することがある．このため，診療録は「指鼻指試験拙劣」のように記載するのではなく，具体的な所見と考察を記載することが大切である．

文献・参考文献

1) 「ベッドサイドの神経の診かた 改訂18版」（田崎義昭，他/著），南山堂，2016
2) 「神経診察：実際とその意義」（水澤英洋，宇川義一/編著），中外医学社，2011
3) 岩田 誠：小脳の症候学．「小脳と運動失調 小脳は何をしているのか（アクチュアル脳・神経疾患の臨床）」（辻 省次，他/編），pp64-74，中山書店，2013
4) 日本神経学会：神経学的検査チャート作成の手引き：
https://www.neurology-jp.org/news/news_20080715_01.html

プロフィール

下畑享良（Takayoshi Shimohata）
新潟大学脳研究所 臨床神経科学部門 神経内科学分野
沖中重雄 東京大学名誉教授が，昭和34年に制作した16 mmフィルム「復刻版 神経疾患の検査と診断」（丸善出版）の小脳系の診察では，通常の診察に加え，十字の交点をサインペンの先で叩いてもらい，そのズレをみたり，紙を叩く音を録音して，失調の程度を評価していました．神経診察を定量化する工夫が必要だと感じました．

Column

原因不明の腹痛

　肺炎で入院していた70歳女性が，2日前から右下腹部痛を訴えていると若手医師から相談を受けた．このような腹痛ははじめてだという．痛みは持続的である．振動で響くことはない．バイタルサインは異常を認めない．腹部を慎重に触診しながら痛い部位とその範囲を確かめる．右下腹部の正中から5 cmくらい離れた部位にピンポイントで圧痛点がある．次に病変部位の深さを調べるため，臥位のまま胸の前で両手を組んでもらい，臍を眺めるように首を持ち上げて腹壁に力を入れてもらった．この状態で疼痛部位に圧を加えると，痛みは変わらないという（carnett徴候陽性）．腹壁由来の痛みであることを示している．

　診断は前皮神経絞扼症候群（anterior cutaneous nerve entrapment syndrome：ACNES）であった．肋間神経や腸骨下腹神経末梢の前皮神経は，腹直筋を通り体幹前面の皮膚を支配する．腹直筋内で前皮神経が絞扼を受けると強い痛みを生じる（図1，2）[1]．

圧痛点にキシロカイン5 mLを注入した．数分以内に痛みはほぼ消失した．

　注意して外来診療をしていると，この疾患はかなり多く遭遇する．決して珍しい疾患ではない．しかし，このような疾患の存在を知らないと全く診断ができない．私もこの疾患の存在を知ったのは最近である．こんな疾患があるのかと知ると，何となく目の前を通り過ぎていた病気が急にわかってくることがある．きっとACNESは今まで何度も山中に会っているはずだが，私は全く気がつかなかった．

参考文献
1) 「Atlas of Uncommon Pain Syndromes, 3rd edition」（Waldman SD），pp202-204, Elsevier, 2014

〈山中克郎〉

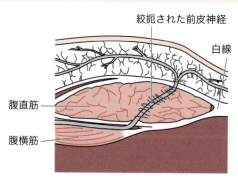

図1　前皮神経の走行
前皮神経は腹直筋の中を通って腹壁の皮膚に分布する

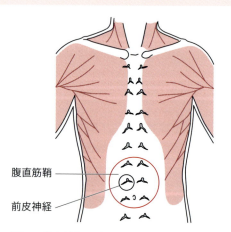

図2　前皮神経の支配
前皮神経は，腹直筋を通り体幹前面の皮膚を支配する

第3章　神経疾患を病歴聴取と身体所見で鑑別する！

1. 頭痛

小川広晃，神宮司成弘

はじめに

　頭痛を主訴に来院される患者は多く，救急外来では来院される患者の4.5％[1]に及ぶこともある．しかし，頭痛の原因は非常に多いため診断は容易ではなく，診断には詳細な病歴聴取と身体所見が重要である．救急外来では危険な二次性頭痛の除外が重要であるが，内科外来では生活支障度の高い一次性頭痛の診断が重要である．

> **症例**
> 61歳女性
> 既往：片頭痛
> 内服：ロキソニン
> 現病歴：昼間にテレビをつけようとしたところ頭痛を認めた．研修医の診察ではもともと片頭痛もあり所見は特に問題なかった．そのため画像撮影は必要ないと判断し指導医にコンサルトした．

1. まず何を考えるか

　頭痛は一次性頭痛の頻度が高い．そのため初療では多くの一次性頭痛のなかからいかに二次性頭痛を見逃さないようにするかが重要である．二次性頭痛を診断するうえでのポイントをSNOOP[2]と覚えると簡便である（表1）．SNOOPに1つでもあてはまる場合は検査を考慮する．

2. 系統的な鑑別診断の進め方と病歴聴取，診察のポイント

1 病歴聴取の注意点

1）発症（onset）

　発症様式は注意深く病歴聴取する必要がある．重度の持続痛が数秒～数分で起こったような"突然発症"の痛みかどうかは非常に重要である．頭痛を発症した瞬間の状況を患者が説明できるなら突然発症ととらえた方がよい．
　激しい痛みが突然起こり数分持続する頭痛を雷鳴頭痛（thunderclap headache：TCH）と呼ぶ．TCHを引き起こす疾患にはくも膜下出血（subarachnoid hemorrhage：SAH）など危険な疾患が多く，注意が必要である．TCHの鑑別を表2に表す．突然発症の頭痛では頭部CTなどの

表1　SNOOP

Systemic symptoms, illness, or conditions	全身症状，疾患，状態（発熱，体重減少，悪性腫瘍，妊娠，HIV を含む免疫抑制患者）
Neurologic symptoms or abnormal signs	神経学的症状，異常所見
Onset is new	発症：40歳以上の新規発症，突然発症
Other associated condition or features	その他の関連する特徴：頭部外傷，違法薬物，中毒，起床時，Valsalva手技・咳・労作・性行為で悪化
Previous headache history with headache progression or change in attack frequency, severity, or clinical features	以前からの頭痛の増悪，頻度・重症度・特徴の変化

表2　雷鳴頭痛（TCH）の鑑別

SAH
椎骨脳底動脈解離
下垂体卒中
可逆性脳血管攣縮症候群（RCVS）
脳静脈洞血栓症
高血圧緊急症
頭蓋内出血
髄膜炎

画像診断が必須になってくる．
またTCHに以下のような症状があるとSAHの可能性が上がる[3]ため，CTを撮影すべきである．

- ・意識障害
- ・項部硬直
- ・吐き気，嘔吐
- ・労作時に痛みが増強
- ・後頭部で特に強い痛み

否定することが困難な場合もあるSAHであるが，除外するのに有用な診断基準があるので以下に示す．

SAHの除外に使用できるオタワSAHルール[4]
① 40歳以上
② 頸部痛，項部硬直
③ 目撃のある意識消失
④ 労作時に発症
⑤ 雷鳴頭痛
⑥ 頸部の可動域制限

上記の基準は感度100％，特異度15.3％であり，すべての項目があてはまらなければ頭部CTなしにSAHが否定できる．

2）はじめての頭痛（過去に同様の頭痛がない），人生最悪の頭痛，増悪する頭痛

この3つのフレーズを聞いたときには危険な疾患を考えなければならない．特にはじめての頭痛や人生最悪の痛みは頭蓋内出血やSAH，髄膜炎などの中枢神経系の感染などを疑う．また，この3つのフレーズがなかったときに危険な頭痛がなかったとの報告もあるので，危険な頭痛を否定するのにも有用である[5]．

3）痛みの部位，放散痛

頸部や両肩への痛みの放散はSAHや髄膜炎が疑われる．特に頭痛を訴えず後頸部痛のみで来院するSAH患者もおり，見逃しの要因となっている．また突然の後頸部から後頭部へ移動する痛み

では椎骨脳底動脈解離等も考慮しなければいけない．椎骨脳底動脈解離はCTでは診断がつかないため，疑う場合はMRAの追加が必要である．

4）薬剤使用歴

抗凝固薬やアスピリンなどの使用は脳出血の危険因子である．鎮痛薬は頭痛の重症度をマスクすることや，ときに薬のリバウンド効果（薬物乱用頭痛）により頭痛を悪化させることがある．

また，ステロイドや免疫抑制薬の使用の有無は重要である．これらが使用されているときは髄膜炎，脳膿瘍などの中枢性感染症を考慮する．

2 身体所見

1）神経学的所見

新規の神経学的異常は危険な疾患の可能性を上げるため，画像評価が必須である．神経学的異常がわずかな場合があるので慎重な診察が求められる．

四肢以外で重要な神経学的所見に羞明，眼瞼下垂，複視などの動眼神経麻痺がある．これらは動脈瘤によって起こるが，気づかれにくく見逃す可能性がある[6]．

2）髄膜刺激症状

項部硬直，Kernig徴候，Brudzinski徴候，Jolt accentuationなどの髄膜刺激症状は髄膜炎を示唆する．ウイルス性髄膜炎でのJolt accentuationの感度は97％，特異度は60％[7]という報告もあるので診断に有用であるが，意識障害がわずかでも伴えば診断には活用できなくなることも知っておく必要がある．また，そのほかの所見に関しては感度，特異度それぞれかなり低く臨床で活用しにくい．

以上の病歴聴取，身体所見の項目を認めるような頭痛では頭部CTなどの画像評価が必要になってくる．CTによる評価などが行われ，異常がなかったときに考える疾患を以下に示す．

・SAH
・椎骨脳底動脈解離
・髄膜炎
・可逆性脳血管攣縮症候群（reversible cerebral vasoconstriction syndrome：RCVS）
・脳静脈洞血栓症
・下垂体卒中
・高血圧緊急症

上記にSAHが含まれる理由は，現在のCTでほとんどのSAHが診断可能であるが，貧血，発症から時間が経過している，出血量が少量，医師の読影技術などの要因でCTでは診断がつかないことがあるためである．そのため症状でSAHの疑いがある患者ではCTで異常がないと判断してもMRI，腰椎穿刺を考慮する必要がある．そのほかの疾患に関しても腰椎穿刺，MRIなどで診断を確定させていく（表3）．

3 危険な頭蓋外疾患による頭痛

1）緑内障

眼痛を訴えず激しい頭痛・嘔吐を主訴に来院されることがある．診断が遅れることにより不可逆的な視力低下になってしまう．頭痛患者では瞳孔の左右差，結膜充血などを確認する必要がある．疑いがあれば眼科へのコンサルトが必要になる．

表3 CTでは診断困難な疾患と必要な検査

疾患	検査
SAH	MRI（T2 STAIR, FLAIR），腰椎穿刺
椎骨脳底動脈解離	MRA
髄膜炎	腰椎穿刺
RCVS	MRA
脳静脈血栓症	MRV
下垂体卒中	MRI
高血圧緊急症	MRI，眼底検査

表4 片頭痛の診断：POUND

P	拍動性
O	持続時間4〜72時間
U	片側の痛み
N	吐き気，嘔吐
D	日常生活が送れない

2）巨細胞性動脈炎（側頭動脈炎）

50歳以上の成人の頭痛では鑑別にあげる必要がある．頭痛以外に発熱などの全身症状を認めることがある．側頭動脈の圧痛や側頭部に索状物などがないか確認が必要である．

4 危険な二次性頭痛を除外したら

次に生活支障度の高い機能性頭痛の診断・治療を行う．重要な疾患を以下に示す．

1）片頭痛

病歴聴取，身体所見で重要な所見をPOUNDと覚えるとよい（表4）．4つ当てはまれば尤度比は24になり，3つで3.5，2つ以下では0.41と可能性が下がる[8]．また，視野の一部が見えにくくなる閃輝暗点などの前兆を認めることがある．そのほかに光，音過敏は緊張型頭痛との鑑別に重要である．

2）緊張型頭痛

最も一般的な頭痛である．頭痛の程度は軽度〜中等度で日常生活に支障をきたすことはない．痛みは30分〜数日継続する．ほとんどが両側性の痛みである．筋の圧痛は重要な所見である．

3）群発頭痛

一次性頭痛のなかで頻度の少ない頭痛である．自律神経症状（結膜充血，流涙，鼻汁，鼻閉，縮瞳，眼瞼下垂）を伴い，1回の頭痛は短時間（15〜180分）で，周期がある．鋭い痛みの訴えが多いが，拍動性や頭重感などもある．痛みの部位は必ず片側で，眼窩周辺が多い．痛みは6〜12週継続し，長ければ12カ月継続する．片頭痛や副鼻腔炎と誤診されることがある．

4）慢性頭痛

月〜年にわたる長期の頭痛である．間欠期において再発性に起こるものが多いが，ほとんど毎日続くような頭痛を慢性連日性頭痛と言うこともある．慢性連日性頭痛の2/3は薬物乱用頭痛である．また片頭痛は最初，発作的に頭痛が起こるが時間が経つにつれ慢性化することがある．慢性化してくると緊張型頭痛のような痛みを呈するため鑑別が困難になってくる．

5）薬物乱用頭痛

月に15日以上の頭痛があり，3カ月を超えて頭痛薬を10〜15回/月以上（頻度は薬剤ごとに異なる）使用している場合に考慮される．頭痛の治療に用いられるすべての薬剤で可能性がある．そのため慢性頭痛の症例では薬剤の使用頻度などを確認する必要がある．治療は慢性頭痛の予防薬投与と乱用薬物の中止である．

3. 呈示症例の診察・検査結果と診断

指導医に突然発症であることを指摘され，CTを撮影するように指示された．撮影すると**くも膜下出血**を認めたため緊急手術となった．

本稿では，重要な二次性頭痛と代表的な機能性頭痛に関して概略を述べた．頭痛には多くの鑑別があり診断に難渋することも多い．診断には本稿で述べた以外に多くのことを学ぶ必要がある．

Advanced Lecture

■ 可逆性脳血管攣縮症候群（RCVS）とは

脳血管の攣縮により激しい頭痛を呈する疾患である．2〜3週間持続することもある．好発年齢は30〜40歳代で女性に多く，性行為や出産，血管収縮薬などを誘因に発症する．診断にはMRAが有用であり，MRAにて血管の部分的攣縮がみられる．

> **Point**
> ・頭痛で重要な問診・身体所見を把握する
> ・危険な二次性頭痛の否定．特にSAHが重要である！
> ・一般的な一次性頭痛の診断を適切に行う

文献・参考文献

1) Cutrer FM：Evaluation of the adult with headache in the emergency department. UpToDate, 2015
2) Dodick DW：clinical clues（primary/secondary），The 14th Migraine Trust International Symposium. London, 2002
3) Landtblom AM, et al：Sudden onset headache：a prospective study of features, incidence and causes. Cephalalgia, 22：354-360, 2002
4) Perry JJ, et al：Clinical decision rules to rule out subarachnoid hemorrhage for acute headache. JAMA, 310：1248-1255, 2013
5) Basugi A, et al：Usefulness of three simple questions to detect red flag headaches in outpatient settings. 日本頭痛学会誌，33：30-33, 2006
6) 「内科救急 実況Live―講義で学ぶ診療のコツ」（岩田充永/著），中外医学社，2012
7) Uchihara T & Tsukagoshi H：Jolt accentuation of headache：the most sensitive sign of CSF pleocytosis. Headache, 31：167-171, 1991
8) Detsky ME, et al：Does this patient with headache have a migraine or need neuroimaging? JAMA, 296：1274-1283, 2006

プロフィール

小川広晃（Hiroaki Ogawa）
藤田保健衛生大学 救急総合内科
ER，ICUを中心に救急医として臨床をしています．最近は整形外科の手術にも入るようになりました．

神宮司成弘（Naruhiro Jingushi）
藤田保健衛生大学 救急総合内科
ER，総合内科病棟，救命センターICUをフィールドとする重症内科医として修業の毎日です．仲間と楽しく切磋琢磨できる環境づくりを心がけています．

Column

攻める問診

医学教育の基礎を築いたWilliam Osler（1849〜1919）は次の言葉を残している．

If you listen carefully to the patient, they will tell you the diagnosis.

患者さんの言葉に耳を傾けなさい．そうすれば自ずと診断は見えてくる．

問診は診断にとって大切な要素を占めている．しかし，患者の話をそのまま聞いているだけでは，鑑別診断を絞り込むことは難しい．最初の3分間はじっと話に耳を傾けるが，その後は聞きたいことを質問しなければならない．どのような疾患の可能性が高いのか，鋭い質問により診断をどんどん絞り込んでいくことが重要だ．私はこれを「**攻める問診**」と呼んでいる．

43歳の女性が頭痛を主訴に来院した．頭痛は23歳からある．頭全体や両眼の奥がズキズキ痛むが，片側だけ痛むこともある．

頭痛患者の診察では二次性頭痛の否定が最も大切だが，二次性頭痛が否定されれば医療機関を訪れる患者の大多数は片頭痛であると最近では考えられている．緊張型頭痛も頻度の高い頭痛の原因であるが，医療機関を訪れることは少ない．肩こりや締め付けられるような頭の痛みがあれば，医師は緊張型頭痛と診断してしまうが，診断が間違っている可能性がある．片頭痛は軽症から重症までいろいろな表現形をもつので，緊張型頭痛と誤って診断される片頭痛は非常に多い．一次性頭痛の診断には問診が最も大切だ．よくある疾患に関しては，典型的な症状や所見を記憶しておくことが重要である．片頭痛に対する問診は「POUND」に注意して行う．

P：Pulsatile quality（拍動性）
O：4〜72 hOurs（4〜72時間続く）
U：Unilateral location（片側性）
N：Nausea/vomiting（吐き気）
D：Disabling intensity（日常生活に支障）

3つ以上の項目があてはまるなら，片頭痛と診断できる．

前兆は30％の片頭痛患者にある．視覚症状（ジグザグの線，視野欠損），感覚症状（針で刺されたような異常知覚，しびれ），言語症状（話しにくさ）が多い．症状は徐々に起こり5〜60分続き，可逆性である．症状は積み重なるように出現する．脳虚血では同時に複数の症状が起こる．前兆がなくなると頭痛がはじまるが，前兆のみで頭痛がないこともある．

ベテラン医師は鑑別診断に重要な「キーワード」を問診，身体所見，または検査結果から上手に見つけだし鑑別診断を展開していく．「キーワード」から鑑別診断を絞り込むことも有効な臨床推論の技法となる．1分以内に最高に達する突然発症の頭痛（雷鳴頭痛）は有効な「キーワード」となる．雷鳴頭痛では，くも膜下出血をまず考えなければならない．頭痛持ちでない40歳以上の人に，いきなり片頭痛が起こることはない．痛みを感じるレセプターは脳にはなく，髄膜と血管にある．雷鳴頭痛から想起される疾患にはほかに，下垂体卒中，静脈洞血栓症，内頚/椎骨動脈解離，蝶形骨洞副鼻腔炎，可逆性脳血管攣縮症候群，可逆性後白質脳症症候群がある．40歳以上の人が突然ひどい頭痛を起こし来院したとき，私は髄膜か脳の血管に何か重大なことが起こったと考え，かなり心配になる．このような重要キーワードからの鑑別診断の展開により，見逃してはいけない疾患についてすばやく考えることができる．

参考文献
1)「メキメキ上達する 頭痛のみかた」（金城光代，他/翻訳），メディカル・サイエンス・インターナショナル，2016
2) Masters PA, et al：Headache and Facial Pain.「Medical Knowledge Self-Assessment Program (MKSAP) 17 Neurology」(Kaniecki RK, ed), pp1-10, 2015
3) 日本頭痛学会：慢性頭痛の診療ガイドライン2013：https://www.jhsnet.org/guideline_GL2013.html

〈山中克郎〉

第3章 神経疾患を病歴聴取と身体所見で鑑別する！

2. めまい

石田恵梨，上田剛士

はじめに

　めまいを訴えて受診する患者は多いが，頻度の高い末梢性めまい，見逃せない中枢性・心血管性疾患から心因性まで鑑別は広く，苦手とする研修医も多いだろう．「よくわからないけど，とりあえず頭部CTかMRIを撮ってみて異常がなければいいか〜」という診療になっていないだろうか．めまいの鑑別には病歴聴取と身体所見が非常に重要である．本稿では，エビデンスに基づく病歴・身体所見を重視しためまい患者へのアプローチに関して述べていく．

> **症例**
> 72歳女性
> 主訴：めまい，嘔気
> 現病歴：起床時より突然，誘因なくめまいと嘔気を自覚した．症状が数時間持続するため救急要請．喫煙，飲酒習慣はなし
> 既往歴：高血圧症，脂質異常症で近医に通院中
> 内服薬：カルシウム拮抗薬，スタチン製剤

1. まず何を考えるか

■ まず否定したい前失神

　特に高齢・救急患者においては，まず前失神によるめまい症を否定したい（図1）．「目の前が真っ暗になる」「意識が遠のく感じ」などの病歴があれば前失神として鑑別を進める．しかし心疾患でも63（57〜69）％が回転性めまいを訴えるという報告もあり[1]，患者の訴えるめまいの性状に基づいた鑑別には限界がある．眼振がない，立位でめまいが誘発される，労作時の症状出現などがあればSchellong試験や心電図等，また必要があれば直腸診による便潜血検査を施行し，心原性失神や大量出血などによる前失神を見逃さないことが重要である．

2. 系統的な鑑別診断の進め方と病歴聴取，診察のポイント

1 考えるべき頻度の高い疾患：BPPV

　次に，頻度が高く病歴と眼振が特徴的な良性発作性頭位めまい症（benign paroxysmal positional vartigo：BPPV）を鑑別する．BPPVはめまいの原因のうち16（4〜44）％を占めるとい

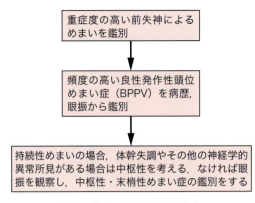

図1　めまいの鑑別の進め方

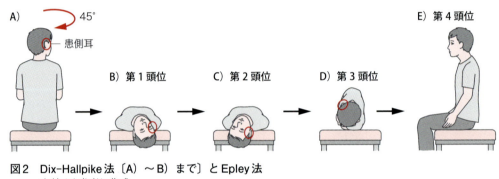

図2　Dix-Hallpike法〔A）〜B）まで〕とEpley法
文献4を参考に作成

われており[2]，詳細な病歴聴取と眼振の観察，誘発での鑑別が可能である．

> 典型的なBPPVは寝返りなど，頭位変換時にのみ症状（＋眼振）が誘発され，頭位変換から数秒の潜時の後めまいが出現し，めまい（眼振）の持続時間は30秒〜1分以内である[3]．

BPPVが疑われる場合には，まず85〜95％を占めるといわれる後半規管型BPPVの診断に優れる**Dix-Hallpike法**を施行する（頸椎疾患，腰痛症の患者では施行できないことがある）．

① **横を向いて**：坐位になった患者の頭部を（患側に）水平に45°回旋する（図2A）．
② **一気に倒れる**：その位置から後ろに患者を倒し，懸垂頭位（水平面から45°下方へ頭を下げた状態）とする（図2B，第1頭位）．
③ **眼振の観察**：頑張って目を開けてもらう，もしくは検者の両拇指で患者の両瞼を開けて観察する．数秒〜数十秒までの潜時のあと，回旋成分を伴う患側耳方向への数十秒持続する眼振が出現すると陽性．坐位にした際に反対方向の眼振が出現し，また反対側の懸垂頭位では眼振が出現しないことを確認する．非典型的な発作性眼振（持続性，左右ともに出現，方向が垂直性のみなど）を示した症例38例中11例は脳梗塞等の中枢性頭位性めまい症であったという報告があるため注意が必要である[5]．

Dix-Hallpike法が陽性の場合には続けて**Epley法**を施行する．

④ **逆を向いて**：健側が下になるよう頭だけを90°回転し，30秒待つ（図2C，第2頭位）．
⑤ **ぐるっと回って**：頭と体をさらに90°回転させ側臥位となり頭は地面側に向け，30秒待つ

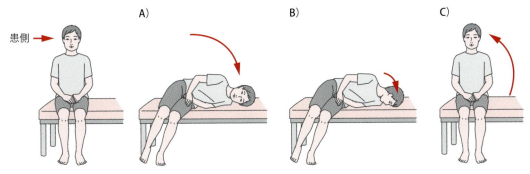

図3　Gufoni法
文献6を参考に作成

（図2D，第3頭位）．
⑥ **起き上がる**：そのまま端坐位となる（図2E，第4頭位）．

Dix-Hallpike法で誘発される眼振が上記の典型的な眼振と異なる場合には，次に頻度の高い水平半規管型のBPPVを疑い **supine roll test** を行う．

① **仰臥位で横を向いて**：仰臥位とした状態で頭部だけを90°側方に向け眼振を確認する．水平半規管型BPPVでは向地性/地面方向（または背地性/天井方向）の眼振が出現する．眼振が強く出る方が患側（背地性の場合は健側）となる．どちらでより強いかわかりにくい場合には，起き上がって坐位で軽度前傾姿勢をとると患側方向（背地性では健側）の眼振が出現することが多い．眼振が誘発されたら，続けて **Gufoni法** を施行する．以下，頻度の高い向地性眼振でのGufoni法を記載する※．
② **健側を下にして倒れる**：坐位から健側下の側臥位となり2分待つ（図3A）．
③ **ぐるっと回って**：45°健側（下向き）に顔を向けて2分待つ（図3B）．
④ **坐位に戻る**：坐位に戻る（図3C）．
※背地性眼振がみられる場合には②で患側下の側臥位となり③で上向きに顔を向ける．

2 持続性めまいの鑑別

上記にあてはまらない（持続性のめまいである）場合，眼振があれば前庭性めまいとして中枢性・末梢性めまい症の鑑別をする．

1）まずは神経学的所見をチェック

嚥下障害（Dysphagia）・構音障害（Dysarthria）・複視（Diplopia）・顔面の知覚異常（Dysesthesia）の4Dなど脳幹病変を疑わせる所見や頭痛，また測定障害や体幹失調などの小脳病変を示唆する神経学的異常所見があれば中枢性疾患（脳梗塞など）を考える．Wallenberg（延髄外側）症候群によるめまいの場合は触覚異常を伴わない温痛覚障害が特に見逃されがちであるため，球麻痺・Horner症候群とともにチェックが必要である．しかしめまい症患者の脳梗塞診断において神経学的異常兆候の感度は83％であり，一般的な神経学的異常所見がなかった1,297例中の9例（0.7％）が脳血管障害であったという報告がある[7]．

その見逃しを防ぐためにはどうしたらよいだろうか？　心配だから全員にMRIという「詳しい検査」をすれば医師も患者さん側もなんとなく「安心」な気がしてしまうが，発症24時間以内のMRI検査の拡散強調像（DWI）偽陰性率は，めまい症状を呈しやすい後方循環系の疾患においては32％ともいわれている[8]．

● ここがポイント

神経学的所見に異常を呈さない「隠れ脳梗塞」によるめまいを見逃さないためには，身体所見（HINTS）が重要である！

HINTS（Head Impulse-Nystagmus-Test of Skew）

HINTSとはhead impulse test，方向交代性眼振（direction-changing positional nystagmus），斜偏倚（skew deviation）をあわせたものである[9]．

Head impulse test/Head thrust test（HIT）（図4）：前庭眼反射を評価する試験．患者に前方を注視してもらいながら左右に20°程度すばやく頭部を回旋させる．回旋時に正中注視できず視線がずれてしまうと陽性であり，末梢性のめまい（前庭神経障害）を示唆する．なお，20°程度回旋させた状態から正中に戻す（reversed HIT），さらには患者さん自身に首を回旋してもらう方法が頸椎疾患増悪のリスクが少ないという説もある．

方向交代性眼振：右を向いたときに右向きの眼振，左を向いたときに左向きの眼振が出る

斜偏倚：正面視で左右の眼球が上下にずれる（下方偏倚した側の脳幹障害を示唆する）[9]

HIT陰性，方向交代性眼振，斜偏倚のいずれかがあれば感度100％，特異度96％で中枢性の急性前庭症候群であるとされている．

2）聴力もチェックを

ただし前下小脳動脈（AICA）は内耳動脈を介して内耳を栄養しており，三半規管の機能異常から末梢性持続性めまいとHIT陽性を示しうる．そのため，HIT陰性はAICA梗塞での感度が62％と低い[11]．しかしAICA梗塞82人の研究では神経学的症候（眼球運動障害，顔面神経麻痺，四肢や顔面の感覚障害，体幹・四肢失調）を伴わないものは1/82人であり，その1人も聴覚症候があったと報告されている[12]．さらに，HINTSに指をすり合わせて聴覚を評価する項目を加えたHINTS plusは，急性前庭症候群を呈した10 mm以下の小梗塞においてHINTSや発症初期（平均12時間，6〜48時間後）に撮像されたMRIより感度が高いとする報告がある[13]．

HINTS plusで末梢性パターン（HINTS陰性，聴覚異常なし）を示す場合には中枢性病変は否定的である．末梢性パターンを示さなかった場合には，中枢性の可能性を否定できないため，特異度の高いMRIを施行し中枢性疾患をrule inすることも妥当であると考える．前述のようにMRIは48時間以内では偽陰性も多いため，救急受診時のMRIで異常所見がみられなくても症状が強く歩行が不可能である場合などは入院管理とし，経過に応じて48時間後以降に再検することを検討する．

一般的には神経学的異常症候がなく，HINTS plusが正常であれば前庭神経炎の可能性が高い．くり返すめまい発作で耳鳴りや難聴などの蝸牛症状を伴えばMeniere病を考える．

3. 呈示症例の診察・検査結果と診断

① めまいは持続性で臥位でも症状を認めた．胸痛・動悸・呼吸困難なし．腹痛・食欲低下・黒色便もなし．臥位での血圧 150/78 mmHg，脈拍数 86/分・整であり，端坐位での血圧 156/88 mmHg，脈拍数 90/分・整と起立性低血圧も認めず前失神は否定的であった．

② 持続性のめまいを認めており，全眼位で左向きの眼振を認めた．頭位を固定しても症状・眼振は消失せず，BPPVも否定的であると考えた．

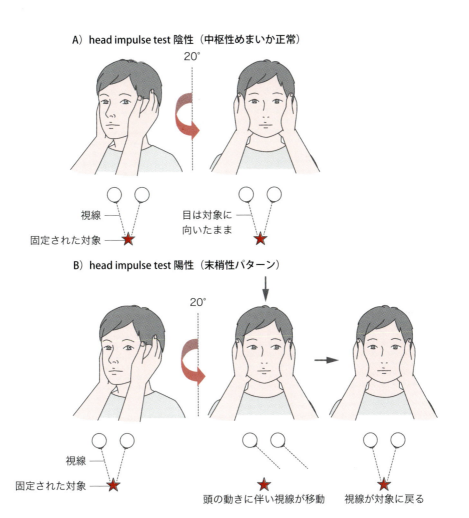

図4　head impulse test（HIT）
文献10より引用

③ 頭痛・しびれ・嚥下障害・構音障害・複視なく，耳鳴り・難聴・耳閉感も認めなかった．運動・感覚障害はなかったが，端坐位で軽度の体幹失調を認めていた．方向交代性眼振・斜偏倚はないが，HITは陰性であった．

軽度の体幹失調を認め，またHINTS plusが末梢性パターンでないため中枢性めまいを疑い頭部MRIを施行．DWIで左小脳虫部に高信号を認め，**脳梗塞**と診断した．

Advanced Lecture

■ 中枢性頭位性めまい症（central PPV）

体位性めまいであっても脳卒中や頭蓋内腫瘍が原因であることも稀にあり，central PPVと称される．central PPVの眼振に決まったパターンはなく，持続時間・眼振の向きがBPPVに典型的でなければ中枢性を疑う．また背地性眼振がみられる場合には中枢性病変の報告も多く，眼振が典型的であっても浮遊耳石置換法が無効ならば頭部MRIの施行を検討する．

頭位性下向き眼振では中枢性変性疾患であることが多いが，歩行障害も構音障害もみられなければ前半規管型BPPV（AC-BPPV）を考える[14]．AC-BPPVは稀であり治りやすいといわれており，頭位懸垂位から起き上がるなどの耳石置換法を試みる[15]．

> **● Point ●**
> ・回転性かどうかを過信しない
> ・めまい患者が来たら眼（眼振）をみる！
> ・持続性めまいは神経学的所見に異常がなければHINTS，聴力をチェック！

文献・参考文献

1) Newman-Toker DE, et al：How often is dizziness from primary cardiovascular disease true vertigo? A systemic review. J Gen Intern Med, 23：2087-2094, 2008
2) Kroenke K, et al：How common are various causes of dizziness? A critical review. South Med J, 93：160-167, 2000
3) Tanimoto H, et al：Self-treatment for benign paroxysmal positional vertigo of the posterior semicircular canal. Neurology, 65：1299-1300, 2005
4) 林 竜一郎, 大生定義：めまい. レジデントノート, 13：283-293, 2011
5) Rajguru SM & Rabbitt RD：Afferent responses during experimentally induced semicircular canalithiasis. J Neurophysiol, 97：2355-2363, 2007
6) Testa D, et al：Treatment of horizontal canal benign paroxysmal positional vertigo：A new rehabilitation technique. ScientificWorldJournal, 3：160475, 2012
7) Kerber KA, et al：Stroke among patients with dizziness, vertigo, and imbalance in the emergency department：a population-based study. Stroke, 37：2484-2487, 2006
8) Oppenheim C, et al：False-negative diffusion-weighted MR findings in acute ischemic stroke. AJNR AM J Neuroradiol, 21：1434-1440, 2000
9) Kattah JC, et al：HINTS to diagnose stroke in the acute vestibular syndrome：three-step bedside oculomotor examination more sensitive than early MRI diffusion-weighted imaging. Stroke, 40：3504-3510, 2009
10) Edlow JA, et al：Diagnosis and initial management of cerebellar infarction. Lancet Neurol, 7：951-964, 2008
11) Tarnutzer AA, et al：Does my dizzy patient have a stroke? A systematic review of bedside diagnosis in acute vestibular syndrome. CMAJ, 183：E571-592, 2011
12) Lee H：Neuro-otological aspects of cerebellar stroke syndrome. J Clin Neurol, 5：65-73, 2009
13) Saber Tehrani AS, et al：Small strokes causing severe vertigo：frequency of false-negative MRIs and nonlacunar mechanisms. Neurology, 83：169-173, 2014
14) Bertholon P, et al：Positional down beating nystagmus in 50 patients：cerebellar disorders and possible canalithiasis. J Neurol Neurosurg Psychiatry, 72：366-372, 2002
15) Yacovino DA, et al：New therapeutic maneuver for anterior canal benign paroxysmal positional vertigo. J Neurol, 256：1851-1855, 2009

プロフィール

石田恵梨（Eri Ishida）
洛和会丸太町病院 救急・総合診療科 医員
仕事熱心で若さのあふれるレジデントの皆さんに支えられて，日々の診療を営んでいます．

上田剛士（Takeshi Ueda）
洛和会丸太町病院 救急・総合診療科 医長
どこまでも広く，深く診療しながら，それでいて心地よい．そんな医療をめざしています．

第3章 神経疾患を病歴聴取と身体所見で鑑別する！

3. 一肢に限局するしびれ

仲田和正

> **症例**
> 45歳女性，左利き．
> 現病歴：数日草取りをした後より左手のしびれあり来院．

1. まず何を考えるか

① 単ニューロパチー（mononeuropathy）

　冒頭の症例は左手だけの急性にはじまったしびれで対称性でなく単ニューロパチーである．単ニューロパチーの原因は普通，外傷，局所での圧迫，絞扼が多い．

　最も多いのは手根管症候群（正中神経圧迫），ついで肘管症候群（尺骨神経圧迫）である．これらが糖尿病で合併することもある．

　診断には頸椎病変の除外が必要である．時に，視床小病変で手と口のしびれを起こす手口感覚症候群があるので，手以外に口のしびれがないか聞いておく．大脳皮質病変で手のみ，上肢のみの神経根分布のような知覚障害を起こすことがあり，これを偽性神経根分布と言い，尺骨神経や橈骨神経障害と紛らわしいことがある．大脳皮質病変では立体覚障害が高度（ポケットの中の鍵を触ってわからない）であることがヒントになる．

　図1は橈骨神経遠位の後骨間神経麻痺（手関節伸展はできるが手のMP関節での伸展不能）が初発症状だった67歳，橈骨頸部へのがん転移症例である．

② 多発性単ニューロパチー（mononeuropathy multiplex）

　また多発性単ニューロパチーが多発していないかに注意する．

　多発している場合，神経に入る血管の梗塞による血管炎〔結節性多発動脈炎，好酸球性多発血管炎性肉芽腫症，関節リウマチ，Sjögren症候群〕，腫瘍の浸潤，サルコイドーシス，アミロイドーシス，Hansen病，Lyme病，HIV，クリオグロブリン血症なども考慮する．

　糖尿病性筋萎縮症は急性の下肢近位疼痛，筋力低下を呈するが，おそらく腰仙骨神経叢での微小血管炎である．

　稀に遺伝的に複数の圧脆弱性ニューロパチー（pressure palsies）を起こす場合がある（peripheral myelin protein22遺伝子異常：PMP22）．

　多発性単ニューロパチーの場合，腓腹神経や浅腓骨神経の生検を行うこともある（可能なら神経潜時が遅延している神経がよい）．血管炎が確定した場合は免疫抑制薬やステロイドが必要とな

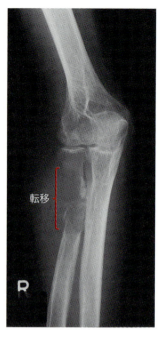

図1　がん転移による単ニューロパチー
橈骨頸部にがん転移．後骨間神経麻痺が初発症状だった

る．1/3くらいの患者は慢性炎症性脱髄性多発ニューロパチー（chronic inflammatory demyelinating polyradiculoneuropathy：CIDP）による二次的脱髄のことが多い[1]．

2. 系統的な鑑別診断の進め方と病歴聴取，診察のポイント

1 頸椎が原因か，それとも末梢か？

　一上肢だけのしびれを見たとき，頸部痛や肩甲（間）部痛がなければ，普通は神経根障害は考えなくてよい．頸椎椎間板ヘルニアはたいてい，頸部痛あるいは肩甲（間）部痛を伴う[2]．
　なお神経根障害による放散痛は障害部位によって異なり，C5，C6では僧帽筋付近に放散し，C7，C8では肩甲骨，あるいは肩甲骨間部に放散する[2]．覚え方は，自分で肩を叩いて「5，6」後ろから背中を叩いて「7，8」と言ってみる．
　もし，手のしびれだけが主訴の場合，脊髄症（myelopathy）あるいは末梢絞扼性神経障害（手根管症候群や肘管症候群など）をまず考える．脊髄症の場合，頸部痛や肩甲部痛はなく手のしびれがある．

2 神経支配を覚えよう！

　次に神経診察を行う．知覚（温痛覚，触覚，振動覚），筋力，反射の確認である．
　上肢では次のように覚えておくとよい．

1）上肢運動神経の覚え方

- まず横隔膜の神経支配はC3（正確にはC3〜5）である．これを漢字の三の形で覚えておく．三の真ん中の横線が横隔膜，すなわち上と下を分ける横隔膜はC三，C3である
- C4単独支配はない

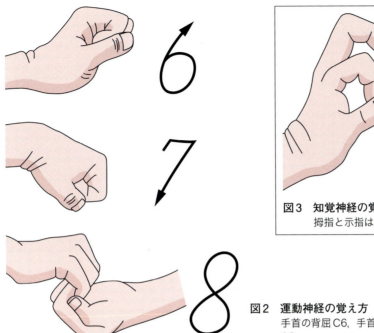

図2 運動神経の覚え方
手首の背屈C6，手首の掌屈C7，手指の屈曲C8

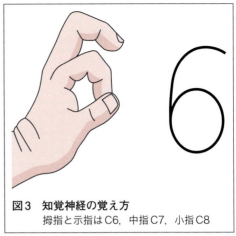

図3 知覚神経の覚え方
拇指と示指はC6，中指C7，小指C8

- C5神経支配は肩挙上，肘屈曲である．両肩を挙げてVをつくってみる．Vはローマ数字の5である．すなわち肩挙上（V）はC5である！
  次に手指を大きく広げて5をつくり肘を伸ばしてから，思い切って自分の頬を叩いてみる．すなわち肘の屈曲はC5である．痛さで覚えておこう
- C6の神経支配は手首の背屈である．図2上のような数字で覚えておく
- C7の神経支配は手首の掌屈と肘伸展である．手首を図2中のように掌屈しながら「にゃにゃ（7）」と言ってみる．肘伸展は肘をシチッ（7）と伸ばすと覚える
- C8の神経支配は手指の屈曲であり両手を図2下のように組み合わせると8に見える
- T1の神経支配は手指の開閉であり指の間に1ドル札（T1）を挟むと覚える

2）上肢知覚神経の覚え方

知覚神経は図3のようにOKと指でサインを出したときに見えるのがC6の知覚範囲である．ただし中指はC7である．拇指がC6，1つおきに中指がC7，小指がC8で一定しており診断の指標として重要である．思い出すきっかけはC6のOKである．

なお，頸部から胸壁にかけてC4とT2が接しており，この接線をcervical lineという．筆者はこれを秋田名物「しょっつる：C4→T2」と覚えている．秋田でしょっつる鍋を食べたことがあるがしょっつるの原料であるハタハタはネバネバした魚で鍋のダシに使う．魚自体はうまくなかった．

3）上肢腱反射の覚え方

上腕二頭筋反射は打腱器で叩くと肘が屈曲するからC5である．腕橈骨筋反射はC6である．上腕三頭筋反射は打腱器で叩くと肘が伸展するからC7である．

すなわち，肘の前 → 手関節 → 肘の後ろの順番で5→6→7となるので暗記は簡単である．

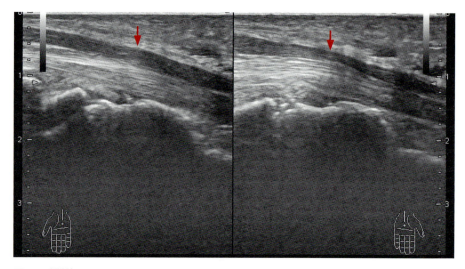

図4　手関節エコー
　➡が正中神経．左図正常，右図が横手根靭帯による正中神経圧迫

3. 呈示症例の診察・検査結果と診断

神経診察：第1指から第3指と第4指橈側半分の知覚低下，手関節遠位にTinel徴候（指で叩くと遠位に放散痛）あり．拇指球萎縮なし．手を振ると少し楽になる（flick sign）．Phalen徴候陽性（手関節屈曲で遠位に放散痛）．

エコー検査：エコーにて横手根靭帯下の正中神経圧迫がみられる（**図4**）．

運動神経伝導検査：運動神経潜時は下記のように左手で延長し振幅も小さい．

運動神経潜時：右手 4.40 ミリ秒，振幅 4.52 mV
　　　　　　　　左手 5.95 ミリ秒（正常 4.2 ミリ秒以下），振幅 3.93 mV（正常 3.5 mV以上）

　本症例の最大のポイントは第1指から第3指までと第4指橈側半分の知覚低下，すなわち正中神経領域の知覚低下があることである．もし頸椎由来のしびれであれば第4指の知覚が真ん中で分かれることはありえない．第4指の橈側，尺側で感覚が異なることが鍵である．

　さらに手根管部でTinel徴候があり，またPhalen徴候，flick sign陽性であることは手根管症候群の傍証になる．またエコーで直接正中神経圧迫が確認でき，さらに運動神経潜時の延長，振幅低下を認めたため**手根管症候群**と確定診断し，手根管開放術を行った．

Advanced Lecture

　しびれを見たとき，最も重要なのは分布（対称性か否か），経過（急性か慢性か），軸索障害なのか脱髄なのかの鑑別（筋電図で行う）である．

　左右対称の多発ニューロパチーの鑑別ではDANG THERAPISTという昔からの暗記法がある．

　すなわち，**D**M（糖尿病），**A**lcohol, **N**utritional, **G**uillain-Barré, **T**oxic（重金属，薬物），**H**ereditary（Charcot-Marie-Tooth病，Dejerine-Sottas病，Refsum病），**R**enal, **A**myloidosis, **P**orphyria, **I**nfectious, **S**ystemic, **T**umorである．ただしhereditaryの場合しびれや疼痛は訴えないことが多い．

多発ニューロパチーでは一番長い神経線維である下肢が侵されやすく足先からのしびれ，痛みが近位に進展していく．障害部位が下腿の1/2より上行すると，次に長い神経である上肢のしびれがはじまることが多い．上肢の次に長い神経は肋間神経で胸骨上の知覚低下が起こる[3]．

急速な進展の場合，Guillain-Barré症候群の可能性が高く1/3〜1/4は呼吸器が必要となるので一刻も早く紹介が必要である．高校生が膝崩れ（大腿四頭筋の筋力低下）を主訴として整形外科を受診，前十靭帯断裂と誤診された例がある．

しびれを見たとき，神経のどの線維が障害されているかは症状である程度見当がつく[1]．

運動神経は筋紡錘へのγ線維を除き大径線維（large fibers）であるので筋力低下や筋委縮があれば大径線維が侵されていると考える．小径線維（small fiber）が障害された場合，筋力や反射は保たれる．

腱反射低下，振動覚・位置覚低下は，大径知覚線維（large sensory fibers）の障害である．温痛覚，自律神経障害は小径知覚線維（small sensory fibers）の障害で足の痛み，灼熱感を起こす．

多発ニューロパチーの最も多い原因は糖尿病であるが20〜25％は原因不明で上記のDANG THERAPISTには入っていないが老人の特発性小径知覚神経障害（idiopathic small fiber sensory neuropathy）が多く，足の痛み，しびれ，灼熱感を伴う小径線維の多発ニューロパチーである．この場合，大径線維が関与する振動位置覚，筋力，反射は保たれる．

●Point

- 単ニューロパチーは手根管症候群，肘管症候群が多い
- 多発性単ニューロパチーをみたら，血管炎，サルコイドーシス，アミロイドーシス，HIV等を否定
- C5，C6の放散痛は僧帽筋付近，C7，C8は肩甲骨，肩甲骨間部に放散
- 頸部痛や肩甲骨（間）部痛がなければ神経根障害は考えなくてよい
- 手のしびれだけのときは，脊髄症か末梢絞扼性神経障害を考える
- 運動神経，知覚神経の覚え方は本稿を精読のこと！

文献・参考文献

1) England JD & Asbury AK：Peripheral neuropathy. Lancet, 363：2151-2161, 2004
2) 田中靖久：中下位頸椎の症候．脊椎脊髄，18：408-415, 2005
3) Seward B Rutkove, et al：Overview of polyneuropathy. UpToDate, 2016

プロフィール

仲田和正（Kazumasa Nakada）
西伊豆健育会病院 整形外科
僻地で老体に鞭打ち手術，当直，全科的診療をしております．New England Journal of Medicine, The Lancet, JAMA等，世界のトップジャーナルの総説を面白おかしく要約してネットにアップしております．きっと役に立つと思います．ぜひ，ご利用ください．
http://www.nishiizu.gr.jp/intro/conference.html（西伊豆健育会病院ホームページ，西伊豆早朝カンファランス）

| 第3章 神経疾患を病歴聴取と身体所見で鑑別する！

4. 四肢のしびれ

小池春樹

はじめに

　四肢のしびれはさまざまな要因で生じることが知られている．一般的にしびれは感覚障害に伴って生じるものと解釈される場合が多いが，「しびれる」と訴える患者のなかには手足の筋力低下，**つまり運動障害をしびれと表現している場合もあり，注意を要する**．しびれをきたす最も代表的なものは，末梢神経障害（ニューロパチー）であり，いわゆる左右対称で靴下手袋型の感覚障害をきたす多発ニューロパチーの頻度が高い．これに対して，単一神経の障害によって，その支配領域にしびれが生じた場合は単ニューロパチー，血管炎などで複数の神経領域に障害が生じた場合は多発性単ニューロパチーと呼ばれる．このように，同じニューロパチーでも原因によってさまざまな障害分布を呈する．

　ニューロパチーをきたす原因にはさまざまなものがあり，病因によって炎症/自己免疫性，膠原病性，腫瘍性，薬剤性，中毒性，代謝/栄養性，感染性，遺伝性などに分類される（**表1**）．診断にあたっては，感覚障害の分布などの臨床所見に加えて，血液検査所見，髄液検査所見，末梢神経伝導検査所見，および病理学的所見などを併せて総合的に検討する必要がある．また，ニューロパチー以外でも手足のしびれは中枢神経系の障害によって生じうる．脳梗塞や脳出血などよって生じるしびれは病変と反対側の手足に生じるため，責任病巣の推定が比較的容易であるが，脊髄レベルでの病変はニューロパチーと類似したしびれの分布を呈する場合がある．

> **症例**
> 15歳男性
> 主訴：四肢のしびれ
> 現病歴：5カ月前から両下肢のしびれ感を自覚した．4カ月前から下肢の脱力が出現．その後，徐々に進行して両上肢のしびれと脱力も出現した．2カ月前からは支えなしでは歩けなくなった．

1. まず何を考えるか

　本症例のしびれは両下肢からはじまっており，進行とともに両上肢にも出現している．症状の左右差の有無などに関する詳細な病歴聴取が必要であるものの，ニューロパチーを示唆する，いわゆる靴下手袋型の障害である可能性がある．ニューロパチー以外にもしびれは脳や脊髄の障害によって生じる場合もあり，まずは病変がどの部位にあるかを推定する．

表1　病因によるニューロパチーの分類

1.	炎症/自己免疫性	Guillain-Barré症候群，慢性炎症性脱髄性多発ニューロパチー（CIDP）など
2.	膠原病性	顕微鏡的多発血管炎，好酸球性多発血管炎性肉芽腫症，多発血管炎性肉芽腫症，Sjögren症候群など
3.	腫瘍性	傍腫瘍性神経症候群，リンパ腫，本態性Mタンパク血症，Crow-Fukase症候群（POEMS症候群），多発性骨髄腫など
4.	薬剤性	ビンクリスチン，シスプラチンなど
5.	中毒性	重金属（鉛，水銀，タリウムなど），農薬（有機リンなど），有機溶剤（ノルマルヘキサンなど）など
6.	代謝/栄養性	糖尿病，尿毒症，ビタミン欠乏，アルコール多飲など
7.	感染性	AIDS，Lyme病，Hansen病など
8.	遺伝性	Charcot-Marie-Tooth病，遺伝性圧脆弱性ニューロパチー，家族性アミロイドポリニューロパチーなど
9.	その他	外傷，圧迫，絞扼など

　脳病変によって生じるしびれは片側の手足に生じることが多いことから，病変は脊髄以下のレベルにあることが推測される．脊髄病変の場合は，頸髄レベルであれば多発ニューロパチーに類似した両手足の症状が出現しうるが，胸髄以下のレベルの病変では上肢の症状は出現しない．また，ニューロパチーでは深部腱反射が低下ないし消失するのに対して，脊髄障害の場合は深部腱反射が亢進し，Babinski徴候などの病的反射も出現する．

2. 系統的な鑑別診断の進め方と病歴聴取，診察のポイント

　本症例は月単位に進行する感覚運動型ニューロパチーである．ニューロパチーは発症様式，障害分布，症候によって表2～4のように分類される．これらの情報や各種の検査所見に加えて，食生活やアルコール多飲の有無などの生活歴，職業歴や家族歴の聴取も重要である．
　しびれの種類・性状には，何もしなくても自発的なジンジン感やぴりぴり感を感じるような**異常感覚**，触覚刺激や温度刺激でその感覚以外の感覚を感じるといった**錯感覚**，感覚刺激で与えられた感覚以上に強い感覚を感じるといった**感覚過敏**，**感覚低下・消失**などがあり，多様である．患者の訴える「しびれ」は，各個人によって定義が一定しない，非常に曖昧な表現である．したがって，上記のような具体的な感覚異常を念頭におき，より患者の感じている状態に近い表現で症状をとらえる必要がある．具体的に「歩くと，砂利の上を歩いている感じ」「皮が1枚貼ってあるような感じ」など，患者自身の言葉で示された状態をそのまま記録することが感覚異常の種類や程度を知るうえで重要である．他覚的には触覚・圧覚，痛覚，温冷覚，振動覚，関節位置覚などについて診察を行う．障害の程度を評価するのは困難なことが多いが，明らかに正常であると考えられる部分の感覚に対して，相対的に何割程度感じるかを表現してもらうなど，定量的に記録することが望ましい．

表2 発症様式によるニューロパチーの分類

1. 急性発症型ニューロパチー（日の単位で症状が完成）	Guillain-Barré症候群，血管炎性ニューロパチーなど
2. 亜急性発症型ニューロパチー（数週間の単位で比較的すみやかに進行）	慢性炎症性脱髄性多発ニューロパチー（CIDP）の一部，傍腫瘍性ニューロパチーなど
3. 慢性発症型ニューロパチー（月・年の単位で発症・進行）	CIDP，遺伝性ニューロパチー（Charcot-Marie-Tooth病，家族性アミロイドポリニューロパチーなど），糖尿病性ニューロパチーなど
4. 再発性ニューロパチー	遺伝性圧脆弱性ニューロパチー，急性間欠性ポルフィリン症

表3 障害分布によるニューロパチーの分類

1. 単ニューロパチー	圧迫性・絞扼性ニューロパチー，帯状疱疹など
2. 多発性単ニューロパチー	血管炎性ニューロパチー，サルコイドーシス，多巣性運動ニューロパチー，遺伝性圧脆弱性ニューロパチーなど
3. 多発ニューロパチー	Guillain-Barré症候群，慢性炎症性脱髄性多発ニューロパチー（CIDP），遺伝性ニューロパチー（Charcot-Marie-Tooth病，家族性アミロイドポリニューロパチーなど），代謝性・中毒性・薬剤性ニューロパチーなど

表4 症候によるニューロパチーの分類

1. 筋力低下を主体とするもの	Guillain-Barré症候群，慢性炎症性脱髄性多発ニューロパチー（CIDP）など
2. 感覚障害を主体とするもの	Sjögren症候群，傍腫瘍性ニューロパチー，アルコール性ニューロパチーなど
3. 著明な自律神経障害を伴うもの	糖尿病性ニューロパチーの一部，家族性アミロイドポリニューロパチー，Fabry病など

3. 呈示症例の診察・検査結果と診断

神経学的所見：軽度の両側顔面神経麻痺，下肢優位の筋力低下と深部感覚障害を認めた．四肢の深部腱反射は低下していた．

血液所見：TP 7.2 g/dL，Glu 98 mg/dL，BUN 8 mg/dL，Cre 0.6 mg/dL，Na 138 mEq/L，K 4.0 mEq/L，Cl 89 mEq/L．

髄液所見：タンパク 199 mg/dL，糖 55 mg/dL，細胞数 1/mm^3．

末梢神経伝導検査所見：正中神経での運動神経伝導速度 21 m/秒，脛骨神経での運動神経伝導速度 31 m/秒．

本症例は月単位で進行する感覚運動型ニューロパチーであり，髄液検査では細胞数の増多はみられないがタンパクが増加する，いわゆるタンパク細胞解離の所見を認めており，末梢神経伝導検査にて伝導速度の遅延がみられたことから，**慢性炎症性脱髄性多発ニューロパチー**（chronic inflammatory demyelinating polyradiculoneuropathy：CIDP）と診断した．

Advanced Lecture

　CIDPは2カ月以上にわたる進行性ないしは再発性の経過を呈し，四肢の運動感覚障害を特徴とする免疫介在性のニューロパチーであり，急性発症の様式を特徴とするGuillain-Barré症候群と並んでニューロパチーの代表的な疾患である．CIDPの診断は主に臨床所見と電気生理学的所見に基づいて行われる．末梢神経伝導検査では伝導遅延，終末潜時の延長，伝導ブロック，F波の異常，時間的分散などがみられるが，これらが必ずしもすべての神経にみられるわけではなく，むしろ個々の神経の間で程度が異なることが特徴である．髄液検査ではタンパクの上昇がみられ，タンパク細胞解離を呈する．神経生検では節性脱髄と単核球浸潤，および神経内鞘の浮腫を呈するが，病変が限局性である場合が多く，浮腫以外の所見がみられない場合も多い．

　治療の第一選択としては免疫グロブリン大量静注療法（intravenous immunoglobulin：IVIG），ステロイド，血液浄化療法の3つがある．これらの治療の効果の優劣はないが，効果はIVIGと血液浄化療法が比較的早期に得られる一方，ステロイドは週～月単位で効果が認められるのが特徴である．

Point

- 四肢のしびれはニューロパチーを含めたさまざまな要因で生じる
- ニューロパチーは発症様式，障害分布，症候などから原因の推測が可能である
- 各種の検査所見に加えて，食生活やアルコール多飲の有無などの生活歴，職業歴や家族歴の聴取も診断に重要である

プロフィール

小池春樹（Haruki Koike）
名古屋大学 神経内科
末梢神経疾患の病理に関する仕事をしています．

第3章 神経疾患を病歴聴取と身体所見で鑑別する！

5. 意識障害

松原知康，土肥栄祐

はじめに

「意識障害」は病歴聴取や診察が十分にできないため，苦手意識があるかもしれない．しかし，他の症候と同様に，可能性が高い疾患・病態を想定した診療と，最終診断の振り返りを積み重ねることで苦手意識を払拭することができる．そこで本稿では，「すみやかな初期診療」に加え，振り返るための「診断」にもこだわった診療戦略について解説する．

> **症例**
> 「68歳男性．朝から呼びかけても反応がないそうです．救急受け入れをお願いします」と，救急隊から連絡がきた．どのように対応し，どのような情報を収集したらよいだろうか？

1. まず何を考えるか

意識障害の診療も他の病態と同様に，ABC（Airway：気道，Breathing：呼吸，Circulation：循環）の確認と安定化からはじめる．ABCの異常は急激に進行し，致死的となりうるからである．また，ABCの異常が意識障害の原因（ショックや低酸素）になる場合もあり，これらの確認と安定化は何よりも優先される（図）．

さらに，ABCにおける血圧や呼吸の異常は，意識障害の原因が器質性（頭蓋内病変）か代謝性（全身疾患）かの鑑別に役立つ場合もある．意識障害の患者さんでは，呼吸は浅く，呼吸数は少なくなっていることが多いが，呼吸数が多い場合は表1のような病態を想起する．

また，「高血圧，徐脈」となっているときには，意識障害の原因が器質性で首から上にある可能性が高く，「低血圧，頻脈」となっているときには意識障害の原因が代謝性で首から下にある可能性が高い[2]．

意識障害の患者では，ABCと同時に，採血（血液ガス），ルート確保も行いながら，**DON'T**※の投与が必要かを考える．低血糖は補正が遅れた場合に予後が悪くなるため，ABCと同時に血糖測定とブドウ糖投与を行う．ビタミンB_1（VB_1）投与の遅れが予後を悪くするという明らかなエビデンスはないが，可能な限りすみやかに対応を行う．

※D：Dextrose（ブドウ糖），O：Oxygen（酸素），N：Naloxone（ナロキソン），T：Thiamine〔チアミン（VB_1）〕．筆者はVB_1専用のスピッツを，白衣のポケットや救急外来に備えていた．
VB_1の血液検査はVB_1欠乏の診断に絶対的なものではないが，本人や家族への説明のためと，自分の診断・診療を振り返るために可能な限り提出していた

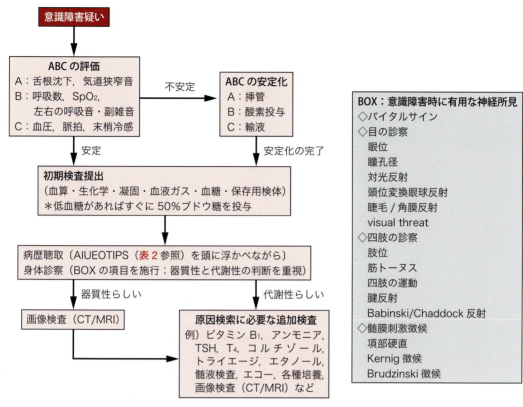

図　救急外来での意識障害初期診療フロー

表1　呼吸パターンから推測できる意識障害の原因となる病態

深く速い呼吸 （いわゆるKussmaul呼吸）	浅く速い呼吸
糖尿病性ケトアシドーシス 尿毒症 中毒（サリチル酸など）	敗血症の初期 肝性脳症 低酸素血症（二次性を除く）

文献1を参考に作成

2. 速度をゆるめず診療するための病歴聴取，診察のポイント

　ABCの安定化を行い，DON'Tの必要性を検討した後，詳細な意識障害の原因検索を行う．救急外来ではまずAIUEO TIPSという語呂合わせを用いて意識障害の原因となる疾患・病態を想起する（表2）．このなかで，**どの疾患の検索を優先するか順位をつける必要がある**．ポイントは以下の2点である．

■ 鑑別を絞り込む鍵となる病歴・状況を確認し，可能性の高い原因を推測する

　患者さんから直接情報を聞き出せない分，収集可能な情報を増やす工夫が必要となる．過去のカルテ，お薬手帳から得られる既往歴・薬剤歴や，家族や救急隊または入院中であればスタッフからの発症前後の情報の確認，もし可能なら救急隊に「**発見時の状況がわかる人の同乗**」「**普段の状況がわかる家族とその連絡先の確認**」や「**薬の包装シートが周囲にないかの確認**」などの依頼が重要となる．つまり，意識障害の診療では最初の一歩が肝心なのである．

表2 救急外来に搬入され次第，頭に浮かべるべき意識障害の原因となる病態（AIUEO TIPS）と特徴的な病歴・一般診察項目（1/2）

	語呂	主な原因	疑うきっかけとなる病歴・一般診察
A	Alcohol	急性アルコール中毒	飲酒の状況，アルコール臭
I	Insulin	高血糖	糖尿病の既往，服薬歴
		低血糖	**麻痺や不随意運動をきたすこともあり注意**
U	Uremia	尿毒症	腎機能障害の既往，尿量減少
E	Endocrine	甲状腺クリーゼ 甲状腺機能低下	甲状腺疾患の既往，甲状腺腫大（これがなくても除外できない）
		副腎不全	慢性副腎不全＋高度なストレス，皮膚色素沈着（手掌線や口腔粘膜も忘れずに確認する），ステロイドの使用歴
	Electrolyte	電解質異常（低Na，高Na，高Ca，高Mg，低P，高NH_3血症）	サイアザイドなどの利尿薬，カルバマゼピンなどの抗痙攣薬，ハロペリドールなどの抗精神病薬，アミトリプチリンなどの抗うつ薬の投与（低Na） 自分で飲水行動を起こせない高齢者や寝たきり患者（高Na） 悪性腫瘍，副甲状腺機能異常，高度腎機能障害患者にCa，ビタミンD製剤（高Ca） 腎機能障害患者や高齢者にMg製剤（高Mg） 慢性的な栄養不良状態の患者に急激なカロリー投与を行う（低P） 尿路感染症，バルプロ酸内服（高NH_3）（注1） 痙攣後のような一過性のNH_3の上昇の場合にはほかの原因を考える
	Encephalopathy	肝性脳症	高度肝機能障害がある患者の，感染症，便秘，下痢，タンパク過剰摂取，利尿薬の過剰投与，消化管出血
		Wernicke脳症	アルコール多飲（ご飯を食べずに酒ばかり飲んでいる），偏食，低栄養，胃・小腸手術後，持続性嘔吐（妊娠悪阻も含む），持続性下痢，悪性腫瘍，AIDS，腎不全，透析，長期の感染症罹患，利尿薬の長期使用
		高血圧脳症	コントロール不良の高血圧歴，妊婦
O	Oxygen	低酸素血症	呼吸数・SpO_2の確認，チアノーゼ
		一酸化炭素中毒	火災，屋内での燃焼器具の使用，同室者の症状も確認が必要 CO-Hb値が正常でも完全に除外できないことがある（注2）
		CO_2ナルコーシス	COPDの既往，高流量酸素投与
	Overdose	薬物中毒	薬の空箱が身近にある，鎮静薬・睡眠薬の処方歴．筋強剛を伴う場合はセロトニン症候群，悪性症候群を念頭におく（注3）

（注は次頁参照）

　病歴では特に，発症のしかたに着目する．発症のしかたが「突発完成」型であれば脳血管障害，痙攣，外傷などの病態を考える．突発ほど急激ではなく進行性の経過の場合は感染症などの炎症を，さらにもう少し緩徐な，数日などの経過のときは内分泌・代謝の問題の可能性が高まる（表2）（入院中などの場合での考え方は，Advanced lecture 参照）．

2 神経診察で「意識障害の原因が器質性らしいか，代謝性らしいか」を推測する

　意識障害がある場合には可能な神経診察が限られるが，それでも診療の方向づけには有用である．筆者がまとめた，意識障害のある患者さんへ施行可能な神経診察（表3）を活用し，確認する．「バイタルサイン，目，四肢，髄膜」がポイントと覚える．これらの異常がある場合，**特に左右差がある場合**には器質性の脳障害の可能性が高くなり，頭部CT/MRIの優先順位が上がる．神経診察に異常がない場合は代謝性の脳障害の可能性が高くなり，血液検査が有用になる．患者背景，バイタルサイン，神経診察，血液検査，これらを総合的に考えながら，器質性または代謝性かを推測し原因検索を進めていく．

表2 救急外来に搬入され次第，頭に浮かべるべき意識障害の原因となる病態（AIUEO TIPS）と特徴的な病歴・一般診察項目（2/2）

	語呂	主な原因	疑うきっかけとなる病歴・一般診察
T	Trauma	頭部外傷	外傷のエピソード（体表面には明らかな傷がないこともある）
	Temperature	高体温	環境曝露歴，深部体温の確認
		低体温	（室内でも生じる可能性があることに注意）
I	Infection	感染症（髄膜脳炎など）	発熱（これだけで決めつけない） 発熱＋血圧低下＋頻脈となっていることが多い 細菌性髄膜炎だけでなく単純ヘルペス脳炎も忘れずに 皮疹や刺し口の有無も確認する〔これらがあるときにはリケッチアや帯状疱疹の可能性も考慮する必要がある（これらがなくても否定はできない）〕
P	Pituitary	下垂体卒中	下垂体腫瘍の既往（未診断の場合も多い．過去の頭部画像があれば確認） 眼球運動障害を伴うことがある
S	Stroke	脳出血	急激な発症（しばしば突然発症），血圧上昇＋徐脈となっていることが多い
		脳梗塞	血圧上昇を伴わない脳梗塞は大動脈解離に注意
	SAH	くも膜下出血	動脈硬化性疾患の既往（脳出血・脳梗塞） 動脈瘤の既往，家族歴（SAH）
	Seizure	痙攣	急激な発症（しばしば突然発症） 痙攣後にはもうろう状態が遷延することがある 器質性の脳障害に続発することがある
	Shock	ショック	血圧の確認（普段の血圧からの変化に注意）

赤字は器質性疾患，黒字は代謝性/非器質性疾患を指す
SAH：subarachnoid hemorrhage
この鑑別表は意識障害をきたす病態と原疾患の両者が混在している．「**病態をみたら原因を考える**」ことを忘れない．例えば，高Ca血症による意識障害に遭遇した場合，高Ca血症をきたしている原因まで追究する姿勢が必要である．
文献3より一部改変

注1：高NH₃血症の原因は下記のように多岐にわたる（文献4～6）
　感染症　　　　　　　ウレアーゼ産生菌（Proteus, Klebsiella, E.Coliなど），ヘルペス
　異化亢進・タンパク負荷　痙攣/激しい運動，外傷/熱傷，飢餓，消化管出血
　薬剤　　　　　　　　バルプロ酸，カルバマゼピン，ST合剤，ステロイド，リファブチン，グリシン，種々の化学療法，高カロリー輸液
　悪性腫瘍　　　　　　多発性骨髄腫，骨髄性白血病
　先天性代謝異常　　　尿素サイクル，有機酸代謝，脂肪酸代謝，リジン尿性タンパク不耐症
　その他　　　　　　　尿細管アシドーシス，カルニチン欠乏症

注2：2週間前までの練炭使用によりCOへ曝露し，意識清明期を挟んでの間欠型CO中毒を呈した報告がある．この場合，受診時のCO-Hb値は正常であり，患者背景を含めた病歴の確認が必要である（文献7）

注3：意識障害＋筋強剛を呈することがある病態
・セロトニン症候群）SSRI，SNRI，三環系，MAO阻害薬などの抗うつ薬，リネゾリドなどの抗菌薬，カルバマゼピン，バルプロ酸などの抗痙攣薬，5-HT3受容体拮抗薬やメトクロプラミドなどの制吐薬，トリプタン製剤などの片頭痛治療薬，オピオイドといったさまざまな血中セロトニン濃度を上昇させる薬剤が誘因となり，意識障害，自律神経症状（頻脈，異常発汗，高体温，血圧異常，**散瞳**，**嘔吐・下痢**），神経学的異常（振戦，**ミオクローヌス**，腱反射**亢進**，筋強剛，ocular flutterやopsoclonus＊といった自発眼球運動）をきたす．通常，誘因の**曝露から24時間以内**の急性の経過で発症する．
　＊ ocular flutter：両眼が急速に水平方向へ振動するように動く異常自発眼球運動
　　opsoclonus：両眼が急速に多方向へ不規則に動く異常自発眼球運動．リズム，方向，振幅すべて不規則である（これらはセロトニン症候群だけでなく，傍腫瘍性神経症候群などさまざまな原因で生じうるとされている）
・悪性症候群）パーキンソン病治療薬の突然の中断，抗精神病薬の導入などドパミン受容体の遮断作用が誘因となり，意識障害，自律神経異常（高体温，発汗），筋強剛，腱反射**低下**，**寡動**をきたす．誘因の**曝露から数時間～数日後**に生じる（第5章-14も参照）．（文献8～11より）

3. 呈示症例の診察・検査結果と診断

　それでは冒頭の症例に戻る．
　救急隊に，状況のわかる妻の同乗を依頼し，救急車の到着までに過去のカルテから既往歴や内服薬を確認した．3年前が当院の最終受診で，既往歴は高血圧のみであった．

表3　意識障害のある患者さんに行うことができる神経診察とその意義（1/2）

神経診察	意義	pitfall
眼位	共同偏視がある場合，器質性の脳障害を考える 病側をにらむ側方共同偏視：テント上の障害 健側をにらむ側方共同偏視：脳幹の障害 下方への垂直共同偏視：視床・中脳の障害	痙攣の場合は，器質的脳障害による機能の喪失ではなく，神経細胞の興奮（機能の亢進）のため，「健側をにらむ側方共同偏視」となる
瞳孔径	両側の高度な縮瞳：橋の器質性の障害やオピオイドやコリン作動薬などによる中毒を示唆 両側の高度な散瞳：中脳の器質性の障害や抗コリン薬，三環系抗うつ薬，アンフェタミンなどによる中毒を示唆	両側対称性の瞳孔径の異常の場合，これだけでは器質性か代謝性かは判断できない
瞳孔径左右差	0.5 mm以上の左右差がある場合，器質性の脳障害を示唆 左右差＞1 mmのときは器質性の脳障害を強く示唆	・健常人であっても明環境下で8％，暗環境下で18％に0.4 mm以上の瞳孔不同がある ・白内障など眼科手術の後遺症として瞳孔不同が生じる例がある
対光反射	障害されている場合は器質性の脳障害を強く示唆	救急外来のような明るい環境では，対光反射が消失しているように見えることがある → 部屋を暗くして再診察
うっ血乳頭	頭蓋内圧亢進を示唆（まずは器質性の障害を考える）	眼底鏡が必要
visual threat	4方向から行うと大まかに視野の範囲を確認できる	手の動きによって生じる風で角膜反射を誘発しないよう注意
角膜反射 睫毛反射	障害されている場合は脳幹の器質性の障害を示唆	患者がコンタクトレンズを装着している場合は角膜反射が十分に誘発されないことがある
頭位変換眼球反射	消失すると脳幹の器質性の障害を示唆	頸椎骨折や脱臼のリスクがある場合には禁忌 例外的にWernicke脳症でも消失することがある

　救急車到着後，バイタルサインを再度確認し，血圧160/94 mmHg，心拍数56回/分 不整，呼吸数10回/分，SpO$_2$は94％（室内気），体温36.8℃であった．すぐに介入が必要なABCの異常はないが，高血圧，徐脈である．

　採血，血液ガス，ルート確保などと並行し，妻に病歴を確認すると，昨日までは普段通り元気であり，高血圧以外には指摘されておらず，降圧薬以外に内服はないとのことだった．

　そのままベッドサイドで神経診察を行うと，眼位は正中，瞳孔は4 mm/4 mmと左右同大で，対光反射は保たれているものの，頭位変換眼球反射が消失している．疼痛刺激を与えると四肢はわずかに動きJCS Ⅲ-200，Babinski徴候は両側で陽性．血液ガスの血糖は正常であった．

　急激に発症した意識障害，「高血圧，徐脈」というバイタルサイン，神経学的異常所見の存在から器質的な脳障害を考え，頭部CT，頭部MRIを撮影したところ，拡散強調像にて両側視床から上部脳幹に広がる高信号を認めたため，**脳梗塞**と診断した．

　本症例は，病歴，バイタルサイン，神経診察を適切に施行・解釈することで，すみやかに原因検索を行うことができた一例である．

Advanced Lecture

　ここまでは，基本的なアプローチ法について説明した．しかし，MRIで明らかな脳梗塞像がな

表3 意識障害のある患者さんに行うことができる神経診察とその意義（2/2）

神経診察	意義	pitfall
催吐反射	消失すると下部脳幹の器質性の障害を示唆	―
肢位	・除皮質硬直：広範な大脳障害を示唆 ・除脳硬直：脳幹の障害を示唆	疼痛を誘因としてこれらの肢位が誘発されることがある（採血の刺激などでこのような肢位になった場合に痙攣が生じたと勘違いしないように注意）
筋トーヌス	・筋強剛（固縮）：錐体外路の障害を示唆 　→意識障害の原因としてセロトニン症候群や悪性症候群が鑑別にあがる ・痙性：上位運動ニューロン障害 ・弛緩性麻痺：下位運動ニューロン障害	・急性期の場合には上位運動ニューロン障害であっても弛緩性麻痺となることが多い ・強直性痙攣の場合，筋トーヌスの亢進のみを呈し，一見，痙攣とわかりにくいことがある ・首をひねる発作の痙攣があり，その場合は，顔の向いている方向の反対側に焦点がある（向反発作）
上肢落下試験 膝立て試験 疼痛への顔面表情 筋の動きや四肢の逃避	落下速度が速い側/反応する動きが小さい側の麻痺を示唆 （左右差がある場合に有意とする）	・意識障害が高度な場合には差がない場合も多い ・上肢落下試験で顔面を避けるように落下すると解離性障害などの精神的な原因を示唆
腱反射	亢進：上位運動ニューロン障害を示唆 低下：下位運動ニューロン障害を示唆	・急性期の場合には上位運動ニューロン障害であっても正常～低下のことがある ・陳旧性脳血管障害や頸椎症の既往がある場合，新規に起こった異常かどうかの判断が必要
病的反射 （Babinski徴候， Chaddock反射 など）	陽性かつ左右差がある場合，上位運動ニューロン障害を示唆	・意識障害時にはしばしば両側で陽性となるため，両側で陽性の場合はそれだけでは判断できず，ほかの所見とあわせた総合的な判断が必要 ・陳旧性脳血管障害や頸椎症の既往がある場合，新規に起こった異常かどうかの判断が必要
項部硬直 Kernig徴候 Brudzinski徴候	髄膜の炎症を示唆	・特異度は高いが，感度は低く，これが陰性であっても髄膜の炎症がないとは言えない ・頸部の屈曲の制限だけでなく頸部の回旋も制限される場合は，髄膜への炎症刺激ではなく，頸部の筋強剛の可能性を考慮する必要がある

＊意識障害がある場合は，感覚系，小脳系，自律神経系の評価を十分に行うことはできない
文献3より一部改変

く，基本的な血液検査でも異常がなかった場合，どう考えたらよいのだろうか？ 実際の現場ではAIUEO TIPSの枠を超えた意識障害症例を経験することもある．もし，AIUEO TIPSにあてはまらない意識障害に出会った場合の鑑別を筆者が考案した「ABCDE TIPS」という語呂合わせでまとめた（表4）．救急外来では診断をつけることができない疾患・病態が多いが，さらなる鑑別を知っておくことは，初期診療の時点からの進んだ情報収集につながる．また，後に治療開始前の血液や髄液の外注検査が必要になることもあり，可能な範囲で**初療時の血液や髄液検体などを多めに採取・保存しておく**とその後の診断に非常に有用となる．

そして，発症した状況や場面に応じた診療や鑑別診断を心がける．手術後やICU入室中では，一過性の軽度意識障害であるせん妄，特に見逃されやすい，「低活動性せん妄」をもらさず拾い上げる．せん妄の診断には，CAM（confusion assessment method）が便利である．① 急性で変動する精神症状，② 注意力の欠如，③ 思考の錯乱，④ 意識レベルの変化のうち①と②に加えて，③または④にて診断する[25, 26]．せん妄も意識障害であるので，原因として敗血症，血糖異常，電

表4 AIUEO TIPSで意識障害の原因が見つからないときに考える鑑別診断（ABCDE TIPS）

	語呂	項目の説明・疑うきっかけとなる病歴・診察
A	Acute disseminated encephalomyelitis（ADEM, 急性散在性脳脊髄炎）	・ワクチン接種後や感染後に急性の経過で生じる ・さまざまな神経脱落症状に加えて発熱や髄膜刺激徴候を伴うことがある
B	Bickerstaff brainstem encephalitis（Bickerstaff型脳幹脳炎）	・先行感染の後に生じ，眼球運動障害，失調，意識障害が3徴とされる ・腱反射は亢進・低下のいずれもありうる
C	Cerebral venous (sinus) thrombosis〔CVT, 脳静脈（洞）血栓症〕	・凝固異常を背景として発症する．妊娠やピルの内服などもリスクとなるため，若年者でも生じることに注意 ・診断にはMRIの通常のシークエンスに加えてMRVenographyの撮影が必要
D	Drug-induced encephalopathy（薬剤性脳症）	さまざまな薬剤が原因となって脳症をきたす．内服薬すべてについて丁寧に可能性を検討する．腎機能，肝機能の影響も考慮する
E	Epilepsy〔特にnon-convulsive status epilepticus（NCSE, 非痙攣性てんかん重積）〕	肉眼的痙攣のないてんかん発作もある．眼球偏位のみがみられる例や，脳波でのみ異常があるという例がある．遷延する意識障害，ほかに原因が見当たらない意識障害では必ず考慮する必要がある
T	Thrombotic microangiopathy（TMA, 血栓性微小血管障害症）	血小板減少，溶血性貧血，腎機能障害にさまざまな神経学的異常を合併する．神経学的異常として昏睡を呈することもある
I	(other) Immune-mediated encephalitis〔（他の）免疫介在性脳炎〕	・特に抗体介在性の自己免疫性脳炎と傍腫瘍性神経症候群としての自己免疫性脳炎が重要 ・抗NMDA受容体抗体関連脳炎，抗VGKC複合体抗体関連脳炎，橋本脳症などが急性の意識障害をきたすことが有名
P	Paraneoplastic encephalitis（傍腫瘍性脳炎）	治療選択肢として原疾患となる腫瘍の切除などが加わるなど，ほかの免疫介在性脳炎と異なる部分があるため，独立して掲載した
S	SLE & Neuro-neutrophilic disease（全身性エリテマトーデスと神経好中球病）	・膠原病に伴う中枢神経障害ではこの2つが代表的 ・分類基準などを参考にし，それぞれの疾患に特徴的な身体所見の有無を確認する

SLE：systemic lupus erythematosus
文献12～24を参考に作成
注：さらにCADASIL，脳幹性前兆を伴う片頭痛，HaNDL，ミトコンドリア病，中枢神経限局血管炎，急性間欠性ポルフィリン症，肥厚性硬膜炎，CPM/EPM，ATP1A2やATP1A3遺伝子変異による脳症など，稀な疾患はキリがない．頻度の高いものがあてはまらないときは，英文・和文を問わない文献検索により鑑別の幅を広げることも大切である

　解質異常，脳血管障害，低酸素などのAIUEO TIPSの項目を念頭において診療するとよい．
　意識障害の原因として，術後の場合では，脳血管障害，てんかん発作，代謝性脳症の可能性が上がり，特に臓器移植後では免疫抑制薬による脳症も忘れてはならない．
　また，「意識障害」とのふれこみであったが，実は疎通がおかしくなる別の疾患・病態であるという場合もあるため注意が必要である（表5）．

表5 意識障害に似た症状を呈する疾患・病態

一過性全健忘（TGA）[27]	・24時間以内に改善する前向性健忘を呈する ・発症後のできごとを覚えられず，何度も同じことを問うのが特徴である
海馬梗塞[28]	・部位により，意識変容，一過性前向性健忘，幻視，めまい感，錯乱などを生じうる ・後大脳動脈の末端に支配される視覚野に虚血が及ぶと1/4半盲を呈するためvisual threat（表3）による視野の評価が役立つことがある
Wernicke失語	感覚性失語とも呼ばれる．会話の理解ができず意味の通らない発言が続く．筆談・ジェスチャーで疎通できることもある
global aphagia without hemiparesis（GAWH）	脳梗塞により全失語を呈する場合，片麻痺を伴うことが一般的だが，稀に言語中枢のみ障害されることがある

TGA：transient global amnesia

Point

- 意識障害の診療でも，まずはABCの確認・安定化からはじめ，DON'Tの適応の検討を行う
- 問診と神経診察を駆使して疾患を想定し，優先順位をつけ，すみやかな初期診療を心がける
- 「AIUEO TIPS」で原因がわからない場合は，「ABCDE TIPS」で一歩進んだ鑑別，または少し別の視点からも鑑別を検討する

文献・参考文献

1) Young GB：Coma. Ann N Y Acad Sci, 1157：32-47, 2009
2) Ikeda M, et al：Using vital signs to diagnose impaired consciousness：cross sectional observational study. BMJ, 325：800, 2002
3) 松原知康，土肥栄祐：意識のない患者さんの神経診察はどうしたらいいのですか？ レジデントノート，18：517-522, 2016
4) Hawkes ND, et al：Non-hepatic hyperammonemia: an important, potentially reversible cause of encephalopathy. Postgrad Med J, 77：717-722, 2001
5) Clay AS, et al：Hyperammonemia in the ICU. Chest, 132：1368-1378, 2007
6) LaBuzetta JN, et al：Adult nonhepatic hyperammonemia: A case report and differential diagnosis. Am J Med, 123：885-891, 2010
7) Kamisawa T, et al：A case of interval form of carbon monoxide poisoning without increased carboxyhemoglobin level diagnosed by characteristic MR spectroscopy findings. Rinsho Shinkeigaku, 54：234-237, 2014
  ↑CO-Hbが正常であった間欠型一酸化炭素中毒の一例
8) Sim SS & Sun JT：Ocular Flutter in the Serotonin Syndrome. N Engl J Med, 375：e38, 2016
9) Katus LE & Frucht SJ：Management of Serotonin Syndrome and Neuroleptic Malignant Syndrome. Curr Treat Options Neurol, 18：39, 2016
10) Wang RZ, et al：Serotonin syndrome：Preventing, recognizing, and treating it. Cleve Clin J Med, 83：810-817, 2016
11) Werneke U, et al：Conundrums in neurology：diagnosing serotonin syndrome – a meta-analysis of cases. BMC Neurol, 16：97, 2016
12) 「Plum and Posner's Diagnosis of Stupor and Coma. 4th ed」（Posner JB, et al），Oxford University Press, 2007
  ↑「意識障害の診かた」についての王道の教科書．邦訳版『プラムとポスナーの昏迷と昏睡』も発売されています．
13) Koelman DL, et al：Acute disseminated encephalomyelitis in 228 patients：A retrospective, multicenter US study. Neurology, 86：2085-2093, 2016
14) Yang HQ, et al：Clinical Profiles and Short-Term Outcomes of Acute Disseminated Encephalomyelitis in Adult Chinese Patients. J Clin Neurol, 12：282-288, 2016

↑文献13，14はADEMの臨床症状についての報告です．

15) Odaka M, et al：Bickerstaff's brainstem encephalitis：clinical features of 62 cases and a subgroup associated with Guillain-Barré syndrome. Brain, 126：2279-2290, 2003
16) Koga M, et al：Nationwide survey of patients in Japan with Bickerstaff brainstem encephalitis：epidemiological and clinical characteristics. J Neurol Neurosurg Psychiatry, 83：1210-1215, 2012
↑文献15，16はBickerstaff型脳幹脳炎の臨床症状についての報告です．
17) Ferro JM, et al：Cerebral vein and dural sinus thrombosis in Portugal：1980-1998. Cerebrovasc Dis, 11：177-182, 2001
18) Pfefferkorn T, et al：Clinical features, course and outcome in deep cerebral venous system thrombosis：an analysis of 32 cases. J Neurol, 256：1839-1845, 2009
↑文献17，18は静脈洞血栓症の臨床症状についての報告です．
19) George JN：How I treat patients with thrombotic thrombocytopenic purpura：2010. Blood, 116：4060-4069, 2010
20) Mariotte E, et al：Epidemiology and pathophysiology of adulthood-onset thrombotic microangiopathy with severe ADAMTS13 deficiency（thrombotic thrombocytopenic purpura）：a cross-sectional analysis of the French national registry for thrombotic microangiopathy. Lancet Haematol, 3：e237-e245, 2016
↑文献19，20は血栓性微小血管障害症の臨床症状についての報告です．
21) Chaudhuri A & Behan PO：The clinical spectrum, diagnosis, pathogenesis and treatment of Hashimoto's encephalopathy（recurrent acute disseminated encephalomyelitis）. Curr Med Chem, 10：1945-1953, 2003
↑橋本脳症の臨床症状についての報告です．
22) Graus F, et al：A clinical approach to diagnosis of autoimmune encephalitis. Lancet Neurol, 15：391-404, 2016
↑自己免疫性脳炎に関する総説です．非常にわかりやすくまとまっています．
23) 林 祐一，犬塚 貴：傍腫瘍性神経症候群と自己抗体．BRAIN and NERVE, 65：385-393, 2013
↑傍腫瘍性神経症候群に関する邦文総説です．これも非常にわかりやすくまとまっていますのでオススメです．
24) Hisanaga K, et al：Neuro-Sweet disease：clinical manifestations and criteria for diagnosis. Neurology, 64：1756-1761, 2005
↑神経Sweet病の臨床症状についての報告です．
25) Inouye SK, et al：Clarifying confusion：The confusion assessment method：A new method for detection of delirium. Ann Intern Med, 113：941-948, 1990
↑CAMのオリジナルの報告です．
26) Marcantonio ER, et al：3D-CAM: Derivation and validation of a 3-minute diagnostic interview for CAM-Defined delirium：A cross-sectional diagnostic test study. Ann Intern Med, 161：554-561, 2014
↑ベッドサイドで3分間でとるための簡易版CAMが紹介されています．
27) Bartsch T & Deuschl G：Transient global amnesia: functional anatomy and clinical implications. Lancet Neurol, 9：205-214, 2010
↑一過性全健忘症に関する総説です．
28) Kumral E, et al：Isolated hippocampal infarcts: Vascular and neuropsychological findings. J Neurol Sci, 356：83-89, 2015
↑単独海馬梗塞の臨床症状についての報告です．

プロフィール

松原知康（Tomoyasu Matsubara）
広島大学大学院 医歯薬保健学研究科 医歯薬学専攻 脳神経内科学

土肥栄祐（Eisuke Dohi）
Johns Hopkins University School of Medicine Department of Psychiatry and Behavioral Sciences Post-Doctoral fellow

第3章 神経疾患を病歴聴取と身体所見で鑑別する！

6. 失神
原因と結果，それが問題だ

大西規史，川島篤志

はじめに

失神は来院時には無症状となっており，その重篤感をつかめないことがある．隠れた "red flag sign" をいかに拾い上げて「見逃してはいけない疾患」に気がつくか，その経過を予測し説明することができるかが大切である．

> **症例**
> 64歳男性
> 主訴：意識レベルの低下
> Profile：高血圧，脂質異常症，糖尿病，慢性閉塞性肺疾患（chronic obstructive pulmonary disease：COPD）で近医かかりつけの方
> 現病歴：ある朝，資源回収のため新聞紙の束を持ち上げた瞬間に突然意識を失って倒れた．妻がすぐに救急要請したが，救急隊現着時までの数分以内に意識は完全に回復した

1. まず何を考えるか

失神で受診する患者は，来院時には症状は消失している．なぜ失神が起こったのか，まずはその「原因」が問題である．

■ 入口を間違えていないか？

まずは失神か意識障害か，失神か痙攣か，入口を間違えると鑑別の方向が明後日へ向いてしまう．紛れもなく "失神" であると認識することが鑑別のスタートである．

〈失神の定義〉
「一過性の意識消失発作の結果，姿勢保持できなくなり，かつ自然にまた完全に意識の回復がみられること」

1）失神 vs 意識障害

はじめの質問は「今はいつも通りの意識状態ですか？」からである．いつも通りで問題なければ失神の鑑別へ，「いつもより何となくぼーっとしている」との答えであるようなら意識障害の鑑別も意識して "AIUEOTIPS（第3章-5参照）" を考慮する必要がある．

また，特別な場合を除いて「TIA（transient ischemic attack：一過性脳虚血発作）は失神の原因にはならない」ことは大丈夫だろうか．

表　失神の主な原因と鑑別順

①心血管性	1) 不整脈 　頻脈性：上室性，心室性 　徐脈性：洞不全症候群 2) 器質的疾患 　大動脈解離，肺塞栓症，心筋梗塞，大動脈弁狭窄症，閉塞性肥大型心筋症，左房粘液腫，鎖骨下動脈盗血症候群，くも膜下出血
②起立性	1) 循環血漿量減少性 　出血，貧血，脱水 2) 自律神経障害 　Parkinson病，多系統萎縮症，糖尿病，アミロイドーシス，脊髄損傷 3) 薬剤性 　-起立性低血圧：α遮断薬，硝酸薬，利尿薬，降圧薬，睡眠薬，パーキンソン病治療薬，抗うつ薬 　-QT延長：抗不整脈薬，マクロライド系抗菌薬，抗アレルギー薬 　-徐脈：ジゴキシン，β遮断薬，Ca拮抗薬
③神経調節性	1) 血管迷走神経反射：痛み，不安，嘔気，恐怖，怒り 2) 状況性失神：咳嗽，排便，排尿，嚥下，食後，入浴後 3) 頸動脈洞症候群：襟がきつい，髭剃り，頸部回旋運動など

2）失神 vs 痙攣 / てんかん

目撃情報をはじめとした病歴から次のような状態を認める場合には失神よりも痙攣，またはてんかんを鑑別にあげるべきである．

> 回復が遅い，てんかん発作後のもうろう状態（postictal state），失禁，舌咬傷（舌先ではなく舌縁），頭を一方の向きに回旋させる，変なものが見える，変なにおいがする，呼びかけても反応しない，逆行性健忘

また，失神の際に物に挟まったり抱え上げられたりして倒れることができずにいると脳血流が低下し痙攣が起こるので注意が必要である（syncopal seizure）．さらには，心血管性失神でも脳血流は低下するので痙攣を起こしうることを忘れてはいけない．

●ここがピットフォール

本人からの病歴聴取だけでは明確な状況を把握できない．目撃者からの話を聞かないと"現場"をイメージできず本当に「失神」であったかどうかの確証は得られない．実は意識障害だった，誰も見ていないところで痙攣していたなど失神の定義に矛盾がないかの確認が必須！

2. 系統的な鑑別診断の進め方と病歴聴取，診察のポイント

失神だと確信がもてれば，①心血管性，②起立性，③神経調節性の順で鑑別を進めていく（表）．
これを鑑別するためには**どんな検査よりも病歴が重要**である．発症時の症状（頭痛，頸部痛，胸背部痛，腹痛，悪心嘔吐，めまい感など），失神時の体位，前駆症状の有無，記憶（倒れた瞬間の記憶，意識が回復したときの記憶），失神の既往，服薬歴，心疾患の既往，突然死の家族歴，血管リスク，目撃者からの聴取（失神前後の顔色，倒れるときの大きな音，痙攣，意識回復の速さ）を意識し，次の"red flag sign"に該当しないかを慎重に問う．

心血管性失神のred flag sign
患者属性：高齢者＝血管リスク（高血圧，糖尿病，脂質異常症，高尿酸血症，慢性腎臓病，喫煙，若年発症の家族歴，虚血性心疾患の既往歴）
失神時の体位：仰臥位で発症，運動時
前駆症状：胸痛，動悸，息切れ，または前駆症状なし
家族歴：突然死，失神
既往歴：虚血性心疾患，心不全，弁膜症，不整脈
説明のつかないSpO_2低下，肺塞栓の危険因子

起立性失神のred flag sign
病歴：タール便，黒色便，血便，腹痛，性器出血，脱水
内服薬：抗血小板薬，抗凝固薬，鎮痛薬，利尿薬＋前述の薬剤性
失神時の体位：起立後
前駆症状：目の前が真っ暗または真っ白になる，立ちくらみ
家族歴：消化性潰瘍，肝硬変
既往歴：消化性潰瘍，肝硬変，子宮外妊娠
妊娠反応陽性

くり返すが最も大切なのは「病歴」であり，初診医がどこまで正確にとらえることができるかにかかっている．例えば週末の内科入院で当直医が引き継ぎ引き継ぎ入れ替わる場合には，初診医の切った舵の方向へ話が進んでしまうことになる．

失神にはCHESSなどのrisk scoreがあるが，これらの項目に1つでも該当する場合には経過観察入院の適応と考えるべきである．

しかし，前述のように来院時にはこれに該当しない場合も少なくなく，red flag signにあてはまる場合にはそれに見合った検査やモニター観察などの適切な経過観察を指示しておくことが大切である．

つまり初療を担当する可能性のある研修医や若手医師が「病歴」にこだわる姿勢が必要なのである．

●ここがポイント
病歴，心電図，頭部CTを大事な順に並べると…
①病歴，②病歴，③病歴！

3. 呈示症例の診察・検査結果と診断

GCS：E4V5M6，体温35.4℃，血圧120/84 mmHg，脈拍数90回/分，呼吸数22回/分，SpO_2：94％（ambient air）．心音，呼吸音に異常なく，四肢に明らかな浮腫を認めなかった．心電図では洞調律でV1～4誘導で陰性T波を認めた（図1）．胸部X線写真には特記すべき所見なし．血液検査では白血球，LDH，Dダイマーの軽度高値を認めた．そして労作時にSpO_2が80％台へと低下することから肺塞栓症を強く疑い造影CTを施行すると，両側肺動脈下葉に陰影欠損を認め（図2），**肺塞栓症**と診断した．

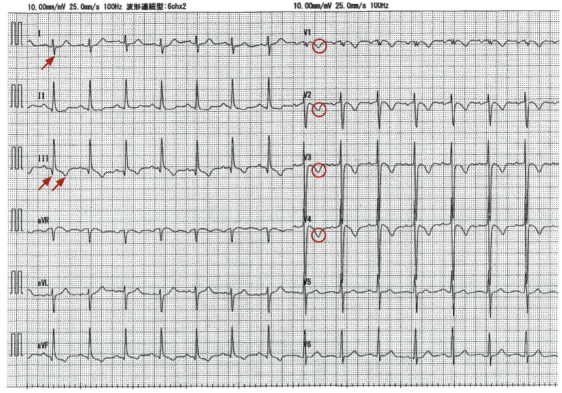

図1　12誘導心電図
V1～4誘導で陰性T波（○），稀な所見ではあるがSⅠQⅢTⅢ（→）を認める

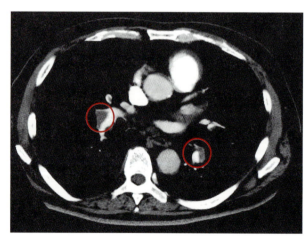

図2　造影CT
両側肺動脈下葉に陰影欠損（○）を認める

4.「外傷×失神」の落とし穴

　外傷や骨折などで受診した患者が，実は失神が原因で外傷を負っていた，あるいは失神の結果として頭部打撲や骨折を合併していた，ということはしばしば経験する．いずれの場合も外傷検索と転倒の理由を探るとともに病歴聴取，全身診察を怠ってはいけない．

市立福知山市民病院では外科系と内科系の当直が分かれており，外傷を理由に外科受診となることも多い．内因性の「原因」を想起する役割は，救急診療へのかかわりの深い研修医や救急室の看護師でもあり，その教育と共通認識の浸透が重要である．

Advanced Lecture

当院では帰宅するときに「失神で来院された患者さんへ」や「頭部外傷の患者さんへ」というプリントを渡している（同じようなものは「めまいで来院された方」など）．どんな原因が考えられるのか，帰宅後も含めてそれぞれの注意点についてなど，患者とその家族に経過観察のポイントなどを指導し，該当する項目があった場合には再度連絡をもらったり，どういったときに再診が必要かを説明している．患者，家族の教育も救急対応での大切な役割の1つである．

また，ILR（implantable loop recorder：植込み型ループ式心電計）は有用な診断ツールである．日本でも2009年より原因不明の再発性失神患者に使用可能となり，2012年にはガイドラインにも適応基準が組込まれた．ハイリスク患者で心原性失神を疑う際には積極的な検索が必要となるが，わが国で循環器科医に対して行われたあるアンケートでは失神ガイドラインを十分理解して診療にあたっていると答えた不整脈専門医は4割弱，一般循環器科医はわずか2割弱との結果も欧米諸国に比べるとまだまだ認識が低いことが危惧されている．**自施設や近隣医療機関での対応について理解しておくことも重要である．**

Point

- まずはその患者の症状が「失神」であることを認識する
- 見逃してはいけないred flag signを意識した病歴聴取
- 倒れた現場がイメージできるまで病歴にこだわる＝脳内で再現ドラマを！

文献・参考文献

1) 失神の診断・治療ガイドライン（2012年改訂版），循環器病の診断と治療に関するガイドライン（2011年度合同研究班報告）：http://www.j-circ.or.jp/guideline/pdf/JCS2012_inoue_h.pdf
2) 肺血栓塞栓症および深部静脈血栓症の診断，治療，予防に関するガイドライン（2009年改訂版），循環器病の診断と治療に関するガイドライン（2008年度合同研究班報告）：
http://www.j-circ.or.jp/guideline/pdf/JCS2009_andoh_h.pdf
3) Strickberger SA, et al：AHA/ACCF scientific statement on the evaluation of syncope：from the American Heart Association Councils on Clinical Cardiology, Cardiovascular Nursing, Cardiovascular Disease in the Young, and Stroke, and the Quality of Care and Outcomes Research Interdisciplinary Working Group；and the American College of Cardiology Foundation In Collaboration With the Heart Rhythm Society. J Am Coll Cardiol, 47：473-484, 2006
4)「この失神，どう診るか？」（安部治彦，他/編著），メディカ出版，2016

プロフィール

大西規史（Norifumi Onishi）
市立福知山市民病院 総合内科（現 諏訪中央病院 総合診療科）
common diseaseをしっかりと診ることは簡単なことではありません．成長の「ヒント」は勉強会やカンファレンスに出れば溢れるほどありますが，本当に大切なことは，いつもベッドサイドにあると信じています．

川島篤志（Atsushi Kawashima）
市立福知山市民病院 総合内科
1997年筑波大学卒業．米国 Johns Hopkins 大学にて公衆衛生学修士取得．2008年秋より当院に赴任し，総合内科臨床・研修医教育に従事．「研修機能をもつ地域基幹病院の総合内科からの地域医療への貢献」を8年実践していますが，さらに新たなステージに踏み出していこうと思っています．一緒に研鑽してくれる仲間を募集中なので，Blog もご笑覧くださいね！

Column

ベッドサイド教育

私は55歳になったとき，総合診療医としてやり残してきた地域医療をどうしてもやりたくなり，50年以上住んだ名古屋から信州に移住した．私が勤務する諏訪中央病院は病床数360床の中規模病院だ．内科外来や救急室での診療と訪問診療，医学生・研修医教育を行っている．急性期の医療だけではなく，慢性期の治療や在宅での看取りも行う．シームレスな医療を行うことにより，患者さんやその家族との交流を通じて，壮大な人生の物語を一緒につくることができるのも地域医療の大きな魅力である．

今後，**人工知能**（artificial intelligence：AI）は急速に進歩するであろう．コンピューターを相手に症状を語れば，即座に可能性の高い病名が表示される時代となるかもしれない．救急室にはPepper（ペッパー）のようなロボットが配置され，患者さんのバイタルサインや検査異常値からガイドラインに沿った適切な治療を教えてくれることだろう．ビッグデータを解析し深層学習（ディープラーニング）をするAIに人間は太刀打ちできない．私たちは単純な記憶からは開放され，パターン認識による判断はどんどんAIが行うだろう．

しかし，このような時代だからこそ，巨大な知と患者さんの心をつなぐ医師の役割は大きくなる．機械ができないことを人は行うべきだ．優しく手を握り「辛かったですね」と共感を示すこと，聴診器を用いた丁寧な診察，患者さんの希望を聞いて最も適切な治療をアドバイスするという医師の役割はより重要となると考える．私は「ベッドサイド教育」を大切にしている．多くの病院で検査を重視する傾向があるが，実は診断の90％は病歴と身体所見で決まる．ベッドサイドにおける実際の診療では，共感を示しながらどう患者さんに声をかけるか，診断のキーワードを見つける病歴聴取法，鑑別診断に基づき何に着目して身体所見をとるかを医学生や研修医に見せることができる．もちろん私自身が診断に難渋することもある．しかし，これらをすべて見せることにより教科書からは学べない患者さんへの思いやりや診察技術，医学の奥深さを彼らは学ぶはずだ．失われつつあるアートである「ベッドサイド教育」を通じて，これからも若い世代に教え続けていきたい．

医療におけるサイエンスとは，内科医なら病気を的確に診断し治療する知識，外科医なら短時間で華麗に手術を行う技術だ．しかし，医療はサイエンスだけでは十分でない．患者さんを思いやるアートも大切だ．小さい子どもをもつ母親が病気の子どもの手を握り「お母さんが朝までこうしているから安心して眠ってね」という，この思いやりこそアートだ．サイエンスとアートを兼ね備えた実力ある心優しい医師をたくさん育てたいと思う．

〈山中克郎〉

第3章　神経疾患を病歴聴取と身体所見で鑑別する！

7. 痙攣

望月仁志，宇川義一

はじめに

　痙攣を生じる疾患は多岐にわたるが，重篤な疾患の一症状としてみられることもあり，その鑑別を迅速かつ的確に行い治療方針を決定することが重要である．また，多くの全身痙攣は数分以内に終わるが，それ以上に続くときは痙攣重積状態となり，予後を左右して，命にかかわることもある．緊急性があるために専門医に相談する時間がないかもしれない．そんななかでの初期対応で，検討すべきこと，実施すべきことについて述べる．

> **症例**
> 65歳女性
> 主訴：痙攣
> 現病歴：パートの仕事中，倒れて痙攣しているところを職場の同僚に発見された．救急車にて搬送中には痙攣は止まっていたが，問いかけに応答はなく，体をゆさぶると開眼した．救急外来到着後，再び全身痙攣の状態となった．既往歴などは聴取できない．全身痙攣前のバイタルサインは，血圧 130/72 mmHg，脈拍数 68回/分，体温 37.7℃，呼吸数 14回/分であった．

1. まず何を考えるか

① 病態は何か？

　どのような病態においても同じことであるが，放置すると致死的になる，もしくは予後が大きく変化する病態を念頭に治療にあたる．そのうえで，「痙攣」がどのような病態であるかを判断するために，まずは**注意深い観察が重要**である．
　痙攣は全身または身体の一部の筋群の，不随意で発作性の収縮である．原因となる病変部位は，脳のみならず，脊髄，末梢神経，筋肉の可能性もある．原因となる病態としては，炎症，感染，血管障害，腫瘍などの器質的疾患，電解質異常，代謝疾患，脳循環障害などの全身疾患に付随する症状の場合もある．「痙攣」の診察にあたり，それが「痙攣」ではなく不随意運動であることもあり，そのような面でも注意深い観察が必要である（間違いやすい不髄意運動には振戦があり，これは規則的な一定の筋肉の動きであるのに対して，痙攣は発作的かつ一過性である）．

② まず実施すべき事項

　まず実施すべき事項は，**バイタルサインを確認**すること，そして**痙攣が続いている場合（痙攣**

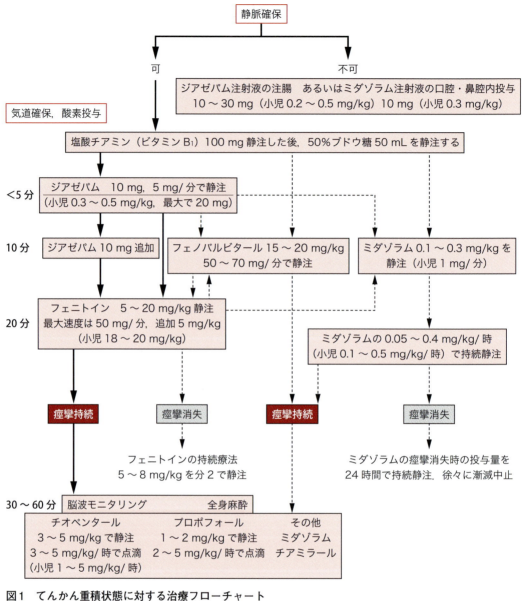

図1 てんかん重積状態に対する治療フローチャート
文献1より引用
━━▶：標準的な治療，╴╴▶：別の選択肢

重積状態）は，生命の危険があるので痙攣を止めることが重要である．原因となる病態が明らかな場合は，それに対する治療を行うと同時に，すみやかにジアゼパムをはじめとする抗痙攣薬の静注治療を行う．痙攣は代表的なてんかん発作の一型ではあるが，「痙攣＝てんかん」ではない．そのため痙攣重積状態は痙攣が継続する状態であって，厳密にはてんかん重積状態（status epilepticus：SE，**Advanced Lecture** 参照）とは定義が異なるが，対応としてはてんかん重積状態の治療フローチャートに従って対応する（図1）．このフローチャートに従って痙攣を止めるが，自分1人で手に負えないと感じたとき，かつ応援医師を呼べる状況の際には，上級医，神経内科医，脳外科医，麻酔科医などの応援を呼ぶことも早々に検討する．

表　全身痙攣の原因となる主な疾患・病態

1.	てんかん，熱性痙攣
2.	中枢神経感染症：脳炎，脳膿瘍，髄膜炎
3.	脳血管障害：脳出血，脳梗塞，くも膜下出血，血管奇形
4.	脳腫瘍
5.	頭部外傷：外傷後てんかん，脳挫傷，脳出血，硬膜外血腫，硬膜下血腫
6.	内科疾患 内分泌代謝疾患：電解質異常（低Na，高Na，低Ca血症），テタニー，血糖異常，糖尿病ケトアシドーシス，非ケトン性高浸透圧性糖尿病性昏睡 自己免疫疾患：中枢神経ループス，Sjögren症候群，自己免疫性脳症など 消化器疾患：肝性脳症，冬季下痢症など 呼吸器疾患：低酸素脳症 悪性腫瘍：脳血管障害，頭蓋内転移，腫瘍随伴症候群 免疫抑制状態：脳炎，髄膜炎，進行性多巣性白質脳症 ミトコンドリア病，Reye症候群，尿毒症性脳症
7.	薬物：気管支拡張薬（テオフィリン，アミノフェリン），リドカイン，抗ヒスタミン薬，抗菌薬，向精神薬，抗コリン薬 覚せい剤，危険ドラッグ，造影剤など
8.	中毒：一酸化炭素，鉛，砒素，リチウム，アトロピン
9.	細菌毒素：破傷風（痙笑，開口障害，嚥下障害，強直性痙攣），ボツリヌス
10.	アルコール離脱症候群（断酒後6〜48時間）
11.	子癇発作：周産期の妊婦もしくは褥婦（異常な高血圧，痙攣，意識障害を伴う）
12.	熱射病，熱中症
13.	全身状態不良：断眠など
14.	心因性発作：転換性障害（ヒステリー），過換気症候群など

文献1，2を参考に作成

3 初期対応

　初期対応としては，気道確保，酸素供給，血管確保，循環維持に加えて，原因が明らかな場合を除いては，採血後にチアミン（ビタミンB₁）100 mgを静注した後に，20〜50％ブドウ糖を40〜50 mL静注する．全身痙攣には，呼吸抑制・血圧低下に注意しつつ，ジアゼパム 5〜10 mgをゆっくり静注する．痙攣が止まらないときは，3分ごとに計20 mgまで反復する．ジアゼパムの効果は数十分しか持続しないので，心電図モニターで不整脈，徐脈に注意しながらフェニトイン（アレビアチン®）250 mgを5分以上かけてゆっくり静注する．最近では，フェニトインの代わりにより安全性が高いホスフェニトインナトリウム（ホストイン®）を22.5 mg/kgを15分かけてゆっくりと静注することが多い．これらの対応で痙攣が止まらないときは，レベチラセタム（イーケプラ®）1,000〜2,000 mgの静注（15分以上かけて）をするか，麻酔の導入を行う（レベチラセタムは2015年より販売が開始された薬剤であるため，図1には記載がない）．

2. 系統的な鑑別診断の進め方と病歴聴取，診察のポイント

1 検査と病歴聴取による痙攣の原因の検索

　はじめに，原因がてんかんを含む脳疾患によるものか，全身性疾患に伴うものかを鑑別する．痙攣の原因となる主な疾患・病態を表に示した．
　まずは，全身性疾患の鑑別のために，通常の緊急検査（血算，生化，特に電解質，血糖，アン

モニア，凝固系など），心電図，胸部X線を行う．それに追加して，動脈血ガス，ビタミンB系，気管支拡張薬・抗てんかん薬などの薬物血中濃度，内分泌系，プロラクチン（脳由来の全身痙攣後15〜20分をピークに増加），急性中毒スクリーニングを必要に応じて行う．

脳の器質的疾患の鑑別のためには，脳画像検査（脳CTもしくはMRI），中枢神経感染症に対して髄液検査，てんかんに対して脳波を実施する．脳器質的疾患が完全に否定できないときは早期対応として脳画像検査は必要である．また，頭部外傷，心疾患，糖尿病，脳卒中の既往歴，普段の精神状態，てんかんの既往歴・家族歴の確認も重要である．

はじめて搬送されてきた患者に対しては，現病歴，既往歴ははっきりしないことも多いが，得られた少ない情報からヒントを見つけ出す．例えば，数日前からの発熱などの感染症候があれば，脳炎，髄膜炎，脳膿瘍，自己免疫性脳症などの発熱を伴う疾患が鑑別にあがるし，過度のアルコール飲酒があれば，アルコール離脱症候群，アルコール性てんかん，Wernicke脳症の可能性を疑う．脳卒中に伴う痙攣発作には，発症早期の痙攣と2週間以降に生じる遅発性痙攣がある．これらの痙攣発作は脳梗塞の8％，脳出血の3％，くも膜下出血の10％に生じるとされる[3]．過去に痙攣発作の既往があればてんかんの可能性があるし，内服薬が多様な際は薬剤誘発性の痙攣の可能性も疑う．

2 診察所見からの原因の検索

診察では，一般的な内科診察のなかでも，特に意識レベル，チアノーゼ，栄養状態，外傷，舌の咬傷，尿失禁の有無を観察する．痙攣が収束した後で意識レベルがはっきりしないとき，バイタルサインのなかで収縮期血圧が100 mmHg以下と低いときは脳疾患よりは全身性疾患の可能性を疑う．神経学的所見では，髄膜刺激徴候の有無，瞳孔の大きさとその反射，四肢運動の有無，腱反射の左右差，病的反射の有無から局所神経徴候の有無を判断する．可能であれば眼底を観察してうっ血乳頭の有無を確認する．

心因性発作は精神的な要素で生じるが，本当のてんかん発作と同じ患者に併存することも多く，その患者のすべての発作が心因性発作と決めつけることはしない．臨床症状の推移を観察しながら，精神的な背景を考慮して，慎重に診断を確定する．参考になる症状としては，首の規則的・反復的な左右への横振り運動のほか，発作の最中に閉眼している場合，発作中に泣き出す場合，発作出現に先行して1分以上の閉眼・動作停止を伴う疑似睡眠状態が出現する場合に，心因性発作の可能性が高いとされる[4]．バイタルサインがほぼ正常であること，視線が検者を避けること，全身性の痙攣にもかかわらず会話可能なことも心因性発作を疑う参考になる．

3. 呈示症例の診察・検査結果と診断

呈示した症例は，数日前から体調不良を訴えており，搬送当日の朝は38℃の熱があったことが後ほど同僚の話から判明した．痙攣は1分以内に自然に止まり重積状態にはならなかったが，意識レベル（Glasgow coma scale：E3V3M4）の改善はなかった．

検査：髄膜刺激徴候，瞳孔異常，四肢運動の左右差はなかった．脳CTでは明らかな異常は指摘できず，血液検査では，血算・生化学・凝固系に異常なく，CRP 0.21 mg/dL，抗核抗体は640倍であった．髄液検査では，細胞数98個/μL（単核球96％），タンパク123 mg/dL，糖61 mg/dL（血糖127 mg/dL）であった．

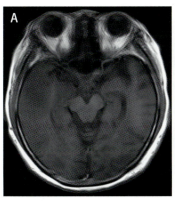 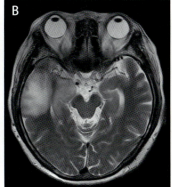 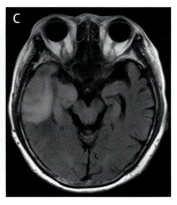

図2　搬送から2日後のMRI所見
　A）T1強調像，B）T2強調像，C）FLAIR像．右側頭葉に異常影を認める

治療：無菌性脳脊髄炎，特に単純ヘルペス脳炎の可能性を念頭に，アシクロビル1,500 mg/日を開始，抗てんかん薬も継続した．自己免疫性脳症の可能性も念頭にステロイドパルス療法も同時に併用した．

経過・診断：その2日後の脳MRIでは，図2に示すようにT2強調像，FLAIR像にて右側頭葉に高信号の病変を認め，単純ヘルペス脳炎が強く疑われた．後日，髄液での単純ヘルペスウイルスPCR陽性が確認された．症状は徐々に快方に向かい，第30病日わずかな高次機能障害は残すのみで自宅退院となった．痙攣発作で発症した**単純ヘルペス脳炎**であった．

Advanced Lecture

1 痙攣性失神（convulsive syncope）

　失神発作の症状として，意識消失時に短い（15秒以内くらい）痙攣を伴うことがある．これは痙攣性失神と呼ばれ，てんかん発作との鑑別が重要であるが，その病態生理についてはよくわかっていない．虚血により影響を受けやすい大脳皮質が機能低下を起こして脳幹への抑制が解除され，脳幹の活動性が相対的に上昇して症状が出現する[5]とする考えや，もともと脆弱性のある部位に低血圧による虚血の影響が生じて症状が出現するという説[6]もある．

2 てんかん重積状態（status epilepticus）

　SEとは，「発作がある程度の長さ以上に続くか，または短い発作でも反復し，その間の意識の回復がないもの」と定義されている．これまでは30分とするのが一般的であったが，治療開始の目途となることも含めて10分もしくは5分以上続けばSEとして治療を開始することが推奨されている[1]．

> **● Point ●**
> ・全身痙攣は数分以内で落ち着くことが多い
> ・痙攣の対応では,まずバイタルサインの確認,気道,呼吸,循環の管理を行う
> ・痙攣重積状態になった際は検査と同時に注射薬で痙攣頓挫の治療を行う
> ・基本的な診察と検査所見から,早期に病態を推測し治療方針を決定する

文献・参考文献

1) 「てんかん治療ガイドライン2010」(日本神経学会/監,「てんかん治療ガイドライン」作成委員会/編),医学書院,2010
2) 赤松直樹,他:痙攣(てんかん重積状態,てんかん発作を含む).「神経内科研修ノート」(永井良三/監,鈴木則宏,他/編),pp159-162,診断と治療社,2015
3) 卜部貴夫:けいれん(痙攣).日本内科学会雑誌,99:3091-3096,2010
4) 兼本浩祐,他:心因性非てんかん性発作(いわゆる偽発作)に関する診断・治療ガイドライン.てんかん研究,26:478-482,2009
5) Gastaut H & Fischer-Williams M:Electro-encephalographic study of syncope;its differentiation from epilepsy. Lancet, 273:1018-1025, 1957
6) Riley TL & Friedman JM:Stroke, orthostatic hypotension, and focal seizures. JAMA, 245:1243-1244, 1981

プロフィール

望月仁志(Hitoshi Mochizuki)
宮崎大学内科学講座 神経呼吸内分泌代謝学分野
妻の故郷である宮崎県で臨床神経学の実践,神経生理学と砒素中毒の研究に励んでいます.

宇川義一(Yoshikazu Ugawa)
福島県立医科大学 神経内科学講座

第3章 神経疾患を病歴聴取と身体所見で鑑別する！

8. 筋力低下

永井太士，砂田芳秀

はじめに

　神経系を専門としない医師にも，救急科外来や総合診療科外来では筋力低下を主訴とする患者の診療をする機会は多いと思われる．筋力低下は「運動の企図→上位運動ニューロン→下位運動ニューロン→神経筋接合部→骨格筋」という一連のシステムの，どこかに異常があり出現する．腱反射や徒手筋力テスト（manual muscle testing：MMT）をはじめとする神経診察を適切に行えば，初期研修医にも責任病巣（site of lesion）を突き止めることができる．本稿では筋力低下に関して，病歴聴取，神経診察所見をもとに，鑑別診断のポイントを解説する．

> **症例**
> 48歳男性
> 主訴：手足に力が入らない
> 現病歴：4月中旬の某日，歩行時に左足が内反するようになった．2日目には両側足関節において足の背屈底屈がしにくくなり，両手の握力が弱くなった．4日目には1歳の娘を抱き上げられなくなった．6日目に近医を受診し，頭部CTでは異常を認めないため当科に紹介された
> 既往歴／家族歴：特記事項なし

1. まず何を考えるか

　神経疾患の診断をつけるプロセスで最も重要なことは「**責任病巣（site of lesion）を明らかにする**」ことであり，ついで「そこで何が起きているのか（病因は何か）」へと思考を進め，「疾患は何か」という臨床診断へ到達する．
　筋力低下（麻痺）を呈する患者をみたときには，**表1**に示すように「筋力低下パターン」により，ある程度責任病巣を推測できる．例えば，**片麻痺**であれば大脳半球〜脳幹，または頸髄の病変，**対麻痺**であればまず胸髄病変を疑う．限局した肢の筋力低下（**単麻痺**）では，中枢性か末梢性かを鑑別する．この場合，筋力低下パターンの確認に加え筋トーヌス，筋萎縮の有無，腱反射の診察が重要となる（**表2**）．痙縮や腱反射の亢進は上位運動ニューロン障害を，弛緩性麻痺や腱反射消失は下位運動ニューロン障害を示唆する．下位運動ニューロン障害の場合，その障害が脊髄前角，脊髄前根，神経叢，あるいは末梢神経のいずれに生じているかを判断しなくてはならない（第2章-2参照）．
　本症例のような**四肢麻痺**の場合は，頸髄，下位運動ニューロン，神経筋接合部，筋など多彩な

表1 筋力低下パターンから推測される責任病巣

筋力低下パターン		責任病巣	頻度の高い疾患
単麻痺 monoplegia	上肢	・末梢神経 ・脊髄前角 ・大脳皮質・放線冠	・外傷性末梢神経障害 ・ポリオ後遺症 ・脳梗塞
	下肢		
片麻痺 hemiplegia	片側の上下肢	・大脳半球～脳幹 ・頸髄	・脳梗塞, 脳出血 ・頭部外傷 ・脳腫瘍
対麻痺 paraplegia	両下肢	・胸髄 ・大脳傍正中 ・末梢神経	・多発性硬化症 ・視神経脊髄炎 ・外傷性脊髄損傷 ・脊髄梗塞
四肢麻痺 tetraplegia	全体	・頸髄 ・末梢神経 ・神経筋接合部 ・筋	・頸髄損傷 ・Guillain-Barré症候群 ・重症筋無力症 ・周期性四肢麻痺 ・低K血症
	近位筋優位	・神経筋接合部 ・筋 ・末梢神経	・重症筋無力症 ・低K血症 ・多発筋炎/皮膚筋炎 ・Guillain-Barré症候群

表2　上位運動ニューロン障害と下位運動ニューロン障害の鑑別

	上位運動ニューロン障害	下位運動ニューロン障害
筋萎縮	−	+
線維束性収縮	−	+
腱反射	↑	↓〜−
筋トーヌス	↑	↓
病的反射	+	−

＋：あり，−：なし，↑：亢進，↓：低下

責任病巣を鑑別する必要がある．いずれにせよ責任病巣が推定できれば，それが正しいか確認するために画像検査や神経電気生理学的検査を進める．

2. 系統的な鑑別診断の進め方と病歴聴取，診察のポイント

1 どう病歴聴取するか

1）発症と症状経過については「途切れ目なく」聴く

「突然に発症し症状が持続している」「急性の経過で症状が進行・増悪している」という経過は緊急処置を要する"red flag"である．

2）「発症前」にも気を配って聴く

Guillain-Barré症候群などの神経免疫疾患では，「先行感染症」のエピソードが重要である．また，硬膜下血腫や頸髄損傷などでは，自らは症状の原因と認識できないような「ちょっと転んだだけ」のエピソードも珍しくない．これら発症前のイベントは，こちらから聴かないと患者自らは語らないことも多い．

3）日常生活でどのような動作に支障があるか具体的に聴く

階段の上りが困難・しゃがみ立ちが困難（下肢近位筋），スリッパが脱げやすい（前脛骨筋），階段が下りにくい（痙性対麻痺），シャンプーのとき腕が上がらない（上肢近位筋），小さな物がうまくつまめない（上肢遠位筋・手内筋）などにより，筋力低下の部位を推測できる．

2 神経診察から責任病巣を推測する

1）徒手筋力テストと腱反射，病的反射の所見を駆使する

本症例は病歴からも四肢の筋力低下を呈しており，表1では四肢麻痺のパターンに相当する．この場合，責任病巣としては頸髄，下位運動ニューロン，神経筋接合部，筋が考えられる．

このような症例では，やはりMMTが大切である．MMTで個々の筋における筋力低下の有無とその程度について評価し，次に全体として筋力低下はどのような分布をとっているかを評価する．一般に末梢神経障害では遠位筋優位，神経筋接合部疾患や筋疾患では近位筋優位の筋力低下パターンといわれているが，これはあくまで原則であり例外についても知っておく必要がある．末梢神経障害のなかでも下位運動ニューロン障害や脱髄性ニューロパチーでは近位筋優位のことがあり，筋疾患でも筋強直性ジストロフィーや遠位型ミオパチーでは遠位筋優位のパターンを呈する．

さらに屈筋と伸筋といった拮抗筋間の乖離にも注意する．上位運動ニューロン障害の場合，上

肢では伸筋群，下肢では屈筋群に筋力低下が目立つ．さらに腱反射，病的反射，筋トーヌスについての評価をあわせれば上位運動ニューロン障害か下位運動ニューロン障害かの区別をつけられる（表2）．

2）筋力低下以外の症状がないかも確認する

筋力低下のみならず感覚障害も伴うならば筋疾患や神経筋接合部疾患は除外できる．急な膀胱直腸障害があれば脊髄疾患を想起できる．運動系以外の神経系統の異常の有無まで考慮すると，さらに詳しい局在診断が可能となる．

3. 呈示症例の診察・検査結果と診断

現病歴：発症前の様子を聞くと「4月初旬から鼻汁，咳嗽などの感冒様症状がみられた」との先行感染の情報を得た．

診察：一般身体所見に異常を認めなかった．神経学的には脳神経は正常．握力は右5 kg，左9 kgと左右ともに低下しており，MMT（右，左）を行ったところ上肢では三角筋（5，5），上腕二頭筋（4，4＋），上腕三頭筋（5－，5），手根伸筋群（4－，4＋），手根屈筋群（4，4），総指伸筋（4，4），深指屈筋（4－，4），第一背側骨間筋（4－，4－），小指外転筋（4－，4－），下肢では腸腰筋（4＋，4＋），大腿内転筋群（5，5），中殿筋（5，5），大腿四頭筋（5，5），ハムストリングス（4＋，4＋），前脛骨筋（4，4－），腓腹筋（5，5－）．俯瞰すると右側優位の四肢筋力低下で，下肢では近位筋にも筋力低下はあるが全体として遠位筋優位の筋力低下の分布である．腱反射は四肢で減弱していた．そのほか，感覚系，協調運動，自律神経系には異常を認めなかった．

検査：末梢神経障害を疑い神経伝導検査を施行した．四肢の運動神経においては神経中間部において伝導ブロック様の所見がみられた．感覚神経には異常を認めなかった．髄液検査ではタンパク細胞解離はなく，そのほかの異常もなかった．

診断：Guillain-Barré症候群（acute motor conduction block neuropathy：AMCBN）[1]

経過：発症6日目に入院し免疫グロブリン大量静注療法を施行した．発症15日目には筋力はほぼ正常となり退院した．後日，入院時の血液検査での血清抗ガングリオシド抗体が陽性であったと判明した．

●ここがピットフォール

① 例外も知っておこう

急性に発症した筋力低下の場合には，上位運動ニューロン障害と下位運動ニューロン障害を区別するのに表2の原則は必ずしも当てはまらない．

筋萎縮：末梢神経障害では神経再支配による代償が効かなくなってはじめて筋萎縮が出現する．原疾患にもよるが，少なくとも発症2週間以内の急性期にはみられない．

腱反射：呈示症例のようにGuillain-Barré症候群のような末梢神経障害でも腱反射が保たれている場合がある．また脊髄障害による対麻痺の急性期では腱反射は低下，または消失していることがある（spinal shock）．

表3 真の筋力低下と間違いやすい状況

- 運動失調（小脳性，感覚性）がある
- 錐体外路障害がある
- 対象部位に痛みがある
- モチベーションの問題（高次脳機能障害，心因，詐病）
- 理解力の問題

② 本当に"筋力低下"か？

表3に示すようなさまざまな状況で，患者は「力が入らない」と訴える．これらを「真の筋力低下」すなわち「上位運動ニューロン → 下位運動ニューロン → 神経筋接合部 → 骨格筋」のどこかに障害がある状態と混同しないよう注意する．

● Point ●

- 障害部位の推定のために筋力低下のパターンに着目する
- 四肢麻痺の場合にはMMTによる筋力低下の分布を把握する
- 筋力低下の具体的な症状を聴取することでも，筋力低下の部位を推定できる
- 筋萎縮の有無，筋トーヌス，腱反射，病的反射，感覚障害の有無などの所見を加味して責任病巣を推定する
- 責任病巣が推定されれば，自ずと次の検査計画（画像検査や電気生理検査など）が立案できる

文献・参考文献

1) Manganelli F, et al：Case of acute motor conduction block neuropathy（AMCBN）. Muscle Nerve, 39：224-226, 2009
2) 園生雅弘：筋力低下―徒手筋力テストについて．脊椎脊髄, 27：8-16, 2014

プロフィール

永井太士（Taiji Nagai）
川崎医科大学 神経内科学教室
神経内科領域では症候学，神経筋電気診断に特に興味があります．日常診療においては内科領域全般の診療能力を身につけることが大切と考えており日々研鑽しております．

砂田芳秀（Yoshihide Sunada）
川崎医科大学 神経内科学教室
1983年岡山大学医学部卒．東京大学神経内科入局後，1993～1996年米国アイオワ大学医学部留学．帝京大学医学部神経内科 講師を経て，1999年より川崎医科大学神経内科 教授．神経筋疾患の病態解明と治療法開発がライフワーク．神経内科は基礎研究と臨床が直結した夢のあるexcitingな分野です．

第3章 神経疾患を病歴聴取と身体所見で鑑別する！

9. 不随意運動

荻野　裕

はじめに

　不随意運動とは自らが意図しないのに身体（全身のことも一部分のこともある）が動いてしまう症状である．はじめて見るとどのように診断を進めたらいいかイメージが湧きにくいものだと思う．診療場面では**まずは不随意運動を観察するのが大切である**．不随意運動はその性状からいくつかのタイプに分けることができ，タイプごとにある程度原因疾患の目安をつけられる．もちろん神経内科的疾患が原因のことが多いが，内科疾患や服用薬剤が原因であることも多く，当たり前のことであるが目の前の不随意運動にとらわれすぎずに広く病歴聴取，全身診察を行うことが重要である．また，不随意運動の診療では不随意運動そのものだけでなく原因となる疾患や病態をつきとめて根本的な対処を行うことがゴールであることを常に銘記しておいてほしい．

> **症例**
> 76歳男性
> 主訴：右手のふるえ
> 現病歴：75歳のとき右手のふるえに気づいた．力を入れず手を下げているときに指先のふるえが出現する．手を使っているときにはふるえはなくなる．少しふるえが強くなってくるようで受診
> 既往歴：特記することなし．常用薬なし

1. まず何を考えるか

　この76歳男性の患者は「右手がふるえてしまう」という主訴で来院した．これは右手が不随意に動いてしまうということでまさに「不随意運動」である．

■ この不随意運動はどういうタイプか？

　不随意運動にはさまざまなタイプがある．専門的にはかなり細かく分けることもあるが代表的なものを解説する．

1）振戦（tremor）

　最大の特徴として規則正しいリズムを呈すること（律動性）がある．動きは複雑でなく主動筋と拮抗筋が交互に収縮し関節が伸展・屈曲をくり返す運動である．患者は「ふるえ」と表現することが多い．不随意運動のなかでは多くみられ，遭遇することも多くイメージはつかみやすいと思われる．振戦はその出現しやすい状況で静止時（安静時と言うこともある．代表的な病気は

表　それぞれの不随意運動の代表的な原因疾患

1. 振戦	4. アテトーゼ
静止時：Parkinson病	・脳性麻痺
姿勢時：本態性振戦，甲状腺機能亢進症	・種々の基底核疾患
動作時：小脳失調（原因はさまざま）	5. ジストニア
2. ミオクローヌス	・脳性麻痺
多くは大脳皮質起源	・遺伝性ジストニア
a）ミオクローヌスのみを呈する	・種々の基底核疾患
・生理的（睡眠時，吃逆など）	・薬剤性ジストニア
・本態性ミオクローヌス	6. バリスム
b）てんかん性	・病巣は視床下核が想定されている
c）症候性（種々の疾患や病態に伴って起きる）	・多くは血管障害に伴う
・代謝性脳症	7. チック
・感染（稀だがCreutzfeldt-Jakob病は有名）	・チック
・無酸素脳症	
・頭部・脊髄外傷	
・薬剤性	
・その他種々の神経疾患	
3. 舞踏運動	
・Huntington病	
・小舞踏病（Sydenham舞踏病/リウマチ性舞踏病）	

Parkinson病），姿勢時（本態性振戦と甲状腺機能亢進症が有名），動作時（小脳失調が代表的）に分ける．

　本態性振戦は日常臨床で比較的よく遭遇する．中年以降に姿勢時の手指振戦をきたす疾患である．周波数は8〜10 HzとParkinson病より高いことが多い．原因はまだ不明であるが家族性の発症をみることがある．

2）ミオクローヌス（myoclonus）

　ミオクローヌスは突発するすばやく持続時間の短い不随意運動である．何かに驚いたときにびくっと動いてしまうのをイメージするとわかりやすいであろう．

3）舞踏運動（chorea）

　見た目が踊っているようだということで名付けられた．比較的速く，不規則な運動で四肢に強くみられることが多い．顔面では顔しかめや舌を出すような動作がみられる．代表的な疾患はHuntington病である．

4）アテトーゼ（athetosis）

　本来の言葉の意味は「固定が不能」である．四肢によくみられる，ゆっくりとねじれるような動きである．

5）ジストニア（dystonia）

　本来は運動というよりも異常姿勢というべきものである．筋トーヌスの亢進に伴い頭部や四肢に起こる異常姿勢を指す．頸部の曲がる斜頸や特定の動作に伴って起こる書痙などもジストニアの一型である．ジストニアやアテトーゼはいわゆる「脳性麻痺」と呼ばれる例をイメージしていただくと理解しやすいであろう．四肢や体幹の極端な姿勢と，四肢のゆっくりとした動きである．

　ジストニアは薬剤性にもみられることがあり，服用している薬剤の確認が重要である．抗精神病薬に代表されるドパミンブロッカーが原因となる．発症の時期により投与開始時に起こる「急

性ジストニア」と長期投与後に起こる「遅発性ジストニア」に分けられる．抗精神病薬以外に吐き気止めや胃薬にもドパミンブロッカーがあるので注意が必要である．

6）バリスム（ballism）

上肢や下肢を勢いよく投げ出すような激しくすばやい動きである．多くは片側でみられ対側の視床下核を含む血管障害に伴って起こることが多い．

7）チック（tic）

顔面や頸，肩などのすばやく短い動きである．動きは常同的であり同じ動きをくり返すことが多い．

それぞれの代表的な原因疾患を表に示す．

痙攣と不随意運動の見分け方がわかりにくいと感じる方もおられるようなので解説する．痙攣という用語は現在2つの意味で使われる．1つは筋肉そのものが痛みを伴い硬直する筋痙攣（cramp）であるが，これは不随意運動との鑑別が問題となることはないであろう．もう1つはてんかんに伴う動きについて痙攣（convulsion）と呼ぶ場合である．四肢ががくがくと動いていても意識障害を伴い突発すればこれは全般性てんかん発作だと診断するのに困難はないであろう．一方，部分発作と呼ばれる意識障害を伴わないてんかんの一部は不随意運動に見える場合がある．一次運動野に起源がある場合は一次運動ニューロンの発火によりその支配筋が収縮を起こす．ゆっくりとした動きである場合もあるし，速い動きを断続的に起こす場合もある．現象だけを見れば不随意運動と見ることもできるが脳波などの検査でてんかん性であることが確認されれば一般には「てんかん」として扱う．

2. 系統的な鑑別診断の進め方と病歴聴取，診察のポイント

当然であるが病歴については発症年齢，発症形式，経過などが他疾患と同様に重要である．不随意運動については起こる部位，どのような状況で起こるか（静止時か動作時か），既往歴，薬剤服用（特に抗精神病薬，抗パーキンソン病薬，β刺激薬）の有無，家族歴（遺伝性疾患の有無）などを確認する．

不随意運動の診断ではその不随意運動のタイプが何かということが重要である．タイプがわかれば責任病巣や原因疾患の目星がつくことが多いからである．

観察が大切である．いきなり患者に触るようなことをせず修飾を受けていない不随意運動を観察する．詳細は後述するが観察項目は① **律動性の有無**，② **動きの速さ**，③ **運動が複雑なものか単純なものか**である．静止時に起きなければ姿勢をとらせたり指鼻指試験などの動作をさせたりしてみる．暗算をさせたりして緊張させると不随意運動が出やすくなることもある．間欠的なもので診察時にみられない場合は動画を撮ってもらい，次の外来で起こっているところを観察するようにしている．

不随意運動だけに気をとられすぎず，必ず，すべての内科診察（例えば甲状腺機能亢進では発汗や頻脈），神経診察（小脳症状や固縮などParkinson症状の有無）を行うこと．

不随意運動の見分け方のアルゴリズムを図に示す．

最初に律動性の有無に着目する．規則正しいリズミカルな運動であればおおむね振戦と考えてよい．振戦は関節の進展・屈曲などシンプルな動きである．

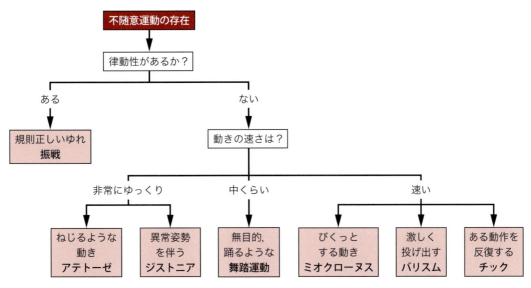

図 不随意運動分類アルゴリズム
「荻野 裕：ふるえ，不随意運動．内科 113（5），p.838，2014」より許諾を得て改変し転載．

　次に運動の速度に着目する．非常にゆっくりとした運動はアテトーゼであることが多い．ジストニアは運動というよりむしろ固定されてみえる．両者はともに基底核病変に伴うことが多く，混在している場合もある．異常姿勢があればジストニアと考えるとわかりやすいであろう．逆に非常に速いびくっとするような動きであればミオクローヌスの可能性が高い．激しく四肢を投げ出すような動きはバリスムを考えるが，脳血管障害の急性期以外ではあまり経験しない．チックは比較的速い，同じ動作（顔しかめ，肩すくめなど）をくり返す運動である．小児期にみられることが多く成人の場合はいわゆる癖（mannerism）の可能性がある．中等度の速度の動きの代表は舞踏運動（chorea，ヒョレア）である．比較的複雑で無目的な動きが続く．

　運動が複雑か単純かは実際にはスピードを見ながら一緒に確認してしまうことが多い．単純な動きは振戦，ミオクローヌス，チックの特徴である．ヒョレアやアテトーゼは複数の関節の動きを伴う複雑な動きである．バリスムは多関節が関与するという面では複雑であるが投げ出すような動き自体にはあまりバリエーションがない．

　不随意運動の原因としては中枢神経疾患が多く，脳血管障害や脳腫瘍の可能性もあるため脳の画像診断は必須である．

●ここがポイント
不随意運動を診るときは先入観をもたず客観的に前述の①〜③の要素を観察すること．はっきりしない場合は無理に決めつけずに見たままを具体的に書いておくのがよい．間違った記載は後の診療の妨げになりかねない．患者の同意を得て動画を記録するのも有用である．

● **ここがピットフォール**

鑑別上問題となるのが心因性のものである．心因性ではあらゆるタイプの不随意運動を呈する可能性がある．前述の特徴に全く合わない場合は心因性を疑う根拠にはなるが，一見特徴を満たすから心因性でないとは言い切れない．不随意運動の責任病巣・原因疾患が見つからない場合は心因性のものを考慮する必要がある．

3. 呈示症例の診察・検査結果と診断

現症：一般内科所見に異常なし

神経学的所見では① 右手関節に律動的で伸展屈曲をくり返すシンプルな不随意運動を認め，振戦と考えた．静止時にみられ運動させると消失した．② 手関節に軽度の固縮，③ 歩行時に右上肢の振り幅の減少を認めた

採血所見：特記する所見なし

頭部MRI：特記することなし

一側の手の静止時振戦と固縮，歩行時の上肢の振り幅の減少からParkinson病，重症度はHoehn-Yahrの重症度分類でIと診断した．

● Point ●

- 不随意運動のタイプを決めるには① 律動性の有無，② 動きの速度，③ 動きが複雑か単純かに着目する
- 不随意運動だけに気をとられずに全身的に内科および神経所見をとることが大切
- 不随意運動のタイプを分けることはゴールではない．その原因となる疾患・病態を明らかにして治療することが最終的な目標である

文献・参考文献

1) 荻野 裕：ふるえ，不随意運動（特集 これだけは知っておきたい！内科医のための神経疾患診療）．内科，113：837-840，2014
2) 「不随意運動の診断と治療―動画で学べる神経疾患 改訂第2版」（梶 龍兒／編），診断と治療社，2016
   ↑不随意運動はやはり百聞は一見にしかず．DVD付き．
3) 「Adams and Victor's Principles of Neurology, Ninth Edition」（Ropper A & Samuels M），McGrawHill Medical，2009
   ↑私もお世話になりました．定番です．

プロフィール

荻野　裕（Yutaka Ogino）
独立行政法人国立病院機構 箱根病院 神経内科
神経難病が専門です．根本的な治療ができない病気ばかりです．診療はもちろんですが今取り組んでいるのは動物（犬）による癒しと介護者（ケアラー）支援です．

第3章 神経疾患を病歴聴取と身体所見で鑑別する！

10. 複視

佐藤泰吾

> **症例**
> 70歳男性
> 主訴：物が二重に見える
> 現病歴：受診4日前に転倒し，頭部を打撲した．受診の約3日前から車の運転をする際に，道路上のセンターラインが二重に見えることに気がついた．同じ頃から新聞を読むときに文字が二重に見えることがあり，また2階から階段を下りてくるときに視野がぼやけて，階段から下りるのに手すりをつかまらないといけなくなった．特に左下を見るときに物が二重に見える感じが悪化すると患者は訴えていた．片側を閉眼すると複視は消失するとのことであった．それ以外に特記すべき症状は認めなかった
> 既往歴：特記すべき既往はない

1. まず何を考えるか[1]

提示した症例に沿いながら，複視へのアプローチを解説したい．
神経症候を呈している患者の診察において何よりも大切なことは部位診断である．本症例は複視を呈しているようである．**複視を呈している患者に遭遇した際，まずは単眼性複視か両眼性複視なのかを考える**．複視を呈する眼位で，片眼ずつ覆い，単眼性複視か両眼性複視を区別する．
両眼性複視であれば，両眼の動きの運動調整ができていないためどちらか片眼の視野を遮断することにより，複視は消失するはずである．単眼性複視であれば，眼球外（コンタクトレンズ，眼鏡）もしくは眼球内に異常を認めるために，健側眼を覆っても複視は消失しない．
単眼性複視であれば，眼科的なアプローチが必要である．
両眼性複視であれば，系統的に鑑別を進めていく．本症例の病歴からは両眼性複視が示唆されるため，神経所見でも確認をしたい．

2. 系統的な鑑別診断の進め方と病歴聴取，診察のポイント[1,2]

1 眼球運動を司る外眼筋と脳神経

はじめに眼球運動を司る外眼筋と支配神経（脳神経）の関係を理解する．図1に示すようにこれらの筋肉や神経が何らかの理由で障害され麻痺（筋力低下）することで複視を生じる．

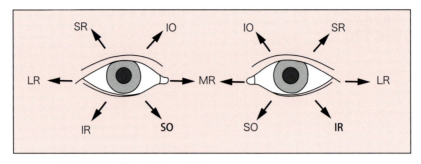

図1 眼球運動と外眼筋・脳神経の関係
文献1より引用
SR：superior rectus muscle，上直筋 ⎫
IO：inferior oblique muscle，下斜筋 ⎭ 動眼神経
LR：lateral rectus muscle，外直筋 …外転神経
MR：medial rectus muscle，内直筋 ⎫
IR：inferior rectus muscle，下直筋 ⎭ 動眼神経
SO：superior oblique muscle，上斜筋…滑車神経
本症例で異常のみられた筋は**太字**としてある

2 複視にアプローチするためのステップ

　注意すべきことは，これらの筋肉や脳神経の障害がどこか1カ所に限定されていると即断しないことである．複視患者において単一の脳神経が障害されている可能性は半数以下といわれている．両眼性複視の場合には，図2のように順序立てて鑑別を進めていく．
　これらのステップを踏んだうえで，どの外眼筋，脳神経に異常があるかを検討する．

3 障害されている外眼筋の把握方法

　外眼筋の異常を同定するためには6方向の基本的注視方向（図1）への注視を患者に指示し，どの方向で複視が生じるかを検討する．複視の方向がわかれば，可能性のある外眼筋を特定の2つに絞ることが可能になる．この症例のように，左下方視時に最も複視が強まれば，左下直筋（IR）もしくは右上斜筋（SO）に異常があると類推できる．そしてそのどちらに異常があるかを次に検討する．どちらの筋に異常があるかを見分けるためには，視診により眼球偏位を観察する．眼球偏位がわかりにくいときには，Hess複像検査などを用いて，どの筋に異常があるかを同定する．本症例のように左下方視時の複視の場合は右上斜筋に異常がある可能性があるために，頭位の傾斜などを利用しながら眼球偏位を検討し，障害されている外眼筋を同定する．上斜筋に異常を認める際には，障害側と反対側に頭部を傾斜させると上下偏位が減少するため，患者の頭部を健側に傾斜させ，少し顎を引いた頭位をとる．また患側に傾斜させると上下偏位は増加する（Bielschowsky頭部傾斜試験）．

4 複視の原因と外眼筋の筋力低下の臨床的意義[3]

　両眼性複視の場合，その原因は以下のように考えられている．
- 脳神経障害（動眼神経，滑車神経，外転神経）：40％
- 眼筋疾患（甲状腺眼筋障害，重症筋無力症）：15％
- 外傷：14％
- 神経核より中枢側の疾患（核間性外眼筋麻痺，斜偏位）：7％

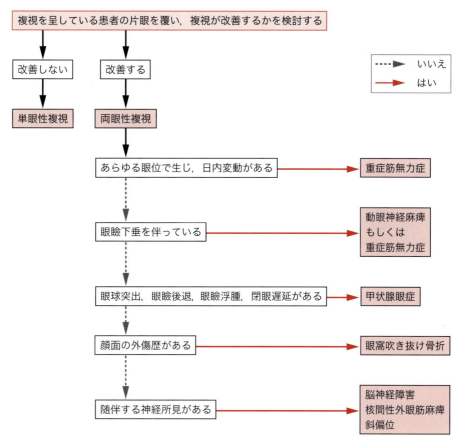

図2 複視にアプローチするためのステップ
文献1を参考に作成

- その他：12％
- 原因不明：12％

　次に，外眼筋の筋力低下とその臨床的意義について述べる．
　動眼神経の不全麻痺は稀である．したがって動眼神経支配下の単一の外眼筋の障害は，動眼神経の不全麻痺とは考えない．単一の外眼筋の障害は，以下のように考える[1]．

- 上直筋の筋力低下：重症筋無力症をまず考える
- 下直筋の筋力低下：甲状腺眼筋障害と眼窩吹き抜け骨折をまず考える
- 内直筋の筋力低下：核間性外眼筋麻痺と重症筋無力症をまず考える
- 外直筋の筋力低下：ほとんどは外転神経の障害であるが，甲状腺眼筋障害と重症筋無力症でも同様の障害になりうることに注意する
- 上斜筋の筋力低下：滑車神経の障害をまず考える
- 下斜筋の筋力低下：下斜筋の筋力低下のように見えるが，実際は上斜筋の腱がさまざまな原因により伸びにくくなった状態に起因することが多い

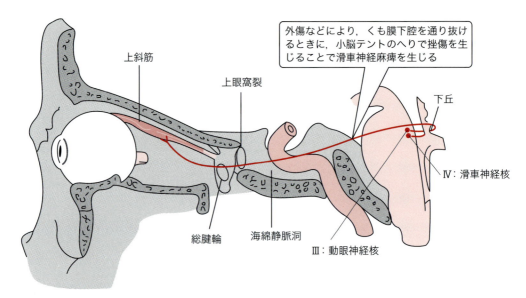

図3 滑車神経の走行
文献4を参考に作成

5 外眼筋を支配する脳神経の異常[4]

複視の原因として特定の外眼筋の異常が同定され，その原因として脳神経の異常が考えられるときには，それぞれの脳神経の解剖学的走行を考え障害部位とその原因を考える．

ここでは誌面が限られるため，呈示した症例で最も疑われる上斜筋を支配する滑車神経の異常について検討する．

滑車神経核は中脳の動眼神経核尾側に存在する．核から出た神経線維は脳幹背側に回り，交叉し対側を走行する．くも膜下腔から小脳テントのへりを越えて硬膜の外へ出た後に，海綿静脈洞を抜け，上眼窩裂を通り，上斜筋に至る（図3）．滑車神経は脳幹部背側から出る点，そして末梢線維が筋に至るまでに交叉する点が，ほかの脳神経との違いであることを確認したい[3]．

また海綿静脈洞付近の解剖は外眼筋を支配する神経が集合する場所であり，複視をよりよく理解するために，しっかりとその局所解剖を理解しておきたい．

なお，滑車神経障害の原因のうち多いものは，虚血性と外傷性である．ほかの外眼筋を支配する神経とは異なり，外傷性の原因が多いことが滑車神経障害の特徴となっている．

3. 呈示症例の診察・検査結果と診断

両眼性の確認：複視が出ている状況下で，患者の片眼を覆うと，複視が消失し，両眼性複視であることを確認できた．神経所見では，左下方視をさせたときに複視が出現し，図4のような眼位を呈していた．頭部を左に傾斜させると上下偏位が減少し，また右側に傾斜させると上下偏位がより目立つようになった．ほかの神経徴候は認めなかった．以上から右滑車神経障害による複視と考えた．

画像検査上，右滑車神経の経路に特別な異常を認めなかった．

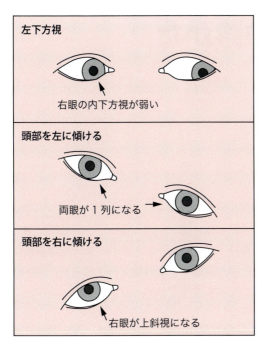

図4　本症例における眼位とBielschowsky頭部傾斜試験
文献1を参考に作成

　病歴とあわせて**外傷に伴う右滑車神経麻痺**と考え，経過観察を行った．複視は徐々に自然軽快し，半年後にはほぼ消失した．

> **Point**
> 1. 複視をみたら，まず単眼性複視と両眼性複視を鑑別する
> 2. 両眼性複視の場合，図2に示したように系統的に複視の原因を考える
> 3. そのうえで眼球運動を評価し，障害されている外眼筋を同定する
> 4. 特定の外眼筋の障害が疑われれば，その外眼筋を支配している脳神経の走行に沿って，異常な部位と原因を検討する

文献・参考文献

1) 「Evidence-Based Physical Diagnosis, 3rd Edition」（McGee S, eds），Saunders, 2012
2) 「神経眼科学を学ぶ人のために」（三村 治/著），医学書院, 2014
3) Morris RJ：Double vision as a presenting symptom in an ophthalmic casualty department. Eye（Lond），5：124-129, 1991
4) 「Anatomic Basis of Neurologic Diagnosis」（Alberstone CD, et al, eds），Thieme Medical Publishers, 2009

プロフィール

佐藤泰吾（Taigo Sato）
諏訪中央病院 総合診療科

第3章 神経疾患を病歴聴取と身体所見で鑑別する！

11. 摂食嚥下障害の診かた

巨島文子

はじめに

嚥下機構は孤束核，疑核など延髄神経核・網様体・嚥下関連ニューロンが複雑に関与し，三叉神経，顔面神経，舌咽神経，迷走神経，副神経，舌下神経などを介して嚥下関連筋群が働く．そのため，神経疾患では嚥下障害を高率に合併して**誤嚥**や**栄養障害**を引き起こし，神経疾患の予後を決定する因子となる．誤嚥について評価して栄養管理を含めた対応をする．

> **症例**
> 85歳男性．身長165 cm，体重50 kg，BMI 18.4
> 既往歴：陳旧性脳梗塞
> 現病歴：誤嚥性肺炎で入院し絶食にて肺炎は軽快したが，食事を再開するとむせて喀痰・咳嗽が増加して発熱がみられた
> 現症：構音障害，嚥下障害，左顔面を含む左片麻痺

1. まず何を考えるか

原疾患により嚥下動態は異なるため，その病態を調べて対応する．嚥下障害を主訴として来院した場合には原疾患の治療により改善する症例もあるため，原因や原疾患の精査を行う．神経内科の立場からは嚥下障害の病態を理解して神経所見や全身を診ることが神経疾患の診断に役立つ．嚥下障害に関する病歴を聴取して嚥下機能の評価や検査を行い，病態を把握したうえで治療計画を立てる（図1）[1,2]．

2. 系統的な鑑別診断の進め方と病歴聴取，診察のポイント

1 病歴聴取

入院前および現在のむせ（嚥下に関係した咳嗽），痰，音声の変化，食事内容，体重などを聴取する．嚥下問診票を用いるとよい[3]．脳卒中や神経筋疾患などの既往歴，服薬内容も確認する．嚥下障害の原因となる疾患を**表1**に示す[4,5]．薬剤により嚥下障害をきたす場合もある[6]．意識障害，低栄養，**高齢者**，ADLの低下，口腔内汚染，多数の内服薬などの因子があると誤嚥の危険性が上昇する[7]．

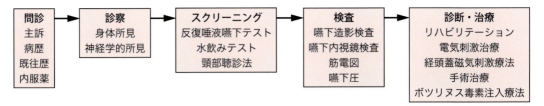

図1　摂食嚥下障害の検査・治療計画
　　文献5より引用

表1　摂食嚥下障害の原因と疾患

A．器質性嚥下障害
1．搬送路の異常と周辺病変の圧迫による嚥下障害
炎症，腫瘍，腫瘤，外傷，異物，奇形，瘢痕狭窄
2．運動障害性嚥下障害（神経筋疾患など）
（1）舌運動障害，口腔咽頭の感覚障害，唾液減少
（2）嚥下反射の異常 　　偽性球麻痺 　　舌咽・迷走神経　求心路の障害 　　嚥下中枢の異常
（3）咽頭・食道の横紋筋の異常 　　1．筋力低下 　　　下位運動ニューロンの障害（球麻痺） 　　　　脳血管障害，運動神経疾患，ポリオ，多発神経炎，筋萎縮性側索硬化症など 　　　神経筋疾患，重症筋無力症 　　　筋疾患，多発筋炎，皮膚筋炎，ミオパチー 　　2．蠕動運動・deglutitive inhibition＊の障害 　　　咽頭・上部食道：狂犬病，破傷風，錐体外路系疾患，偽性球麻痺 　　　上部食道括約筋：舌骨上筋群の異常，輪状咽頭筋弛緩不全
（4）食道平滑筋の異常
B．機能性嚥下障害（搬送路にも搬送機構にも異常のないもの）
（1）嚥下時痛をきたす疾患：急性咽喉頭炎・多発性口内炎など （2）心因性：ヒステリー・拒食症など

＊deglutitive inhibition：蠕動運動を推進する機構で，食塊後方部の収縮運動に対して食塊前方部では弛緩して圧差をつくることで食物推進を図る．咽頭期嚥下運動はこの一連の運動のはじまりである
文献4，5を参考に作成

> 本症例は**高齢**で**脳梗塞**の既往があり内服薬は**5種類**，**杖歩行**である．独居で常食を摂取しており，**水分でむせる**ことが多く食事量が減って**体重も減少**していた．歯磨きの習慣はなかった．

●ここがポイント

原因疾患により嚥下が困難になる食形態は異なるため，食べにくい食形態を確認する．水分でむせやすい代表的な疾患は多発性脳梗塞である．高齢者や筋萎縮側索硬化症，筋疾患など筋力低下をきたす疾患の患者などでは咀嚼が困難で**咽頭残留**を認め，水分以外に固形物も食べにくいとの訴えがある．

2 診察

 高次脳機能の確認および身体診察を行う．姿勢は嚥下機能・排痰・呼吸機能にも関連し，体位変換能力の低下は**肺炎**発症にかかわる[7]．

 口腔・咽頭領域では軟口蓋反射・咽頭反射・絞扼反射・カーテン徴候などを確認する．歯牙と義歯の有無を確認し，開閉口や**咀嚼**機能を診る．無歯顎では咀嚼を要する食品は窒息の危険があり，押しつぶし食などに食形態が制限される．

 軟口蓋反射は前口蓋弓をこすったときに軟口蓋が挙上する反射で，多発性脳梗塞では**嚥下反射**とともに低下することが多い．**軟口蓋麻痺**があると**鼻咽腔閉鎖不全**をきたす．頬を膨らませようとすると鼻から息が漏れ，開鼻声になって鼻から食物が出てくることがある．これは筋力低下を示す筋疾患などでみられる．

 カーテン徴候は，咽頭収縮に左右差がある場合に咽頭後壁が病巣側から健側に引かれる現象である．**声帯麻痺**を合併すると，**嗄声**をきたし排痰が困難となるので注意する．

 頬筋・口輪筋など顔面筋の診察を行う．**顔面麻痺**があると口角から食物がこぼれて口腔内圧が上昇せず，口腔から咽頭への移送が困難となる．

 舌の萎縮や運動を診る．核上性麻痺では挺舌時に舌は麻痺側に偏移し，舌の萎縮とともに**線維束性収縮**がみられる．

 甲状軟骨を触診して**安静時喉頭位置**と**喉頭挙上距離**を確認する．高齢者では安静時喉頭位置は70歳以上では椎体程度，下垂していることが多い．喉頭挙上距離は1横指が正常とされているが，安静時に喉頭が下垂していると1横指では不十分である．

> 本症例では歯牙欠損があり義歯は不適合で咀嚼が困難であった．口腔内汚染があり，食物などが喉に残る感じ（咽頭残留感）があるため水分で流し込んでむせることが多かった．口角から食物がこぼれ（顔面麻痺），麻痺性構音障害と咽頭残留音がみられ，排痰が可能であった．甲状軟骨の位置は下垂しており嚥下時の挙上は1横指以下であった．

●ここがポイント：構音障害の評価

口腔や咽頭，喉頭は発声・構音機能も担っており，嚥下障害には音声障害，構音障害を合併することが多い．**嗄声（声門閉鎖不全），開鼻声（鼻咽腔閉鎖不全），咽頭残留音**（発声時にがらがらと音がする）などに注意する．咽頭残留は筋力低下をきたす疾患や高齢者でみられ，誤嚥の危険がある．

3 簡易検査（スクリーニングテスト）

 嚥下機能を簡便に評価する方法である．**反復唾液嚥下テスト**（repetitive saliva swallowing test：RSST．唾液嚥下回数：3回未満/30秒で陽性），**改訂水飲みテスト**（modified water swallow test：MWST，**表2**），食物テストなどがある．咳テスト，簡易嚥下誘発試験や頸部聴診法も有用である[1, 2]．

> 本症例ではRSST 1回/30秒で嚥下反射の惹起は遅延しており，MWSTは2で水分はむせないが誤嚥している可能性がある（不顕性誤嚥）．痰の吸引ではむせは少なかった．

表2　改訂水飲みテスト（MWST）

冷水 3 mL を嚥下させる
評価基準　1.　嚥下なし　むせる and/or 呼吸切迫 　　　　　2.　嚥下あり　呼吸切迫の疑い 　　　　　3.　嚥下あり　呼吸良好 　　　　　　　　　　　むせる and/or 湿性嗄声 　　　　　4.　嚥下あり　呼吸良好　むせない 　　　　　5.　4に加え，空嚥下の追加を指示し30秒以内に2回空嚥下可能
4以上なら合計3回施行し最も悪い嚥下を評価する

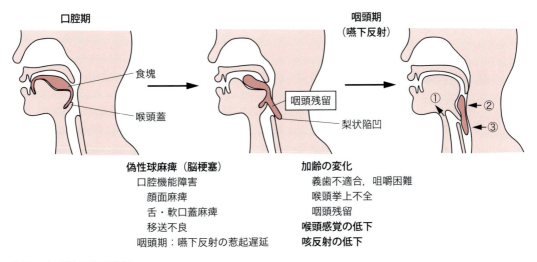

図2　本症例の嚥下動態
　①：喉頭挙上，②：咽頭収縮，③：食道入口部開大

● ここがポイント

水飲みテストはスクリーニングとして有用であるが，エビデンスがあるのは 30 mL 以上である．実際の臨床では誤嚥の危険を考慮して 3 mL から施行する[1, 2]．また，脳卒中では嚥下反射（咽頭期）が遅延するため（Advanced Lecture 参照）増粘剤を用いた水で検査するとよい[8]．

4　検査

喉頭鏡検査は器質的疾患の除外とともに鼻咽腔閉鎖，声帯麻痺などの観察が可能で，食物による評価も可能である．また，スコープの先端で喉頭蓋の先端や披裂部を触知すると披裂軟骨の内転，嚥下運動が起こる（**喉頭感覚**）[9]．**嚥下造影検査**は誤嚥の有無や程度，タイミングなど詳細な嚥下動態を調べることができる[2]．**1**〜**3**の所見を確認し，姿勢や食品を調整する目的がある．

> 本症例では声帯麻痺は認めなかったが喉頭感覚が低下していた．咳反射が低下しており，吸引でむせなかった（Advanced Lecture 参照）．咀嚼困難で口腔から咽頭への移送が不良であった．嚥下反射は遅延して起こるが保たれており，水分では誤嚥を認めた．増粘剤の使用やゼリーでは誤嚥を認めなかった（図2）．

5 摂食嚥下障害の治療・栄養管理

　口腔ケアや**姿勢調整**，**食品調整**，呼吸訓練などリハビリテーションを併用して誤嚥を予防する．嚥下反射の惹起遅延に対してはゼリーや増粘剤を用いる[10, 11]．絶食の判断や適切な食事療法および薬物治療を行うことが誤嚥性肺炎を減少させる[12, 13]．重症例には手術治療，電気刺激治療などを行う[2]．多職種によるチーム医療が必要である．

> 　本症例では義歯調整を行い，ゼリーと増粘剤を使用して嚥下・排痰・呼吸などの訓練を施行した．低栄養に対して経鼻カテーテルによる経腸栄養を併用して栄養管理を行った後，経口摂取が自立して退院した．

3. 呈示症例の診断，まとめ

　本症例は誤嚥性肺炎症例であるが，**脳卒中と加齢の変化による嚥下障害**が原因であった（図2）．肺炎治療だけでは再発をくり返すことになるが，摂食嚥下機能を適切に評価すると治療の糸口が見えてくる．エビデンスのある治療は少ないが病態に対して対応することが重要である．多職種での医療が必要であり，おまかせリハではなく，医師の立場から嚥下障害を診察して理解し治療することで治療の質が向上すると考える．

Advanced Lecture

　気道を防護する機構に嚥下反射と咳反射がある．どちらの反射も肺炎や脳卒中で閾値が上昇しむせのない不顕性誤嚥につながる．出力系の評価のみならず，咳反射，喉頭感覚など**感覚入力**についても評価することが重要である[14〜17]．

文献・参考文献

1) 日本摂食嚥下リハビリテーション学会医療検討委員会：摂食嚥下障害の評価【簡易版】2015改訂．日摂食嚥下リハ会誌，19：179-186，2015
2) 日本神経治療学会治療指針作成委員会：標準的神経治療：神経疾患に伴う嚥下障害．神経治療学，31：435-470，2014
3) 大熊るり，他：摂食・嚥下障害スクリーニングのための質問紙の開発．日摂食嚥下リハ会誌，6：3-8，2002
4) Goyal RK：Dysphagia.「Harrison's Principles of Internal Medicine 17th Ed」(Loscalzo J, ed), pp217-219, McGraw Hill Medical, 2008
5) 巨島文子：診察の進め方とスクリーニング，検査．摂食・嚥下障害，構音障害．Medicina, 51：1238-1241, 2014
6) 金子芳洋，他：中枢神経系に悪影響を及ぼす薬物．「薬と摂食・嚥下障害」(Linette L.Carl LL & Johnson PR/著, 金子芳洋，他/訳), pp31-180, 医歯薬出版, 2007
7) 「嚥下性肺疾患の診断と治療 改訂版」(嚥下性肺疾患の診断と治療 編集委員会/編), ファイザー, 2013
8) 横関恵美，他：急性期脳梗塞による嚥下障害における改訂水飲みテストと1％とろみつき水飲みテストの併用法の有用性について．脳卒中J-STAGE, 2016
9) Ozawa K, et al：Changes in laryngeal sensation evaluated with a new method before and after radiotherapy. Eur Arch Otorhinolaryngol, 267：811-816, 2010
10) 「Dysphagia following stroke」(Daniels SK & Huckabee ML), Plural Publishing, 2013
11) 巨島文子：球麻痺と偽性球麻痺の神経症候．「よくわかる嚥下障害 改訂第3版」(藤島一郎/編著), pp59-73, 永井書店, 2012

12) 日本摂食嚥下リハビリテーション学会医療検討委員会：訓練法のまとめ．日摂食嚥下リハ会誌，18：55-89，2014
13) 日本摂食・嚥下リハビリテーション学会医療検討委員会 嚥下調整食特別委員会：日本摂食・嚥下リハビリテーション学会嚥下調整食分類2013. 日摂食嚥下リハ会誌，17：255-267，2013
14) 海老原覚, 伊豆蔵秀明：誤嚥による咳嗽（特集 咳嗽診療のすべて）．日本胸部臨床，74：1217-1226，2015
15) Nakajoh K, et al：Relation between incidence of pneumonia and protective reflexes in post-stroke patients with oral or tube feeding. J Intern Med, 247：39-42, 2000
16) Watando A, et al：Daily oral care and cough reflex sensitivity in elderly nursing home patients. Chest, 126：1066-1070, 2004
17) Yamanda S, et al：Impaired urge-to-cough in elderly patients with aspiration pneumonia. Cough, 4：11, 2008
18) 「摂食嚥下リハビリテーション 第3版」(才藤栄一, 他/監, 出江紳一, 他/編), 医歯薬出版, 2016

プロフィール

巨島文子（Fumiko Oshima）
京都第一赤十字病院
私は神経内科やリハビリテーションの立場から急性期の摂食嚥下障害に多職種で対応しています．高齢者のみならず嚥下障害をきたす疾患は多く基本的な知識を習得して対応することは今後の診療に必ず役立つと考えます．

第3章　神経疾患を病歴聴取と身体所見で鑑別する！

12. もの忘れ

中島健二

はじめに

　認知症が疑われて受診した例においては，通常，まず認知症かどうか，加齢に伴う生理的なもの忘れ，うつやせん妄など，認知症以外の状態を鑑別する[1]．次に，認知症の原因疾患について鑑別していく（図）．認知症は高齢者に多くみられ，種々の薬物を服用していることも少なくないので，加療中の疾患や服用している薬剤を確認する（表1）．認知症や認知機能障害をきたす疾患にはさまざまなものがある（表2）ので，それらも念頭に診断を進めていく[1]．

> **症例**
> 80歳代女性
> 主訴：もの忘れ
> 　もの忘れを心配した家族とともに受診した．10年前からうつ傾向を示していたが，数年前から物を置き忘れたり，物がなくなった，盗られたなどと訴えることが徐々に増えてきた．また，家事を面倒くさがるようになってきた．さらに，天井の換気扇から人の顔が見えるといった幻視を訴えたり，転倒しやすくなってきた．朝方に急に不安や興奮を示して家人を探しまわることがあった．最近では，家計の管理ができなくなり，買い物に行っても必要な物を買い忘れ，しばしば不必要な物を買って帰るほか，服薬管理もうまくできなくなり，家人に確認してもらうようになった．洗濯物をたたんだりといったことは自分で行い，着替えや入浴なども自分でできていた．

1. まず何を考えるか

　認知症によるものか，加齢に伴う生理的なもの忘れや老年期のうつ病，意識障害の一種であるせん妄などによるものかを鑑別していく（図）．もの忘れが進行性で，日常生活に支障をきたし，体験全体を忘れるような場合には，加齢に伴うもの忘れよりも認知症の可能性が高くなる．せん妄は適切な対応によりすみやかな改善も期待されるのでその鑑別も重要である．

2. 系統的な鑑別診断の進め方と病歴聴取，診察のポイント

　せん妄は，肺炎などの身体疾患などで生じていることもあり，病歴においても全身的な疾患に関する状況を確認するとともに，神経・精神症候のみならず全身の身体所見をチェックする．次

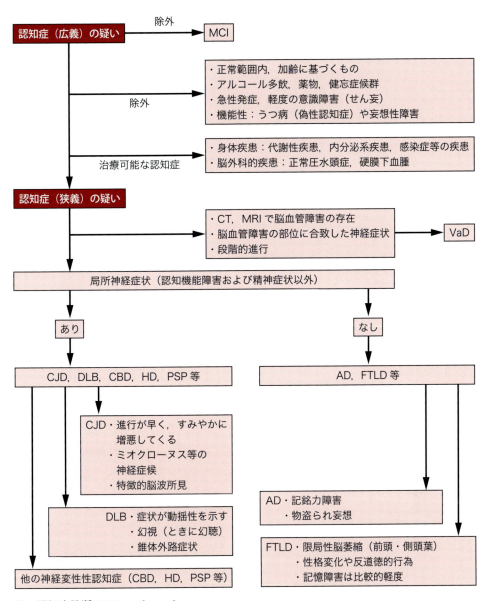

図　認知症診断のフローチャート
AD：Alzheimer病，CBD：大脳皮質基底核変性症，CJD：Creutzfeldt-Jakob病，DLB：Lewy小体型認知症，FTLD：前頭側頭葉変性症，HD：Huntington病，MCI：軽度認知障害，PSP：進行性核上性麻痺，VaD：血管性認知症
文献1より転載

に，治療可能な認知症（いわゆるtreatable dementia），すなわち，正常圧水頭症，慢性硬膜下血腫，脳腫瘍，神経感染症，脳血管炎症候群，ビタミン欠乏症，甲状腺機能低下症，血糖異常，肝性脳症，尿毒症，肺性脳症，電解質異常，薬物性，アルコール性，低酸素脳症など，**早期に診断を行って適切な治療・処置を行えば改善が期待される疾患を見逃さない**ようにする（図）．病歴聴取の際には発症の時期や状況，経過，進行様式，罹病期間などを確認する．付随する動作障害や気分障害，高血圧や糖尿病，服用している薬剤を確認する（**表1，2**）．転倒や頭部打撲の既往は，硬膜下血腫の診断のきっかけになる．正常圧水頭症では，認知機能障害のほかに歩行障害や排尿

表1　認知機能低下を誘発しやすい薬剤

向精神薬	向精神薬以外の薬剤
抗精神病薬 催眠薬・鎮静薬 抗うつ薬	抗Parkinson病薬 抗てんかん薬 循環器病薬（降圧薬，抗不整脈薬，利尿薬，ジギタリス） 鎮痛薬（オピオイド，NSAIDs） 副腎皮質ステロイド 抗菌薬，抗ウイルス薬 抗腫瘍薬 泌尿器病薬（過活動膀胱治療薬） 消化器病薬（H_2受容体拮抗薬，抗コリン薬） 抗喘息薬 抗アレルギー薬（抗ヒスタミン薬）

文献1より転載

障害もみられる．必要に応じて頭部画像検査や血液検査などを行う．

　血液検査では，血液一般，血糖，電解質，腎機能，肝機能，アンモニアなどを含む生化学的検査や，ビタミンB_1，B_{12}，葉酸，梅毒血清反応，甲状腺ホルモンなどもチェックしたりする．

　神経心理検査により認知機能障害のスクリーニングとその程度の確認を行う．認知症のスクリーニングには国際的にmini-mental state examination（MMSE）が使用され，本邦では改訂版長谷川式簡易知能評価スケール（Hasegawa's dementia scale-revised：HDS-R）が繁用されている．

　Alzheimer型認知症では，MRIで側頭葉内側の萎縮が認められ，脳血流SPECTで側頭葉・頭頂葉や後部帯状回の血流低下がみられる．血管性認知症（vascular dementia：VaD）は血管障害に関連する認知症であり，病歴や神経心理検査なども含めて認知症であることを確認したうえで，病歴，神経症候，画像所見などから脳血管障害の存在を診断し，認知症と脳血管障害との時間的関係や病変部位などにより両者の関連性を確認する．また，行動障害や性格変化，言語障害などを示す前頭側頭葉変性症においても，画像検査が診断の参考になる[1]．Lewy小体型認知症（dementia with Lewy bodies：DLB）/認知症を伴うParkinson病（Parkinson's disease with dementia：PDD）では，MIBG心筋シンチグラフィーや，大脳基底核のドパミントランスポーター密度を反映するイオフルパンシンチグラフィーで取り込み低下がみられる．

　その後，臨床的特徴や経過，画像検査なども参考に，Alzheimer型認知症，VaD，DLB・PDDなどを鑑別していく（図）．必要に応じて，診断基準を利用して診断を進める[1]．

　認知症で最も多いのはAlzheimer型認知症である．Alzheimer型認知症は潜行性に発症し，緩徐に進行する．近時記憶障害で発症することが多い．病識の低下，うつ・アパシー（無感情），場合わせや取り繕い反応などもみられる．比較的初期から，物盗られ妄想が認められる場合もある．一方，初期から著明な局所神経症候を認めることは少ない[1]．

　DLBが疑われる場合には，注意や覚醒レベルの動揺，幻視などの幻覚，パーキンソニズムやくり返す転倒，失神，自律神経症状，レム期睡眠行動異常症を含めた睡眠障害，抗精神病薬に対する感受性などを確認する[1]．

　VaDが疑われる場合には，脳血管障害と認知機能障害の有無と両者の時間的関連性，高血圧，糖尿病などの脳血管障害のリスクファクターも確認する必要がある．運動麻痺や構音障害，言語障害，嚥下障害など，神経学的診察所見の把握も重要である．

表2 認知症や認知症様症状をきたす主な疾患・病態

1. 中枢神経変性疾患	9. 内分泌機能異常症および関連疾患
Alzheimer病 前頭側頭型認知症 Lewy小体型認知症/Parkinson病 進行性核上性麻痺 大脳皮質基底核変性症 Huntington病 嗜銀顆粒性認知症 辺縁系神経原線維型認知症 その他	甲状腺機能低下症 下垂体機能低下症 副腎皮質機能低下症 副甲状腺機能亢進または低下症 Cushing症候群 反復性低血糖 その他
2. 血管性認知症（VaD）	10. 欠乏性疾患，中毒性疾患，代謝性疾患
多発梗塞性認知症 戦略的な部位の単一病変によるVaD 小血管病変性認知症 低灌流性VaD 脳出血性VaD 慢性硬膜下血腫 その他	慢性アルコール中毒 　（Wernicke-Korsakoff症候群，ペラグラ，Marchia-fava-Bignami病，アルコール性） 一酸化炭素中毒 ビタミンB₁₂欠乏，葉酸欠乏 薬物中毒 　A）抗癌薬（5-FU，メトトレキサート，カルモフール，シタラビン等） 　B）向精神薬（ベンゾジアゼピン系，抗うつ薬，抗精神病薬等） 　C）抗菌薬 　D）抗痙攣薬 金属中毒（水銀，マンガン，鉛等） Wilson病 遅発性尿素サイクル酵素欠損症 その他
3. 脳腫瘍	
原発性脳腫瘍 転移性脳腫瘍 癌性髄膜症	
4. 正常圧水頭症	
5. 頭部外傷	
6. 無酸素あるいは低酸素脳症	11. 脱髄性疾患等の自己免疫性疾患
7. 神経感染症	多発性硬化症 急性散在性脳脊髄炎 Behçet病 Sjögren症候群 その他
急性ウイルス性脳炎（単純ヘルペス，日本脳炎等） HIV感染症（AIDS） Creutzfeldt-Jakob病 亜急性硬化性全脳炎・亜急性風疹全脳炎 進行麻痺（神経梅毒） 急性化膿性髄膜炎 亜急性・慢性髄膜炎（結核，真菌性） 脳腫瘍 脳寄生虫 その他	
	12. 蓄積症
	遅発型スフィンゴリピドーシス 副腎皮質ジストロフィー 脳腱黄色腫症 neuronal ceroid lipofuscinosis 糖原病 その他
8. 臓器不全および関連疾患	13. その他
腎不全，透析脳症 肝不全，門脈肝静脈シャント 慢性心不全 慢性呼吸不全 その他	ミトコンドリア脳筋症 進行性筋ジストロフィー Fahr病 その他

文献1より転載

3. 呈示症例の診察・検査結果と診断

1 身体診察・神経学的診察所見

本症例では，変動する認知機能障害が認められ，幻視のほかに，上下肢に軽度の筋強剛，姿勢時～動作時の手指振戦，後方への突進現象も認め，**DLB**が疑われた．

2 神経心理検査所見

本症例においては，MMSEが30点満点中21点であり，**軽度の認知症**に相当すると考えられた．

3 画像検査所見

本症例における頭部MRI検査では，軽度の血管病変を大脳白質に認めるのみで，脳萎縮は目立たなかった．イオフルパンシンチグラフィーで取り込み低下を認め，**DLB**の可能性が疑われてコリンエステラーゼ阻害薬を投与して加療中である．

> **Point**
> - もの忘れで受診した患者については，まず認知症かどうかを確認する
> - 認知機能障害を示す薬剤も多いので，治療歴や服用している薬剤を確認する
> - 認知機能障害を示す原因疾患は多いので，それらを鑑別する
> - 治療可能な認知症様症状を示す疾患を見逃さないように鑑別診断を進める
> - 神経心理検査や血液検査，頭部画像検査などの検査も必要に応じて行う

文献・参考文献

1) 「認知症疾患治療ガイドライン2010 コンパクト版2012」（日本神経学会/監，「認知症疾患治療ガイドライン」作成合同委員会/編），医学書院，2012

プロフィール

中島健二（Kenji Nakashima）
独立行政法人国立病院機構 松江医療センター

第3章 神経疾患を病歴聴取と身体所見で鑑別する！

13. 歩行障害

安藤孝志，寺尾心一

はじめに

　歩行障害の有病率は60歳以上では32％と報告される．80歳以上ではその率は62％となり，加齢とともに上昇する[1]．また，歩行障害の存在が将来の心血管疾患や認知症の発症，生存率低下に関連したとする報告もある[2〜4]．

　歩行障害が引き起こす問題の1つに転倒がある．米国の死因統計では転倒外傷が一定の割合を占めており，原因診断や治療介入により転倒を予防する必要がある[5]．

> **症例**
> 76歳男性
> 主訴：歩けない
> 既往歴：狭心症，前立腺がん，2型糖尿病
> 現病歴：来院2日前より軽度の咳嗽，喀痰があった．来院当日に全身の脱力のため歩行が困難となった．自宅の床を這って移動した際に，手足に無理に力を入れたら疼痛が出現した．症状が持続したため神経内科を受診された．
> バイタルサイン：体温 37.1℃，血圧 127/92 mmHg，脈拍数 75回/分，呼吸数 22回/分，SpO_2 96％（room air）

1. まず何を考えるか

■ 緊急性が高い疾患の可能性はないか

　歩行障害が突発〜急性発症の場合，もしくは急速に進行する場合は治療緊急性の高い疾患が原因の可能性があり，まずはそれらの除外が必要である．

1）全身状態の評価

　主に高齢者が「歩けない」という主訴で受診された際には，感染症，循環器疾患，電解質異常，脱水などによる全身状態悪化が原因の場合がある．歩行障害の診療においても，まずは全身状態の把握が重要である．バイタルサインが不安定な症例では神経診察は必要最小限に止め，全身状態安定化のための初期治療，バイタルサインの悪化を引き起こした病態の検索を最優先すべきである．

2）歩行障害をきたす緊急性が高い神経疾患

脳血管障害：突発発症の片麻痺は脳血管障害を念頭に診療を進める．発症早期の脳梗塞はrt-PA静注療法，脳血管内治療の適応となる可能性があり一刻を争う．また，脳出血や慢性硬膜下血

腫は手術適応となる場合がある．下肢の単麻痺でも前大脳動脈領域の脳梗塞の可能性があり，病歴が突発発症であれば注意を要する．

急性脊髄障害：両下肢の対麻痺に加え，脊髄髄節に一致する感覚障害，腱反射亢進，Babinski徴候陽性，膀胱直腸障害などを認めた場合は急性脊髄障害を考える．血腫，膿瘍，腫瘍などによる脊髄圧迫は減圧術の適応となり，また種々の脊髄症では原因に応じた内科的治療が必要である[6, 7]．

末梢神経障害，神経筋接合部疾患，筋疾患：Guillain-Barré症候群，血管炎性ニューロパチーなどの末梢神経障害，重症筋無力症，炎症性筋炎などでは急速進行性の歩行障害をきたす場合がある．これらの疾患は免疫治療により症状を改善できる[8〜11]．

2. 系統的な鑑別診断の進め方と病歴聴取，診察のポイント

1 歩行障害の系統的な鑑別 〜原因は神経疾患か非神経疾患か

緊急性が高い病態である可能性が低い場合，系統的な鑑別診断を進める．

ひとくちに「歩けない」といっても内容はさまざまで（例：歩くと下肢に痛みが出る，下肢の脱力やしびれのため歩けない，ふらついてバランスが悪い，歩行開始時に一歩が出ない，など），まずは病歴聴取にて具体的な臨床像を明らかにする必要がある．正常な歩行には**図1**に示すように多くの神経系や筋骨格系が関与しており，これらのどこかに異常をきたせば歩行障害が起こりうる[12]．病歴聴取の内容をもとに，限られた診療時間のなかでどの身体診察に重点を置くかを考える必要がある（**表1**）．

歩行障害の原因が神経疾患か非神経疾患かは重要なポイントである．歩行障害を呈した157症例のうち神経疾患が72例，非神経疾患が40例，両者の合併が45例であったと報告され，非神経疾患が多くの割合を占めていた[1]．また，変形性関節症が歩行障害の原因として最多であったという報告もある[13]．非神経疾患による歩行障害には整形外科疾患，眼科疾患，リウマチ疾患，循環器疾患など幅広い原因が含まれ，これらを見逃さないよう当初は鑑別を広く考えることが重要である[14, 15]．

一部の薬剤（睡眠薬，抗うつ薬，抗ヒスタミン薬，降圧薬，抗てんかん薬など）は認知機能低下，視力障害，眠気，起立性低血圧などさまざまな機序により歩行に影響を及ぼす．**抗精神病薬やスルピリド（ドグマチール®）は薬剤性パーキンソニズムの原因として有名である**．4種類以上の薬剤内服で定義されるポリファーマシーは転倒の独立したリスクとなり，薬剤の減量により転倒の割合が40％減ったとの報告もある[5, 16]．

高齢者の歩行障害は単一の原因によらない場合も多く，**複数の神経疾患，非神経疾患の関与に注意するべきである**（例：白内障による視力低下＋糖尿病性末梢神経障害＋頸椎症性脊髄症の合併）[5]．

2 神経疾患による歩行障害

神経疾患による歩行障害が疑われた場合は，病歴聴取，神経診察から責任病巣が神経系のどこにあるのかを推測し，それをもとに原因疾患を考える（**表1〜3**）．

歩行の観察時は左右の脚の開き（歩隔），一歩の大きさ（歩幅），歩行の速さ，腕の振り，動作の左右対称性に特に注目する．さらにつま先や踵の上がり，膝の上がりや屈伸角度，体幹の前後・

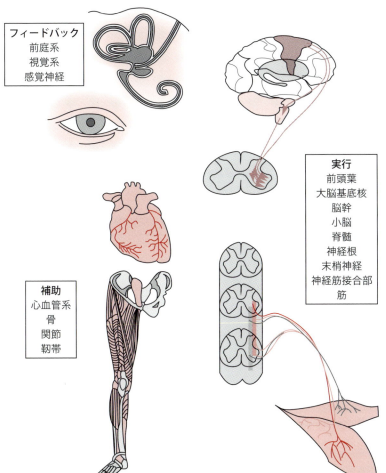

図1　正常な歩行にかかわる神経系・筋骨格系
文献12より引用

左右への傾きや動揺，顔や視線の向きなどを確認する（図2）．一見異常がない場合でも，つぎ足歩行や階段昇降などの負荷をかけて観察すると，症状が顕在化する場合がある．代表的な歩行の異常として次のようなものがある[14, 18〜20]．

1）痙性片麻痺歩行

大脳〜頸髄レベルでの片側錐体路障害では片麻痺をきたす．下肢は伸展し，つま先は垂れていることが多い．脚を前に出すときは，股関節を中心に伸展した下肢で外側に半円を描くようにして歩く（草刈り歩行）．

2）痙性対麻痺歩行

両側性に錐体路が障害されると痙性対麻痺となるが，痙縮の程度により歩容が変化する．膝を伸ばしたまま床からあまり足を上げず，内反尖足位でつま先で床をこするように歩いたり（尖足歩行），下肢の関節の屈伸運動がほとんど起こらない場合は骨盤を振り回すようにして歩く（あひる歩行）．脳性小児麻痺による対麻痺では両下肢をはさみのごとく組合わせて歩くことがある（はさみ脚歩行）．

3）Parkinson歩行

Parkinson病の初期は患側の腕の振りが小さくなり，患側の足を床に擦る歩行となる．靴底の

表1 歩行障害における主な評価項目

病歴
持続期間と時間経過（突発性か緩徐進行性か）
増悪寛解因子（どのような環境や状況で症状が目立つか）
随伴症状（疼痛，不安，めまい，筋力低下，不随意運動，しびれ）
転倒歴（過去の転倒回数，外傷，転倒直前の随伴症状）
普段の日常生活動作（ADL）
自宅環境（散らかり具合，段差，電気コード，トイレやバスタブの手すり，低い椅子，暗い照明，滑りやすい床，急な階段など）
薬剤歴（ここ最近の薬剤の開始や用量変更，常用薬の種類）
既往歴，手術歴，飲酒歴
Review of systems の聴取

身体診察
バイタルサイン
精神／認知機能（せん妄，認知症，抑うつ，転倒に対する恐怖感）
循環器系（心雑音，不整脈，頸動脈雑音）
筋骨格系（関節腫脹，変形，疼痛，可動域制限）
特殊感覚（視覚，聴覚）
神経系

文献15, 17を参考に作成

表2 歩行障害の病変部位ごとの一般的な神経所見

病変部位	筋力	筋トーヌス	筋萎縮	しびれ	腱反射	認知機能*	代表的な歩行
非神経疾患	正常	正常	なし	なし	正常	正常	有痛性／跛行
錐体路	低下	亢進（痙縮）	なし	さまざま	亢進	さまざま	痙性片麻痺歩行／痙性対麻痺歩行
錐体外路（運動低下症）	正常	亢進（固縮）	なし	なし	正常	さまざま	Parkinson歩行
小脳	正常	低下〜正常	なし	なし	正常	正常	小脳性運動失調性歩行
前庭	正常	正常	なし	なし	正常	正常	前庭性運動失調性歩行
末梢神経	低下（遠位筋優位）	低下〜正常	あり	多い	低下	正常	鶏歩／感覚性運動失調性歩行
運動ニューロン	低下	低下〜亢進	あり（線維束性収縮あり）	なし	低下〜亢進	正常	さまざま
神経筋接合部	低下（易疲労性）	正常	なし	なし	正常§	正常	さまざま
筋	低下（近位筋優位）	低下	あり	なし	正常〜低下	正常	動揺性歩行
前頭葉	正常	ゲーゲンハルテン¶	なし	なし	正常	低下（遂行機能障害）	前頭葉性歩行障害
心因性	さまざま	正常	なし	さまざま	正常	情動不安定	さまざま／失立失歩

*認知機能に関しては疾患ごとに多様であり，例外も多い．また，高齢になると認知症の併存率も高くなる
§Lambert-Eaton筋無力症症候群では下肢近位筋の筋力低下と腱反射低下を認める
¶ゲーゲンハルテン：患者の注意が他に向けられていると筋の抵抗はないが，検査を意識すると受動運動に際し無意識に力の入る現象．関節固縮と間違われやすい
文献5を参考に作成

表3 歩行障害の病変部位ごとの代表的な鑑別疾患

病変部位	代表的な鑑別疾患
非神経疾患	整形外科疾患，眼科疾患，リウマチ疾患，循環器疾患など
錐体路（大脳〜脳幹）	脳血管障害，多発性硬化症，脳腫瘍，小児脳性麻痺など
錐体路（脊髄）	圧迫性脊髄障害（頸椎症，転移性骨腫瘍，膿瘍，血腫），脊髄梗塞，横断性脊髄炎，多発性硬化症，急性散在性脳脊髄炎，視神経脊髄炎，亜急性連合性脊髄変性症，HTLV-1関連脊髄症など
錐体外路（運動低下症）	Parkinson病，Lewy小体型認知症，多系統萎縮症，進行性核上性麻痺，大脳基底核変性症，薬剤性パーキンソニズムなど
小脳	小脳・脳幹の血管障害，小脳炎，アルコール性，Wernicke脳症，薬物中毒，脊髄小脳変性症，小脳腫瘍など
前庭	前庭神経炎，Meniere病，薬剤による前庭神経障害など
末梢神経	圧迫性ニューロパチー，多発単神経炎，多発ニューロパチーなど
運動ニューロン	筋萎縮性側索硬化症，球脊髄性筋萎縮症など
神経筋接合部	重症筋無力症，Lambert-Eaton筋無力症症候群など
筋	進行性筋ジストロフィー，炎症性筋炎など
前頭葉	前頭側頭変性症，正常圧水頭症，多発ラクナ梗塞など
心因性	身体表現性障害，転倒に対する不安など

文献15，18を参考に作成

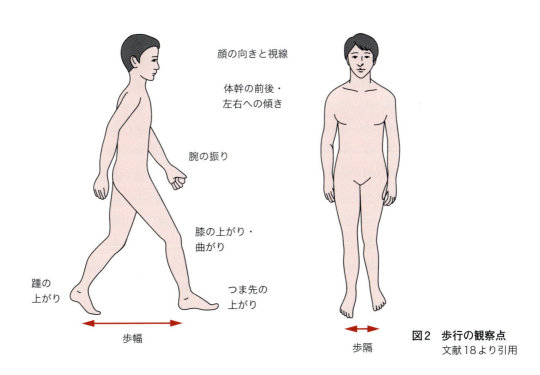

図2 歩行の観察点
文献18より引用

減り具合ですり足が判明することもある．進行すると，膝を曲げ前屈みの姿勢で小さい歩幅で歩くようになる．歩きはじめの第一歩の踏み出しが困難（すくみ足），歩幅が徐々に狭くなり駆け足のようになる（加速歩行），止まれと命じてもすぐに停止できない（突進現象）といった症状がみられる．**発症5年以内のParkinson病は10歩程度のつぎ足歩行は問題なく可能であることが多い．**発症早期にもかかわらずつぎ足歩行ができない場合や易転倒性が目立つ場合はParkinson病とし

ては非典型的で，他のパーキンソニズムの鑑別が必要である[21]．

4）運動失調性歩行

小脳疾患，前庭神経疾患では開脚し，一歩一歩が不安定，歩幅は通常より狭く不規則で，バランスをとるため両手を少し広げておそるおそる歩行する（開脚・不安定歩行）．

深部感覚障害による感覚性運動失調では開脚し，脚を大きく踏み出し，脚の感覚が不十分なために踵で床を叩くように下ろし，不安定な歩行をきたす（踵打ち歩行）．閉眼や暗がりでバランスを維持できなくなる（Romberg徴候陽性）．

5）鶏歩

前脛骨筋の筋力低下により下垂足となると，これを代償するように脚を異常に高く持ち上げ，つま先から投げ出すようにして歩く．総腓骨神経障害（L5神経根障害，圧迫性ニューロパチー，各種多発ニューロパチー），筋疾患，運動ニューロン疾患（ALS）などでみられる．

6）動揺性歩行

中臀筋を中心とした腰帯筋の筋力低下がある場合に，骨盤の固定が不安定であるため上半身を左右に振って歩く．筋ジストロフィー，炎症性筋炎などの筋疾患などでみられる．

7）前頭葉性歩行障害

運動麻痺がない場合でも，前頭葉の高次の運動関連領域の障害により歩行障害をきたすことがある．前頭葉失調と呼ばれる平衡機能障害や，前頭葉〜深部白質病変と関連するすくみ足やひきずり足をきたす．特発性正常圧水頭症では歩幅の減少，脚の挙上低下などを認めParkinson歩行と鑑別を要するが，開脚している点，号令や床の目印といった外的なきっかけによる歩行の改善が乏しい点などが鑑別点である[22]．

8）ヒステリー性歩行

ヒステリーではさまざまな異常歩行をきたすことがある．一貫性がなく変化する症状，理屈に合わない現象，客観的神経学的異常の欠如などがあれば鑑別として考える．例えば歩行中に突然膝折れする，全く立つこともできない（失立）かつ歩くこともできない（失歩）がベッドの中では四肢を完全に動かすことができる，他者からの注目がないと症状が軽減する，などである．ただ，器質的疾患と区別が困難であるものも少なくない．

また，最近の転倒歴がある場合，転倒への恐怖感により壁などを伝ったぎこちない歩行をきたすことがある[23]．

> ●ここがピットフォール
> 歩行のみを診察してパターン認識による診断（snap diagnosis）をするのは見落としのリスクがあり，熟練者以外では控えるべきである．くり返しになるが特に高齢者では複合病態が多いことを意識し，系統的な全身診察を積み重ねて歩行障害の原因を考えることが重要である．

3 どのような治療介入が可能か

歩行障害の原因疾患に応じて内服，手術などの治療を検討する．**常用薬がすでに多数ある場合は，整理可能な薬剤がないか確認が必要である．視力低下や難聴の関与があれば眼鏡や補聴器の使用，装具や歩行補助具が役立つ場合はその手配，通院リハビリテーション先の紹介，介護保険未申請であればソーシャルワーカーもしくは包括支援センターなどへの橋渡しなど，医療者が果たすべき役割は多い．また，自宅の転倒しやすい環境の調整は転倒リスクを減らすことが知られている**[24]．

3. 呈示症例の診察・検査結果と診断

診察所見：右背部で吸気時に水泡音を聴取した．神経診察では三角筋，上腕二頭筋，上腕三頭筋，腸腰筋の徒手筋力テスト（MMT）が4と低下．感覚障害はなく，腱反射は下肢で軽度減弱，Babinski徴候は両側陰性．歩行は緩徐なすり足歩行であった．

検査所見：血液検査はWBC 12,300/μL，CRP 11.1 mg/dL，CK 4,012 IU/Lと炎症反応上昇と高クレアチンキナーゼ血症がみられた．胸部CTで右下葉に肺炎像を認めた．頸髄MRIではC4〜7で頸椎症性変化による脊柱管狭窄があり，C5/6椎体レベルで髄内高信号を認めた．

経過：頸髄MRIの髄内高信号は頸椎症性脊髄症と考えられた．ただ，C5/6椎体レベルの病変（C7髄節に相当）では三角筋や上腕二頭筋の筋力低下を説明できず，感覚障害，腱反射亢進，病的反射を認めないことから無症候性の病変と考えた．**肺炎**と，**肺炎に合併した横紋筋融解症**が歩行障害の原因と考え，抗菌薬，細胞外液の点滴を行った．治療開始後1週間で症状は消失し，普段通りの歩行が可能となった．

● Point

- 歩行障害は高齢者において頻度が高く，転倒外傷をはじめ大きな問題を引き起こす
- 急性発症，もしくは急速に進行する歩行障害は治療緊急性の高い疾患をまず除外する
- 歩行障害の原因は神経疾患か非神経疾患か，神経疾患の場合は神経系のどこに異常があるか系統的に考える
- 歩行障害の診療では原因疾患の治療以外にも，内服薬の整理，介護や環境面の調整など医療者が果たすべき役割は多い

文献・参考文献

1) Mahlknecht P, et al：Prevalence and burden of gait disorders in elderly men and women aged 60-97 years：a population-based study. PLoS One, 8：e69627, 2013
2) Bloem BR, et al：Idiopathic senile gait disorders are signs of subclinical disease. J Am Geriatr Soc, 48：1098-1101, 2000
3) Verghese J, et al：Abnormality of gait as a predictor of non-Alzheimer's dementia. N Engl J Med, 347：1761-1768, 2002
4) Verghese J, et al：Epidemiology of gait disorders in community-residing older adults. J Am Geriatr Soc, 54：255-261, 2006
5) Marshall FJ：Approach to the elderly patient with gait disturbance. Neurol Clin Pract, 2：103-111, 2012
6) 「神経内科ハンドブック」（水野美邦/編），医学書院，2010
7) Schmalstieg WF & Weinshenker BG：Approach to acute or subacute myelopathy. Neurology, 75：S2-8, 2010
8) 「ギラン・バレー症候群，フィッシャー症候群診療ガイドライン2013」（日本神経学会/監，「ギラン・バレー症候群，フィッシャー症候群診療ガイドライン」作成委員会/編），南江堂，2013
9) 「重症筋無力症診療ガイドライン2014」（日本神経学会/監，「重症筋無力症診療ガイドライン」作成委員会/編），南江堂，2014
10) ANCA関連血管炎の診療ガイドライン2014年改訂版：http://www.vas-mhlw.org/pdf/results/aav-guideline.pdf
11) 「多発性筋炎・皮膚筋炎治療ガイドライン」（厚生労働科学研究費補助金 難治性疾患等政策研究事業 難治性疾患政策研究事業, 他/編），診断と治療社，2015
12) Snijders AH, et al：Neurological gait disorders in elderly people：clinical approach and classification, Lancet Neurol, 6：63-74, 2007
13) Hough JC et al：Gait disorders in the elderly. Am Fam Physician, 35：191-196, 1987
14) 「Neurologic gait disorders of elderly people」（Ronthal M, et al, eds），UpToDate，2016

15) Salzman B：Gait and balance disorders in older adults. Am Fam Physician, 82：61-68, 2010
16) Boyle N, et al：Medication and falls：risk and optimization. Clin Geriatr Med, 26：583-605, 2010
17) Jahn K, et al：Gait disturbances in old age：classification, diagnosis, and treatment from a neurological perspective. Dtsch Arztebl Int, 107：306-15, 2010
18) 亀山 隆：歩行障害．medicina, 53：399-407, 2016
19)「神経症候学」(平山惠造/著), 文光堂, 2010
20)「ベッドサイドの神経の診かた 改訂17版」(田崎義昭, 他/著), 南山堂, 2010
21) Abdo WF, et al：Ten steps to identify atypical parkinsonism. J Neurol Neurosurg Psychiatry, 77：1367-1369, 2006
22)「特発性正常圧水頭症診療ガイドライン 第2版」(日本正常圧水頭症学会, 他/編), メディカルレビュー社, 2011
23) Marks I：Space "phobia"：a pseudo-agoraphobic syndrome. J Neurol Neurosurg Psychiatry, 44：387-391, 1981
24) Gillespie LD, et al：Interventions for preventing falls in older people living in the community. Cochrane Database Syst Rev, 9：CD007146, 2012

プロフィール

安藤孝志（Takashi Ando）
春日井市民病院 神経内科（現 名古屋大学 神経内科）
編者プロフィール参照

寺尾心一（Shinichi Terao）
春日井市民病院 神経内科
1984年に愛知医科大学を卒業．1999年に同内科助教授，2006年から春日井市民病院神経内科に勤務．日本神経学会専門医，日本脳卒中学会専門医．
① 脳梗塞急性期の血栓溶解療法，② 筋萎縮性側索硬化症など神経難病の臨床，③ 認知症の診断に力を入れています．

第4章　検査のミニマムエッセンス

1. 見落としが少ない頭部MRI検査の読み方

森 墾

> ● Point ●
> ・検査とは本来，特定の疾患を疑っている最中での検証過程にすぎない
> ・予断をもった読影と，「まっさらな眼で見た」読影を並行して行う
> ・何よりもまず撮られた画像が本人のものであることを確認する

はじめに

　画像診断は検査を施行する前に勝負がついていることが多い．いや，ついていなければいけない．どういうことか．**画像検査は，主訴・病歴や身体所見（および血液検査などの検査データなど）から得られた鑑別リストを検証するために行うものだからである**．とるものもとりあえず行ってしまったような検査は検査とは言えない．そうは言っても，昨今の忙しい臨床現場では診察と並行して画像が撮られることも多い．そのような場合には検査目的が漠然としがちであり，不十分な検査ゆえに見落としの頻度も高まる．本稿では，そんな状況のなかで，いかに見落としを減らすかに迫る．

　なお，今回はT1強調像，T2強調像，プロトン密度強調像，FLAIR像，拡散強調像やMRアンギオグラフィーといった各種撮像法の特性を詳述する前に紙幅が尽きてしまったが，そんなことよりもはるかに大事なことを伝えるので，ご容赦願いたい．

1. 技術的側面：読影以前

　いきなり眠たくなるような書き出しで申しわけない．だがしかし，そもそも読影する前には，適正に画像が撮られている必要がある．

■1 よい読影はよい画像から：目的に合致した検査か

　検査「前」に，どんな目的でどこを撮るのかキチンと伝えておく必要がある．撮った後で，「そういえば聴神経が見たかったんだっけ．もうちょいFOV（field of view：撮像視野）絞ってほしかったなぁ」と思いついても遅すぎる．検診でもない限り，画像検査は疑う疾患の鑑別リストを検証するために行う（ここが**ポイント**参照）．つまり，問診で主訴や病歴から得られた疑い疾患を，身体所見や血液検査などとともに絞り込んだり，除外する行為である．したがって「何を見

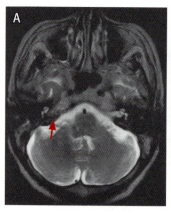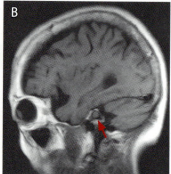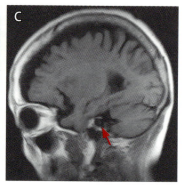

図1　矢状断像の有用性
A）T2強調横断像，B）右内耳道レベルのT1強調矢状断像，C）左内耳道レベルのT1強調矢状断像
40歳代，女性．右内耳道内に限局する小病変は，ルーチン検査で撮られた厚いスライスの横断像では評価困難である（A：➡）．しかし，内耳道に垂直な矢状断像があれば，左（C：➡）に比して拡大した右内耳道内に認める結節（B：➡）のコントラストは良好である

たいのか（どんな疾患を念頭に，どんな画像所見を期待しているのか）」ということを検査前に明確にし，医療チームとして共有していなければならない．単なる「頭部精査」「認知症精査」で何となく撮られても，有用な情報が得られないのは致し方ない．そうは言っても，いちいちtrue FISP（true fast imaging with steady precession）画像がほしいなど，細かく撮像方法を指示するのは忙しくてできないよという場合は，あらかじめ疾患カテゴリーに応じた撮像プロトコールを放射線部と話し合って決めておくとよいだろう．

●ここがポイント：診断は仮説演繹法の実践である！

診断における仮説演繹法とは，可能性の高い疾患を重点的に考える方法である．具体的には，
1. 主訴・病歴，身体所見，検査の所見の名付け
2. 状況に即した鑑別診断リストの選択
3. 確率的に推論する

という過程を経る．現代西洋医学では因果律（原因→結果）に基づいて診療を行う．しかし，同じ原因でも異なる症状を呈する場合や，逆に，同じ症状であっても原因は異なる場合もあり（そもそも統合失調症のように神経病理学的な原因が不明な疾患も多い），因果関係は確率的なつながりとして対処するしかない．

2 矢状断，冠状断はあるか

病気は，いつも横断像で見やすいように出現してくれるとは限らない．そもそも脳は球状構造であり，横断像のみで見なければいけない理由はない．例えば，子宮や膝関節の評価を横断像だけですます人はいないはずである．それと同じで，脳についても多方向からの観察が欠かせない．

矢状断の撮像が有用であった例をあげる．検診で撮像された，このT2強調横断像（図1A）はどうだろうか．落ち着いて見れば，右内耳道の髄液の信号が失われているのに気づくかもしれない．しかし，横断像はわずかに傾いていることが多く，左右の内耳道が同一平面内に描出されていないことも多い．そうすると，この症例でも右内耳道がスライス間（ギャップ）にたまたま埋

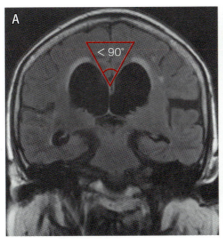 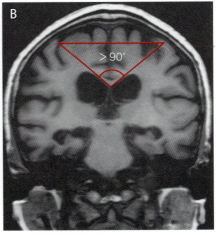

図2　冠状断像の有用性
A) FLAIR冠状断像：特発性正常圧水頭症，B) T1強調冠状断像：Alzheimer型認知症
歩行障害を呈する60歳代女性では，脳梁角が90°未満の鋭角となっている（A）．これに対し，認知機能障害を呈する70歳代女性では，脳梁角は鈍角のままである（B）

もれた部分容積現象を見ているだけなのだろうか．さにあらず．矢状断を撮ってさえいれば，造影剤を使わなくても内耳道内に限局する聴神経腫瘍を見逃すことはない（図1B，C）．

次に，冠状断の有用例を示す．正常圧水頭症とAlzheimer型認知症（Alzheimer's disease：AD）における脳室拡大は機序が異なる．すなわち，正常圧水頭症では脳室内圧の亢進によって拡大するのに対し，Alzheimer型認知症では脳実質の萎縮によって受動的に拡大する．ただし，横断像を見る限り両者の区別は困難なことが多い．ここで冠状断の出番となる．正常圧水頭症では脳室内圧亢進により脳梁角が鋭角化するのに対し（図2A），Alzheimer型認知症では鈍角のままであり（図2B），病態生理を反映した画像所見がとらえやすい．

どの疾患でも立体的な把握は必要であるが，どんな疾患があるかわからない網羅的なスクリーニング検査の場合であればなおさら，矢状断や冠状断など多方向の撮像は不可欠である．

3 いつも同じ基準線で撮られているか

意外と重要なことは，毎回キチンと同じように撮られているかどうか確認することである．同じ基準で撮られていないと，見かけの印象に引っぱられて誤診することがある．

例えば，図3Aと図3Bの中脳被蓋部（→）に注目してほしい．図3Aでは境界が外側に凸なのに対し，図3Bでは直線化して萎縮があるように見えないだろうか．実は両者とも同一症例である．同一症例どころか，同じ3Dデータをもとに横断像の切る方向をわずかに変えただけである（図3C）．基準線をAC-PC（anterior commissure-posterior commissure：前交連-後交連）ラインにするか，OM（orbitomeatal line：眼窩耳孔線）ラインにするかで，このくらい形態が異なって見えてしまう．わずかな違いと言うなかれ，実際問題として，中脳萎縮の有無は，進行性核上性麻痺の画像診断において重要な注目点となる．

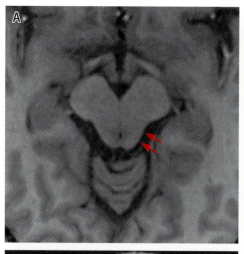
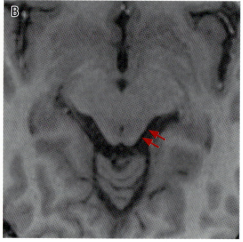
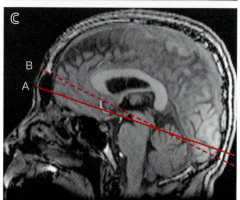

図3　基準線の重要性
A）T1強調像（AC-PCラインに平行）
B）T1強調像（OMラインに平行）
C）T1強調矢状断像
AC-PCラインに平行な横断像では，中脳被蓋部後方は凸状に見える（A：➡）．一方，OMラインのに平行な横断像では直線的であり，萎縮している印象をもつ（B：➡）．実は，AとBは同一の3Dデータを異なる角度で切り取ったに過ぎず，中脳被蓋部の萎縮はない（C）

2. 心理的・意思決定的側面：読影中

　医師も人間であり，人間が診断を行うからには「心のくせ」から逃れることはできない．対処法としては，己の犯しがちな誤りを自覚し，常に念頭に置きながら診療にあたればよい．

1 見れども見えず

　画像診断は，病歴聴取や身体所見から得られた鑑別診断リストの検証過程のはずであり，漫然とした画像検査は本来ありえない．何かを疑っているからこそ，それに見合った撮像（造影か非造影か，ダイナミックか，脂肪抑制するかなど）が施行される．読影する前に鑑別診断が思い浮かばないと（事前確率がゼロだと），たとえ重要な所見があっても，見れども見えずの状態で容易に見逃す．「自分は何を探しているのか」を意識しながら読影するのが重要であり，予断をもって画像に向かうべきである．

2 思い付きに飛びつかない

　初学者がやりがちな診断時の早とちりには2種類ある．それは直感と経験主義である．直感とは論理的根拠なく結論に飛びつくことであり，サイコロの目はどれかと聞かれて「6だと思います」と答えるようなものである．特に，学会で教育講演を聞いた翌日には，その疾患ばかりが思い浮かんでしまう．一方，経験主義とは，Aという画像所見があればBという病気だと1対1対

応に脊髄反射することである．

　これに対し，熟練者は直感ではなく，直観的理解（対象の要素と構造の理解）を経由する．つまりは，①適切な要素の抽出と②価値の重み付け（どの要素を重視するか）を効率よく行っている．この行程は，所見を丹念に拾ってからステップ・バイ・ステップの逐次的思考を経るが，価値の重み付けができていると，どこを重点的に考えるべきかがわかっているので，たくさんの組合わせのなかで正しい論理展開にたどり着きやすい（下記，**ここがポイント**参照）．また，何度もくり返されることで飛躍思考に変化する．この飛躍思考が曲者であり，一見するとあたかも直感や経験主義でパパッと情報処理しているように見えてしまう．ここに初学者の早とちりを生む温床がある．見かけの所作だけ真似てもダメなのである．

> ● **ここがポイント：説明責任を果たせ！**
> 素人とベテランとの違いはどこに現れるか．それは，思考過程について自分だけでなく第三者にも理解させることができるか否かにかかっている．どうしてそう結論したのか，他者に根拠や論拠を用いて論理的な説明ができないのであれば，それは直感や経験主義に過ぎない．これでは，誤診した場合の次への学習に役立たない．

3. 実践的側面：お作法

　さて，それでは本論である「見落としを少なくする」ためには実際のところ，どうしたらよいのだろうか．そのためには，野球のイチローやラグビーの五郎丸 歩のように，愚直なルーチン行動が必要である．どんな状況でもブレずにいたい．

1 周りから見る

　画像を見るといっても，どこから見たらよいのか．出血や腫瘍など，パッと見で眼に飛び込んでくる派手な所見から相手にすればよいのだろうか．そうではない．まずは画像の端を見なければならない．端とはどこか．**アノテーション**と呼ばれる画像付帯情報のことである（**図4**）．具体的には，患者ID，名前，年齢や性別などである．

　バカバカしいと思っただろうか．いや違う．そもそも患者が違うのであれば，画像にどんな所見があろうが，もしくはなかろうが，目の前にいる（本来，診療している）患者には何の関係もない．関係ないどころか，疾患があるのにないと判断してしまったり，下手をしたら病気がないのに余計な手術をすることになりかねない．

　また，そのようなリスクマネージメントの観点以外にも，名前が外国人であった場合は，かの国の疾患頻度に事前確率を見積もりし直すことができる．例えば，南アジア人で脳腫瘍らしき所見を見たら，まずは結核を鑑別しなければならない．

2 複眼的に見る

　MRアンギオグラフィーなど回転する再構成画像をモニターで並べて見るときは（交差法にしろ，平行法にしろ）立体視するが，もちろんそんな話ではない．「2-**1** 見れども見えず」で予断の重要性を強調したが，実は欠点もある．予断をもって画像を見てしまうと，想起した鑑別診断に合致する所見は効率よく見つけられるが，それ以外に重要な所見があったとしても見逃す可能性が高くなる．これに対し，「まっさらな眼で」画像に向かうと，平等に拾い上げられた所見から

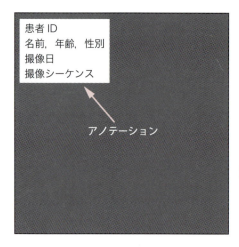

図4 アノテーションとは
アノテーションは画像の四隅のどこかに配置されており，患者属性などが明示されている．読影の際には必ず当該患者であるかの確認から行わなければならない

診断に迫るため，より広い意味で見落としが防げる（ここがポイント①参照）．ではどちらの方法がいいのであろうか．どちらも並行して行うのである．

具体的には，まずは症状・病歴や身体所見から頻度や重要度の高い疾患の画像所見から探していく．ただし，疾患の頻度と重要度とのどちらを重視するかは状況によって異なる．例えば，一般外来と救急外来の患者を同一のアルゴリズムでアプローチするわけにはいかない．

一方，臨床情報からは適切な鑑別リストを導けないこともある．極端には，診察の途中でとりあえず画像検査をしてしまった場合に相当する．困った場合は，病態生理を背景とした系統だった疾患カテゴリー（ここがポイント②参照）に分けて画像所見を拾っていく．

このように全過程としては，**予断をもって診断をつけても結論を出さずに一時留保し，系統網羅的にボトムアップ型の分析的思考で再検証するのが望ましい．**

●ここがポイント

① 人間の思考には2種類のシステムがある！
「人間の認知活動は自律的システムと分析的システムとが並行して存在する」という二重過程モデルに従うならば，予断をもって臨むのは自律的システムを重視した行為であり，まっさらな眼で画像をくまなく見るのは分析的システムを駆動した行為と考えられる．

② 病態生理で分けた疾患カテゴリーはVINDICATE!!! + Pで憶える！
血管性Vascular，感染性Infection，腫瘍性Neoplasm，変性Degenerative，中毒性Intoxication，先天性Congenital，自己免疫性Autoimmune，外傷性Trauma，内分泌代謝性Endocrinopathy/metabolic，医原性iatrogenic，特発性idiopathic，遺伝性/家族性inheritanceおよび精神性Psychogenicに分ける．

おわりに

まとめると，見落としを少なくする読み方のポイントは以下の2つに集約される．
① 検査前に「どの疾患を疑って何を見たいのか」明確にし，医療チームに伝える
② 落ち着いて画像を見る

ありきたりですか？ もし拍子抜けしたならば，あなたは大丈夫である．

プロフィール

森　墾（Harushi Mori）
東京大学大学院医学系研究科生体物理医学専攻 放射線医学講座
毎日毎日，見落としや誤診に戦々恐々としています．浜の真砂は尽きるとも世に見落としの種は尽きまじ．

すごい医師

　信州での地域医療に情熱を傾けたすごい闘士がいる．今井 澄（いまい きよし）先生だ．今井先生は旧満州ハルビンで生まれ，4歳で帰国した．1958年，東京大学に入学．医学部在学中にインターン闘争にはじまる東大紛争がピークに達し，全共闘運動のリーダーを務めた．1969年，全共闘および左翼系学生が占拠した安田講堂に対して，機動隊が強制的にバリケード解除を行う東大安田講堂事件が起こった．

　このとき，東大全共闘防衛隊長（最高責任者）として安田講堂に最後までたてこもり逮捕された．「黒縁の眼鏡の奥の眼光はすさまじく，落ち着いた物言いは深い信念と気迫を感じさせるに十分だった」という．全共闘が安田講堂の放送設備を使って行った最後のメッセージがある．

> 「われわれの闘いは勝利だった．全国の学生，市民，労働者の皆さん，われわれの闘いは決して終わったのではなく，われわれに代わって闘う同志の諸君が，再び解放講堂から時計台放送を真に再開する日まで，一時この放送を中止します」

　この後，学生運動は全国に広がるのである．「勝つことができるはずのない闘いだった．でも，闘わずに敗北することができないときがある．最後までやり抜くことが必要な場合もある」

　何度も退学処分を受けるが，3回の復学を経て13年かけて東京大学医学部を卒業し，1970年に医師国家試験に合格した．国保浅間総合病院に外科医として勤務した後，1974年に諏訪中央病院に就職．

　安田講堂事件から8年後の1977年に懲役刑が確定し，静岡刑務所で1978年まで服役．静岡刑務所に向かう今井先生を病院関係者や住民が総出で見送ったという．獄中の日記である「たちまち日記」からは，外科医であった今井先生は地域医療に不可欠な内科の知識を得るため，服役中に内科書をたくさん読み，熱心にメモをとりながら勉強されていたことがわかる．

　1978年に出所し諏訪中央病院に復職．1980年に40歳の若さで諏訪中央病院の院長となり，鎌田 實先生に院長を引き継ぐまで8年間院長を務めた．病気の予防に力を入れ，病院での診察後は八ヶ岳山麓の集落を回り，減塩運動など健康づくりの普及に力を入れた．「注射や薬などに依存せず，規則正しい生活や適切な食事，栄養に気をつけよう」が口ぐせだったという．

　当時は多くの医療関係者が考えも及ばなかった，在宅ケアやデイケアを鎌田先生とともにはじめた．寝たきりの高齢者は自宅に往診した．患者の立場にたった医療をめざし，いつも聴診器を手でこすって温めてから使うという患者さんへの優しい心配りに満ちていた．

　1992年，参議院議員に初当選．高齢化社会に対応した医療，住民参加型健康づくり，福祉政策の充実に尽力した．2000年，進行胃がんを患いながらも，政治活動を続けた．「人は自宅で生まれ，自宅で死んでいくのが自然」と，自らつくった在宅ケアで痛みを和らげる緩和医療を受けながら，残された最後の時間を家族とともに過ごした．享年62歳，激動の人生であった．

　鎌田 實先生の著書『あきらめない』に葬儀の様子が詳しく書かれている．「地域医療をはじめたのも，国政の場に出たのも，全共闘運動に源がある．ヒューマニズム実現への熱い思いと，不正に対する怒りだ」と仰っていたという．

〈山中克郎〉

第4章 検査のミニマムエッセンス

2. 髄液検査の解釈法

水間悟氏, 佐藤泰吾

● Point ●

- 腰椎穿刺の敷居は低くする
- 提出すべき検体の種類を知る
- 細菌性髄膜炎, 単純ヘルペス脳炎, 結核性髄膜炎といったcriticalかつtreatableな疾患を見逃さない

はじめに

「いつ髄液検査を行うか？」救急外来で初療にあたる研修医にとって, この問題は避けては通れない. シンプルに言うと「髄膜炎/脳炎かも」と頭をよぎったときが腰椎穿刺を行うときである. 言い得て妙なパールだが, これが意味するところは「細菌性髄膜炎や単純ヘルペス脳炎, 結核性髄膜炎など治療によって予後が大きく変わってしまう疾患が髄液検査により診断できるため腰椎穿刺の閾値を低くすべし」ということである.「髄膜炎かも」と思うきっかけとして3つ, ① これまでに感じたことのない頭痛, ② 診断の見当がつかない意識障害, ③ 発熱・頭痛・意識障害・項部硬直のうち2つ以上ある場合[1], を意識しておくとよい. 基本的には予後が悪い疾患が多く, オーバートリアージになってしかるべき検査である. 閾値を低くし腰椎穿刺を行っていく. ただし頭蓋内圧亢進や血小板減少/凝固異常がある場合には慎重に適応を考える.

髄液検査の閾値を低くするうえで, 禁忌事項を正確に理解することは重要である. 血小板数5万以下, 凝固異常PT-INR≦1.5, 頭蓋内圧亢進を疑う症状（神経学的徴候, 麻痺, 痙攣, 乳頭浮腫, ヘルニア徴候）など認める場合には穿刺を控える. バイアスピリンなど抗血小板薬は穿刺可能だが, 抗凝固薬はリスクが高く, 休薬が必要である. CTは頭蓋内圧亢進を反映しないため必須ではないが, 免疫抑制（HIV, 免疫抑制薬, 移植患者）, 中枢神経疾患の既往（腫瘍, 脳梗塞, focal infection）, 意識状態の変化, 1週間以内の新規の痙攣, 乳頭浮腫, 巣症状などを認める場合には穿刺前にCTを撮影する. 腰椎穿刺の合併症としては低髄液圧性頭痛, 神経損傷, 脳ヘルニア, 髄膜炎・硬膜外膿瘍, 出血などがある.

なお, 髄液検査は多発性硬化症などの脱髄疾患, 脊髄炎, Guillain-Barré症候群などが鑑別になる場合にも行われる.

1. 検体の提出

　腰椎穿刺を行ったはいいが，提出すべき検査項目が出されなければ診断には至らない．何を疑っての髄液検査かで提出すべき項目は異なるが，**最低でも滅菌スピッツ3本分は検体を採取する**．1本目は細胞数やタンパク，糖など一般検査に，2本目は培養検査に，3本目はその後の病歴や所見で追加されうる項目がある可能性を考慮し保存検体としておく．ヘルペスPCRなど外注検査になるものなどを提出する場合には追加でもう1本とり合計4本の提出が望ましい．

　また，医原的な出血が生じた場合には1本目に血液の混入が多くみられるため，1本目を培養検査にあて2本目以降で提出するなど工夫が必要である．

　髄液の色は，白血球200/mm^{3}以上，赤血球400/mm^{3}以上で混濁，赤血球6,000/mm^{3}で肉眼的に血性とされる．赤血球が混ざる場合には細胞数が見かけ上多くカウントされてしまい補正が必要となる．外観が混濁や血性の場合には髄液細胞数が補正されたものかどうかを検査室に聞く必要がある．また，髄液糖との比較のため血清糖を同時に検査しておくことを忘れてはならない．細胞数も髄液糖も採取後より減少していくため，すみやかに測定するべきである．また培養検査も可能な限り早く行うべきであるが，時間外などですぐに対応できない場合には，低温で死滅する髄膜炎菌などを考慮し冷蔵保存を避けてもらう．

2. 髄液検査

1 外観

　無色透明が正常．黄色透明を呈するものをキサントクロミーと言う．キサントクロミーとは髄液中の赤血球が溶血し間接ビリルビンが漏れることで生じる．そのほか，黄疸（総ビリルビン15 mg/dL以上）や髄液タンパクの上昇（150 mg/dL以上）でも生じる．キサントクロミーの意義としてはくも膜下出血（subarachnoid hemorrhage：SAH）の除外には有用と考えられる．SAHを疑い頭部CT検査を行うも陰性だった際に，キサントクロミーが陰性かつ最後の検体でも赤血球数＜5 mm^{3}の場合に感度100％，特異度67％とされている[2]．ただしキサントクロミーが出現するまで6〜12時間を要するため発症早期の場合には注意が必要である．

2 初圧

　髄液圧は90〜180 mmH₂Oが正常範囲内で，肥満者はそれ以上あってもよいが，200 mmH₂Oは明らかな頭蓋内圧亢進があると判断できる．

3 細胞数

　正常は細胞なし．成人では白血球（ただし単核球）≦5/mm^3，赤血球≦5/mm^{3}までは正常ととる．白血球分画で多核球＞3/mm^{3}は異常である．ピットフォールとして，細菌性髄膜炎だとしても発症早期には稀にリンパ球優位となることがあること，ウイルス性髄膜炎でも2/3程度は発症早期（12〜24時間）には好中球優位であること，細菌性髄膜炎でも細胞数100/mm^{3}以下となるものが10％程度ある[3]ことに注意する．

4 タンパク

　正常は15〜45 mg/dL．感染症や出血，脱髄，髄液の流れの閉塞などにより上昇する．細菌性

表　髄膜炎の典型的髄液所見

	初圧（mmH₂O）	細胞数（mm³）優位な白血球	タンパク（mg/dL）	糖（mg/dL）
正常	90〜180	0〜5 単核球	15〜45	50〜75
細菌性	180〜300	100〜10,000 多核球	100〜1,000	45以下
結核性	180〜300	500以下 単核球	100〜200	45以下
真菌性	180〜300	300以下 単核球	40〜300	45以下
ウイルス性	90〜180	300以下 単核球（初期には多核球）	50〜100	50〜100

髄膜炎の場合タンパク上昇はほぼ必発であり，45 mg/dL以下となるのは1％程度である[3]．また髄膜炎においてタンパク220 mg/dL以上であればウイルス性である可能性は1％以下となる．

一般に細胞数の上昇はタンパクの上昇を伴うが，タンパクが高いのに細胞数の増加が認められないことを「タンパク細胞解離」といい，Guillain-Barré症候群やFisher症候群などで認められるほか，脊髄腫瘍や糖尿病などでもみられる．タンパクの主成分はアルブミンであり，正常では免疫グロブリンはほとんど認めない．髄液中のIgGが上昇していると判断するには，血清と髄液のIgGをそれぞれのアルブミンの濃度に対する比で除した値〔(髄液IgG/髄液アルブミン)/(血清IgG/血清アルブミン) これをIgG indexといい0.8以上を異常とする〕を参考にする．髄液IgGの上昇は，IgGが脳脊髄液内で産生される疾患か血液脳関門（blood-brain barrier：BBB）の破綻を起こす疾患を意味する．多発性硬化症では約90％が高値を示す．

5 糖

正常値は同時採血の血糖値の1/2〜2/3であり，50〜75 mg/dLとなる．細菌，結核，真菌感染で低下し，治療過程では細胞数やタンパクよりも早く正常化する．ほかにもマイコプラズマ，がんの髄膜転移，サルコイドーシス，SAHでも低下する．細菌性髄膜炎では約半数が40 mg/dL以下[4]となり，特に18 mg/dL以下は強く細菌性髄膜炎を示唆する．ウイルス性髄膜炎では通常糖は下がらないが，例外的にムンプス，エンテロウイルス，単純ヘルペスウイルス，水痘帯状疱疹ウイルスによる髄膜炎では下がる場合がある．

3. 疾患別の髄液所見のポイント

以下，髄液検査を行う際に鑑別疾患としてあげられることが多い疾患の髄液所見のポイントやピットフォールについてまとめる．典型例は表のようになる．

1 結核性髄膜炎

亜急性〜慢性の髄膜炎を疑う状況においては，その致死率の高さと治療法があるという点から，培養かアデノシンデアミナーゼ（ADA）の結果が未着であったとしても治療開始を検討すべき疾患である．肺に活動性もしくは陳旧性の結核像を示すものは半数以下であり，肺病変がないこと

は否定にならず，結核性髄膜炎単独で起きることも多い．典型的な髄液所見はリンパ球優位の細胞数上昇，タンパク上昇，糖低下（95％が血糖値の1/2以下）となる．髄液培養は時間がかかってしまううえ感度もそれほど高くない．陽性率は髄液採取量にある程度比例するため6 mL程度は提出したい[5]．グラム染色も感度が低め（30％程度）だが，くり返すことで80％程度にまで上がる．また，検鏡に時間をかけるほど検出率は上がる[5]ため，強く疑っている場合には自身で検鏡するだけでなく技師さんにもその旨を伝えよく観察してもらう．いくつか報告があるが髄液ADAに関してはカットオフを1〜4 U/Lに設定した場合に感度93％，特異度80％，8 U/L以上の場合には感度59％，特異度96％とも言われている[6]．低値でない限りは疑いの目を捨ててはならない．PCRは感度60〜83％，特異度98〜100％と言われており[7]，さらにnested PCRはよりよい感度・特異度とされているが，これも決して否定できるものではないことに注意する．疑いの状況で抗結核薬を開始する場合にはどのタイミングで治療を撤退するかを事前に考慮し治療に入る．

❷ 真菌性髄膜炎

症状や経過は結核性髄膜炎と似ており菌が同定されない限り鑑別は難しい．髄液所見も結核同様でリンパ球優位の細胞数上昇，タンパク上昇，糖低下となる．細胞性免疫不全がリスクとなるが，特にAIDS患者においては髄液所見が正常値しか呈さない場合もあることに注意する．カンジダやアスペルギルスなども起因菌となるがクリプトコッカスが最多である．亜急性から慢性の経過で結核性髄膜炎を疑う状況においては真菌培養も提出しつつ，墨汁染色（非AIDS患者では30〜50％，AIDS・重度の免疫抑制患者では80％の感度）とクリプトコッカス抗原（感度93〜100％，特異度93〜98％）を追加する．

❸ 単純ヘルペス脳炎

治療がある数少ない脳炎である．治療されない場合には6〜8割が死亡する．原則，疑った時点で治療を開始し，髄液検査の結果を参考に治療継続を検討する．

早期であれば髄液所見が正常である場合があることに注意する．一般的にはリンパ球優位で赤血球増多がある．診断に際しては抗体価やウイルス分離などあるがゴールデンスタンダードは髄液PCRである．髄液PCRは感度96％，特異度99％ととても信頼性は高い[8]．一般的に「24時間以内に陽性になり」「治療開始後でも1週間は陽性が持続する」とされている．ただし偽陰性の問題があり，偽陰性となりやすいのは「発症48時間以内と発症14日以後，アシクロビル投与1週間後」である[9]．

事前確率が高い場合には1回のPCR検査で判断せず再検査を行う．事前確率が高い場合とは痙攣のあった場合や髄液細胞数上昇，典型的画像所見（MRIのT2強調像で側頭葉が高信号，前頭葉の非対称性の障害など），脳波異常がある場合などである．またPCRが2回陰性でも決して否定はできない[10]ので，治療可能という点からも，事前確率が高い場合には治療しきる気概が必要である．

❹ 無菌性髄膜炎

髄液グラム染色や一般細菌培養が陰性の髄膜炎と定義されており，上記の結核や真菌もこの範疇となる．原因として最多なのはエンテロウイルスなどウイルス性髄膜炎で約90％を占める．そのほかには全身性エリテマトーデス（systemic lupus erythematosus：SLE）や血管炎，Behçet

病，サルコイドーシスなどの自己免疫疾患や頭蓋内腫瘍，がん性髄膜炎，リンパ腫など腫瘍性疾患もこの範疇となる．

　ここで見逃してならないのは細菌性髄膜炎のpartial treatmentである．前医で経口抗菌薬が入っていれば培養は陰性化しうるし，抗菌薬が点滴されていれば細菌性だとしても髄液所見がリンパ球優位となりうる．前医での治療歴をチェックしたり，以前もらった抗菌薬を内服していないか確認する．髄液所見が無菌性髄膜炎のパターンだとしても抗菌薬投与が必要であり，治療の遅れは予後を悪化させる．

おわりに

　細菌性髄膜炎を疑うなら直ちに髄液検査は行われるべきですが，「そこまで強くは疑わないが可能性は0ではない」という状況は日常臨床ではよくあります．腰椎穿刺の腕に自信がないと尻込みしてしまうかもしれませんが，禁忌がなく患者さんの了承が得られれば，指導医のもと積極的に腰椎穿刺にチャレンジしてみてください．

文献・参考文献

1) Brouwer MC, et al：Dilemmas in the diagnosis of acute community-acquired bacterial meningitis. Lancet, 380：1684-1692, 2012
2) Perry JJ, et al：Is the combination of negative computed tomography result and negative lumbar puncture result sufficient to rule out subarachnoid hemorrhage? Ann Emerg Med, 51：707-713, 2008
3) Hussein AS & Shafran SD：Acute bacterial meningitis in adults. A 12-year review. Medicine (Baltimore), 79：360-368, 2000
4) Durand ML, et al：Acute bacterial meningitis in adults. A review of 493 episodes. N Engl J Med, 328：21-28, 1993
5) Thwaites GE, et al：Improving the bacteriological diagnosis of tuberculous meningitis. J Clin Microbiol, 42：378-379, 2004
6) Tuon FF, et al：Adenosine deaminase and tuberculous meningitis--a systematic review with meta-analysis. Scand J Infect Dis, 42：198-207, 2010
7) Pai M, et al：Diagnostic accuracy of nucleic acid amplification tests for tuberculous meningitis：a systematic review and meta-analysis. Lancet Infect Dis, 3：633-643, 2003
8) Tebas P, et al：Use of the polymerase chain reaction in the diagnosis of herpes simplex encephalitis：a decision analysis model. Am J Med, 105：287-295, 1998
9) 亀井 聡：ヘルペスウイルス感染．神経内科，77：274-282，2012
10) Rice CM, et al：Clinical problem-solving. A creeping suspicion. N Engl J Med, 371：68-73, 2014
11) 「神経内科ハンドブック」（水野美邦/編），医学書院，2010

プロフィール

水間悟氏（Satoshi Mizuma）
諏訪中央病院 内科
長野県茅野市という片田舎にある病院の内科カンファレンスでよく話にあがる内容から抜粋して執筆させていただきました．若手が集まりにぎやかにやっています．

佐藤泰吾（Taigo Sato）
諏訪中央病院 総合診療科

第5章 神経内科の重要疾患 ～エキスパートはこう診断する！

1. 脳梗塞／一過性脳虚血発作
救急外来からはじまる脳梗塞診療

立石洋平，辻野　彰

● Point ●

- 搬送された脳梗塞患者を迅速に「急性期再開通療法」につなげることが最も重要
- 「共同偏視」「失語」「半側空間無視」があれば脳主幹動脈閉塞かもしれない
- 「救急外来からのチーム医療」で脳卒中患者の予後改善

はじめに

　2014年の患者調査で，脳血管疾患の総患者数は117万人で（悪性新生物は163万人，心疾患は173万人），死亡者数は全死因の第4位である．さらに重要なことは，脳血管疾患は介護が必要になった疾患の第1位（18.5％）を占めているという現実である．患者数が多いゆえ，レジデントの皆さんの力も必要不可欠である．本稿では，脳血管疾患による死亡減少，機能予後改善のために，救急外来からできることについてポイントを絞って概説する．

1. 典型的な臨床像，どのようなときに疑うか

症例1
あなたが当直をしているとき，救急隊から救急外来へ連絡が入った．
救急外来ナース「先生，救急隊からの連絡です．脳卒中疑いみたいです．電話をつなぎますのでお願いします」
あなた「えーっと，えー，あ，はい，わかりました…（まずい，脳卒中だ）」
救急隊「75歳女性．ベッドの上で言葉を話さず，右麻痺がある本人を夫が発見しました．モニター心電図では心房細動のようです．受け入れよろしいでしょうか！」
あなた「わ，わかりました．どうぞ」

1　典型的な症例は「脳卒中疑い」で来院する

　脳梗塞は救急疾患であるので，救急搬送されることが多い．救急隊が接触したときに脳卒中疑いと判断することはそこまで難しいことではない．それでは，私たちは，tPA静注療法や脳血管内カテーテル治療のような「急性期再開通療法」につなげるために，何をすべきか，何に注目し

て診察しなければならないか．

① 最終無事確認時間はいつか？

　tPA静注療法は最終無事確認時間から4.5時間以内の虚血性脳血管障害患者に適応がある．症例1は，最終無事確認時間がわかっていない．できるだけ救急隊に聴取してもらっておいた方が，救急外来での準備（心の準備も）が前もって可能となる．

② 共同偏視はあるか？

③ 失語はあるか？

④ 半側空間無視はあるか？

　②〜④の症状についての詳細は，「2．検査と診断のポイント」の項に譲る．救急外来での虚血性脳血管障害診療は，いかに迅速に急性期再開通療法にもっていけるか，ということが最重要課題である．残念ながら四肢麻痺や顔面麻痺，構音障害など，レジデントでも馴染みのある神経症状では，急性期再開通療法により恩恵を受ける可能性がある「脳主幹動脈閉塞の有無」を予測することは難しい．ぜひ，上記3つの所見を救急外来でとれるようになっていただきたい．

❷ TIAをTIAで終わらせるために

　神経脱落症状が発症して24時間以内に消失するもの※を一過性脳虚血発作（transient ischemic attack：TIA）という．TIA患者で神経症状が，7日以内に再発する例は2.1％，90日以内では3.7％，1年以内では5.1％と報告されている[1]．まずはTIAをTIAと認識することが重要で，次にどのTIA患者が高い再発リスクを有しているかを認識することに注目しなければならない．

　※ 最近では，症状が24時間以内に消失しても，頭部画像検査で虚血巣が検出されれば「TIA」ではなく「脳梗塞」とする考え方もある．

> **症例2**
>
> 19時．あなたが当直をしているとき，救急外来ナースからPHSに連絡がきました．
>
> 救急外来ナース「62歳の男性なんですけど，朝食中に左眼が見えなくなって，数分でよくなったそうなんです．でもよくなったからそのまま仕事に行って，やっぱり心配だからってこの時間に来院されています」
>
> あなた「わかりました．行きますね（日中に眼科に行っておけばいいのに…）」

1）TIAを疑う症状

　TIAを疑う典型的な症状は主に3つ．

一過性黒内障：単眼の眼動脈もしくは網膜動脈が塞栓子により一時的に閉塞し，視力を失う

脱力発作：片側または単肢に突然麻痺が出現する

一時的言語障害：急に言葉が話せなくなる．ろれつが回らなくなる

　※ 他に，視野障害（半盲，四分盲），複視も重要である

2）再発リスクが高いTIA患者は誰だ？

　TIA再発リスク層別化のためにABCD2 score（「エー・ビー・シー・ディー・スクエア・スコア」と読む）が有用である（表1）．例えば1年間で脳虚血症状を再発するリスクは，スコアが0のときは0％であったが，スコアが7のときは9.6％であった[1]．

3）TIA再発リスク予測に画像所見も重要

　頸動脈狭窄50％以上を有していたり，頭部MRI拡散強調像（DWI）で虚血を示唆する高信号が検出されたりした場合，さらに再発リスクは高まる[2]．頸動脈の評価については，MR angio

表1　ABCD2 score

リスク因子	スコア
Age（年齢）＞60歳	1
Blood pressure（血圧）＞140/90 mmHg	1
Clinical features（臨床徴候）：片麻痺	2
言語障害（麻痺なし）	1
Duration of symptoms（症状の持続時間）：＞60分	2
10〜59分	1
Diabetes（糖尿病）	1

graphy（MRA）よりも頸部血管エコーでの評価を筆者は勧めたい．エコーはある程度習熟すれば，ベッドサイドで簡便に，さらに病変の性状も含めて評価が可能である．

　もちろん，症例2は一過性黒内障である．すぐさま，頸動脈エコーで内頸動脈病変の有無を，また頭部MRIで虚血巣の有無を評価しなければならない．

2. 検査と診断のポイント

1 まずはNIHSSスコア

　神経診察は重要である．脳卒中は神経疾患であるため神経診察を怠ることは危険だ．重要な所見を見落としてしまう可能性がある．しかし，脳卒中はcommon diseaseであり，救急疾患という側面もある．救急外来で，すべての医師に，いわゆる神経診察を求めることは酷であり，むしろ時間のロスにつながる可能性がある．そこで，National Institute of Health Stroke Scale（NIHSS）スコア（表2）の出番である．迅速にスコアリングすることで重症度と病巣を評価し，画像所見と合わせて「急性期再開通療法」の適応を検討することになる．そのNIHSSスコアのなかでも，脳主幹動脈閉塞を疑うために重要な診察項目を紹介する．

1）共同偏視はあるか？

　患者が来院して，ベッドまで移動する間に全体的な印象をつかむ．意識障害はどの程度か？そして，次に診察すべきは「眼」である．瞳孔ではなく，「眼位」である．共同偏視がある場合は，虚血巣が大きい可能性が高く[3]，それは脳主幹動脈病変の存在を疑わせる．つまり共同偏視があると緊急の再開通療法の適応になる可能性が高まるというわけである．筆者が考える「救急外来における急性期再開通療法のための眼位診察フローチャート」を示した（図1）．画像評価の前に，あなたが眼位を評価し「右（左）中大脳動脈が閉塞しているかもしれない」と一言発し，まさにその通りであったならばあなたに対する周囲の評価は上がり，何より，画像評価前に脳主幹動脈閉塞の可能性があることがわかれば，その後の対応が早くなり，患者の利益にもつながる．このフローチャートにエビデンスはないが，有用であると考えている．

2）失語はあるか？

　失語は基本的に左半球の皮質症状である．左中大脳動脈水平部もしくは分枝閉塞の疑いが強くなる．救急の現場でのポイントを絞った失語の診察は，以下の3点と考えられる．

発語：「大丈夫ですか？」などの声かけに，言葉で返せるか？
理解：「目を開けて，閉じて」「手を握って，開いて」の指示に従えるか？
呼称：（ボールペンを見せて）「これは何ですか？」に答えられるか？

表2 NIHSSスコア

1a.	意識水準	0：完全覚醒，1：簡単な刺激で覚醒，2：くり返し刺激，強い刺激で覚醒，3：完全に無反応
1b.	意識障害，質問 （今月の月名および年齢）	0：両方正解，1：片方正解，2：両方不正解
1c.	意識障害，従命 （開閉眼，離握手）	0：両方正解，1：片方正解，2：両方不正解
2	**最良の注視** **（左右方向のみ）**	0：正常，1：部分的注視麻痺（正中まで動く），2：完全注視麻痺
3	視野	0：正常，1：四分盲，2：同名半盲，3：両側性半盲
4	顔面麻痺	0：正常，1：軽度，2：中等度，3：完全麻痺
5	上肢の運動（右） （臥位で45°挙上，10秒保持）	0：麻痺なし，1：動揺する，2：下垂する，3：挙上できない，4：完全麻痺
	上肢の運動（左）	0：麻痺なし，1：動揺する，2：下垂する，3：挙上できない，4：完全麻痺
6	下肢の運動（右） （臥位で30°挙上，5秒保持）	0：麻痺なし，1：動揺する，2：下垂する，3：挙上できない，4：完全麻痺
	下肢の運動（左）	0：麻痺なし，1：動揺する，2：下垂する，3：挙上できない，4：完全麻痺
7	運動失調	0：正常，1：1肢，2：2肢
8	感覚	0：正常，1：軽度から中等度，2：重度から感覚脱失
9	**最良の言語**	0：正常，1：軽度から中等度，2：重度，3：無言，全失語
10	構音障害	0：正常，1：軽度から中等度，2：重度
11	**消去現象と注意障害**	0：正常，1：視覚，触覚，聴覚，視空間または自己身体に対する不注意，2：重度の半側注意障害あるいは2つ以上の感覚様式で半側注意障害

太字の項目は1）共同偏視，2）失語，3）半側空間無視の有無をみるのに役立つ

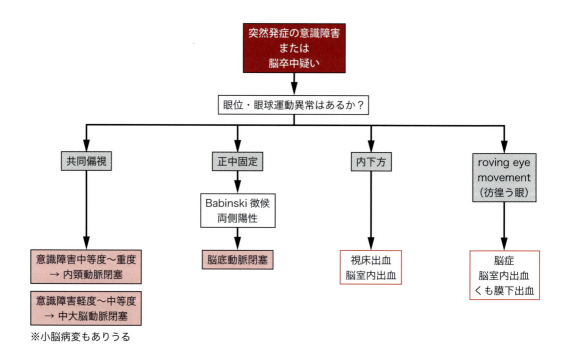

図1 救急外来における急性期再開通療法のための眼位診察フローチャート

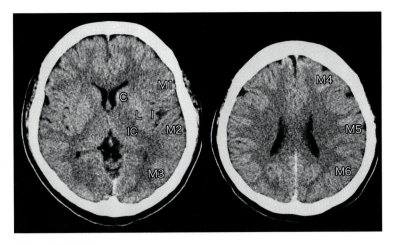

図2 ASPECTS
C：caudate nucleus（尾状核），L：lentiform nucleus（レンズ核），
I：insula（島皮質），IC：internal capsule（内包）
M1：anterior MCA cortex，M2：MCA cortex lateral to the insular ribbon，M3：Posterior MCA cortex，M4：anterior MCA territory immediately superior to M1，M5：lateral MCA territory immediately superior to M2，M6：posterior MCA territory immediately superior to M3

3）半側空間無視はあるか？

　左半側空間無視は右半球の皮質症状である．右中大脳動脈水平部もしくは分枝閉塞の疑いが強くなる．救急の現場での左半側空間無視の診察は，検者が両手で引っぱって持った聴診器などを患者の眼前に示し，「真ん中はどこですか？ 指でつまんでください」と指示する．左半側空間無視があると，つまむ部分は患者から見て，右に寄る．

2 緊急に知りたい血液データは血小板数，血糖値，PT-INR，APTT

　血小板数10万/mm³以下，血糖値＜50 mg/dLまたは，＞400 mg/dL，プロトロンビン時間国際標準比（PT-INR）＞1.7，活性化部分トロンボプラスチン時間（APTT）延長（前値の1.5倍以上，目安として約40秒）のときはtPA静注療法禁忌である．Dダイマーをはじめとした凝固線溶マーカーは病型分類や予後予測に重要である．BNPは心房細動の潜在が疑われる症例で高値であり，心不全の有無評価と合わせて重要なマーカーである．

3 頭部画像検査で病巣確認

　Alberta Stroke Program Early CT score（ASPECTS）で脳梗塞の広がりを評価する（10点満点で，early CT signがある部分を減点して評価する）（図2）．頭部MRI拡散強調像でも同様に評価可能である（DWI-ASPECTS）．MRAなどで脳の血管を評価する．一般的にASPECTS≧6（単純CTでの評価），DWI-ASPECTS≧5が脳血管カテーテルによる再開通療法の適応と考えられているが，定まったものではない．

表3 虚血性脳血管障害患者に有用な各種エコー検査

頸部血管エコー	頸動脈病変の評価，椎骨動脈病変の評価
経胸壁心エコー	特に，収縮・拡張障害の有無，弁膜症，下大静脈評価 （時に心不全合併があり，入院時に行うことが重要である）
経食道心エコー	血栓の有無，弁評価，右左シャントの有無
下肢静脈エコー	静脈血栓の有無 （静脈血栓と右左シャントを有していれば，奇異性脳塞栓症の可能性がかなり高い）
経頭蓋カラードプラ	中大脳動脈や椎骨脳底動脈の閉塞・狭窄病変の評価
経頭蓋ドプラ	微小栓子シグナル（micro embolic signals）の評価，右左シャントの有無

表4 The Trial of Org 10172 in Acute Stroke Treatment：TOAST分類

大血管アテローム硬化	頭蓋内外主幹動脈病変（50％以上狭窄）があり，その血管領域に虚血巣がある
心原性脳塞栓	高度，中等度の塞栓源リスクを有する
小血管閉塞	皮質下または脳幹に1.5 cm未満の病変
その他の原因	脳動脈解離，大動脈原性，凝固異常症など
原因不明	
2つ以上の原因が考えられる	
精査でも原因を特定できない	
原因検索不十分	

奇異性脳塞栓症（確定症例）は心原性脳塞栓に含める

4 脳梗塞診療の要．エコー検査はいつでもどこでも可能

現在の脳梗塞診療は，エコー検査抜きには行えない．エコー検査は，いつでもどこでも行えることが利点である．脳梗塞診療で必要なエコー検査を表3に示す．

レジデントの皆さんでも頸部血管エコーと経胸壁心エコーをスクリーニング程度に施行することは可能であろう．ぜひトレーニングを行ってもらいたい．当院の脳卒中スタッフは，すべて自分で施行できるようにトレーニングしている（経胸壁心エコーもスクリーニングとして施行）．

5 病型診断のポイント

各種検査結果を総合的に判断して，病型診断を行う．一般的にはNINDS-Ⅲ分類やTrial of Org 10172 in Acute Stroke Treatment（TOAST）分類（表4）を用いて分類する．

NINDS-Ⅲ分類は以下の通りである．

① **心原性脳塞栓症**：心房細動や最近の心筋梗塞，機械弁などが原因となる．ほとんどの場合，病変は皮質を含む．静脈血栓が右左シャントを通過し脳塞栓を起こす奇異性脳塞栓症もこの分類に含まれる

② **アテローム血栓性脳梗塞**：頭蓋内外の脳主幹動脈のアテローム硬化を基盤として起こる．病変部位は境界領域に多い

③ **ラクナ梗塞**：中大脳動脈や脳底動脈穿通枝が閉塞して起こる1.5 cm以下の小梗塞

④ **その他の脳梗塞**：上記3病型に属さないもの．若年性脳梗塞では脳動脈解離の頻度が最も高い

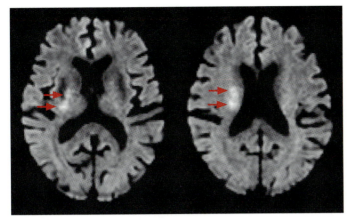

図3　branch atheromatous diseaseの画像所見
虚血を示唆するDWI高信号（→）がレンズ核内側から放線冠に広がっている．サイズは1.5cmを超えている

3. 研修医が陥りやすい診断の注意点

1 意識消失発作は，TIAでは，ほぼ起きない

　TIAは一過性に神経脱落症状を示すものである．意識消失は起こさない．非常に稀であるが，脳底動脈が一過性に閉塞すると，一過性意識消失のように見えることがある．しかし，これは数分〜数時間単位の変化であり，心疾患などによる意識消失発作の数秒〜数分単位の変化よりは時間経過が長く，鑑別可能である．一過性意識消失発作患者に出会ったら，ぜひ心疾患を検索していただきたい．

2 「ラクナ梗塞は軽症」と，甘く見てはいけない

　厳密に，ラクナ梗塞と同一に語ることには問題があるが，同じ病巣で症状進行の可能性が高い病態があり，branch atheromatous disease（BAD）と言われている．中大脳動脈や脳底動脈穿通枝の入口部が閉塞することで，虚血巣が大きくなることが症状進行と関連すると考えられている．来院時わずかであった片麻痺が，完全麻痺になることがあるので積極的な抗血栓療法が重要と考えられている．図3のような病巣が来院時に検出されたら，BADとして対処すべきである．

4. 治療

1 急性期再開通療法

① tPA静注療法：発症4.5時間以内，脳梗塞全病型に適応がある．

●ここがピットフォール

大動脈解離による脳梗塞はtPA静注療法禁忌である．大動脈解離による脳梗塞を診断するポイントは背部痛，橈骨動脈触知の左右差，右半球の虚血である．確定診断には造影CTが一般的だが，その前に頸部血管エコーをさっと頸部（特に右）に当て，総頸動脈のflap（解離箇所）を検出すれば，「決まり」である．

② 脳血管内カテーテル治療：発症8時間以内，脳主幹動脈閉塞（内頸動脈，中大脳動脈M1・M2，脳底動脈）に適応がある．

2 急性期再発予防

　脳梗塞急性期の再開通療法は前述の2つである．それ以外の抗血栓療法は，すべて再発予防になる．以下の内容は，NINDS-Ⅲ分類の病型ごとに筆者が提案する方針である．ある程度コンセンサスは得られるものと思われるが，必ず，添付文書やガイドラインを参照していただきたい．

1）心原性脳塞栓症

　抗凝固療法は虚血巣が非常に小さいときには，発症日から開始してもいいが，基本的には24時間後に出血性梗塞が強くないことを確認した後に開始した方がよい．さらに比較的大きな虚血巣のときや，出血性梗塞が目立つときには数日〜1週間程度待って開始することもある．

> ●処方例：非弁膜症性心房細動がある場合
> - ワルファリン 1回2 mg or 3 mg ＋アスピリン 1回200 mg 1日1回（夕食後）or ヘパリン 10,000単位/日
>   ※＞70歳はワルファリン 2 mgから開始．PT-INR≧1.6でアスピリン or ヘパリン中止
>   ※＜70歳はワルファリン 3 mgから開始．PT-INR≧2.0でアスピリン or ヘパリン中止
>   ※ワルファリンとの併用薬はエビデンスがない．再発リスク，出血リスクを考慮し，検討する
> - ダビガトラン，リバーロキサバン，アピキサバン，エドキサバンを積極的に検討
>   ※機械弁のときはワルファリン

2）アテローム血栓性脳梗塞

　基本的には来院日から開始する．虚血巣が大きいときには，心原性脳塞栓症の抗凝固療法開始のしかたに準ずる．出血性梗塞があまり起きないことを考慮し，治療開始時期を検討する．

> ●処方例：
> - アルガトロバン 60 mg/日 24時間持続点滴2日間，40 mg/日 24時間持続点滴2日間（保険適応は発症48時間以内）
> - アスピリン 1回200 mg 1日1回（朝食後）（1週間後に100 mgに減量）
> - クロピドグレル 1回75 mg 1日1回（朝食後）or シロスタゾール 1回100 mg 1日2回（朝夕食後）
> - スタチン製剤（LDLコレステロールが100 mg/dL以上のときは積極的に使用）

3）ラクナ梗塞

> ●処方例：
> - アスピリン 1回200 mg 1日1回（朝食後）（1週間後に100 mgに減量）
>   or シロスタゾール 1回100 mg 1日2回（朝夕食後）
>   or クロピドグレル 1回75 mg 1日1回（朝食後）
>   ※アスピリン＋シロスタゾール 1回100 mg 1日2回（朝夕食後）or クロピドグレル 1回75 mg 1日1回（朝食後）併用することも検討．
>   ※症状の変動があったり，BADが疑われたりする場合，アテローム血栓性脳梗塞の治療内容に準じる．

4）その他の脳梗塞

いろいろな病態が含まれるその他の脳梗塞は，それぞれの病態に合わせて再発予防を行うべきである．本稿ですべての病態に合わせて概説することは，限られた誌面の都合上，かなり難しいので，成書を参照していただきたい．

> ●処方例：脳梗塞全病型に適応
> ・エダラボン 30 mg 点滴静注 1日2回（保険適応は発症24時間以内）

Advanced Lecture

「急性期再開通療法」は「時間」が勝負である．発症から治療開始までの時間が早ければ早いほど，tPA静注療法，脳血管内カテーテル治療の効果が高いことが示されている[4]．来院から治療開始までの時間をできるだけ短縮するために「救急外来からのチーム医療」を実践することが重要である．時間短縮という目的のために，医師，看護師，放射線科技師，検査技師，それぞれが最大限寄与する努力をする．それが，その目の前にいる患者の予後につながるのである．

おわりに

脳血管障害は「国民病」である．まさに，これから先生の前に運ばれてくる患者が，親族かもしれない．父親，母親かもしれない．そういう思いで，レジデントの皆さんには診療にあたっていただきたい．

文献・参考文献

1) Amarenco P, et al：One-Year Risk of Stroke after Transient Ischemic Attack or Minor Stroke. N Engl J Med, 374：1533-1542, 2016
2) Merwick A, et al：Addition of brain and carotid imaging to the ABCD² score to identify patients at early risk of stroke after transient ischaemic attack：a multicentre observational study. Lancet Neurol, 9：1060-1069, 2010
3) Singer OC, et al：Conjugate eye deviation in acute stroke：incidence, hemispheric asymmetry, and lesion pattern. Stroke, 37：2726-2732, 2006
4) Fonarow GC, et al：Door-to-needle times for tissue plasminogen activator administration and clinical outcomes in acute ischemic stroke before and after a quality improvement initiative. JAMA, 311：1632-1640, 2014

プロフィール

立石洋平（Yohei Tateishi）
長崎大学病院 脳神経内科
目の前にいるこの患者さんのために，1つずつ，やっていくことが，長崎の脳卒中地域診療の発展につながるのかなぁと思いながら，日々診療にあたっています．スタッフみんなで，それなりに頑張っているので，少し気になったら，当科のHPやFB，私のブログ（西の果ての脳卒中内科医の日々）を覗いてみてください．

辻野　彰（Akira Tsujino）
長崎大学病院 脳神経内科
長崎大学病院の脳神経内科は，大学病院らしくないところが売りです．率先して地域医療に介入しています．脳卒中，頭痛やてんかん，髄膜炎・脳炎，認知症のcommon diseaseから，パーキンソン病，多発性硬化症，重症筋無力症などの神経難病まで，偏りなく診療できる医師の育成を目指しています．長崎でneurologyを極めたい先生は，老若男女，出身大学に関係なく，力の限りサポートします．ぜひご連絡ください．

Column

目の前の患者を幸せにする

　救急室で働いていると，次から次に重症の患者さんが来院することがある．「ああ，もうだめだ～」とパニック状態に陥るとき，私はこんなふうに思うことにしている．「そうだ，この目の前の患者さん，このおばあさんだけを幸せにしよう」．そして，おばあさんに最大限の優しさを注ぐのだ．「診察の結果は緊急に治療する必要のない腹痛だと思います．しかし，自宅に帰ってからひどくおなかが痛くなったり，何度も嘔吐をくり返すようなら，すぐに私に電話をください．私はこの救急室で翌朝まで働いていますから」．こんなふうに優しく言い，笑顔で救急室から送り出すのだ．1人だけでいいので，「この患者さんを最高に幸せにして帰すぞ」という気持ちで診療を行うと，不思議なことにとても気持ちが楽になる．

　皆さんにもこんな経験があるのではないだろうか．体力を使い果たした診療からの帰り，非常に疲れた状態で電車に乗り空席を見つけてそこに座り込む．すると，目の前をおばあさんがトボトボと歩いていくではないか．皆さんは，さっと立ち上がり，「おばあさん，どうぞこちらに座ってください」と席を譲るだろう．おばあさんは駅で降りるときに，何度もこちらを見ながらお辞儀をして，「どうもありがとうございました」と，ニコニコしながらプラットホームに降りていく．こんなとき，家に帰って，「ああ，今日はあのばあさんに出会ったためにひどく疲れたな」なんて思うだろうか．「今日はすごく疲れたけど，あんなにおばあさんが嬉しそうな顔をして電車を降りるのを見ることができてよかったな」こんなふうに考えるに違いない．医療も同じである．人を幸せにすることは自分自身の幸せにつながるのだ．

　私は救急室での当直に入るときに，「今日の名古屋の夜は私に任せてください」とか「今夜はベッドがたくさん空いているから，明日の朝までには満床にしましょう」と救急室スタッフに明るく声をかけていた．本当のことを言うと，疲れて当直をしたくないときもあったが，こんなときに「さあ，なんでも来い」と勇気を奮い立たせていたのである．私はこれを医者に対する認知行動療法と呼んでいる．「今日は疲れているから救急車は来ないで」と祈りながら当直に入ると，たいてい逆のことが起こる．

〈山中克郎〉

本稿は『医学生からの診断推論』（山中克郎／著，羊土社，2016）pp20～22の内容をもとに加筆したものです

第5章 神経内科の重要疾患 〜エキスパートはこう診断する！

2. Parkinson病

渡辺宏久

Point

- Parkinson病（PD）を支持する所見，否定的と考えられる所見，診断を疑うべき所見を知る
- PDの典型的画像所見は頭部MRI正常，ドパミントランスポーターイメージングの異常，^{123}I-MIBG心筋シンチグラフィーの集積低下である
- PDでは病初期から非運動症状を認め，診断に有用な情報となる
- PDの診断には不確実性があることと臨床像には多様性のあることを理解する

はじめに

われわれ神経内科医は，患者さんが診察室の扉を開け，椅子に座るまでの佇まい，問診中の声のトーンや問診票の字などからParkinson病（Parkinson disease：PD）の可能性を嗅ぎ分ける．その後，頭のなかで診断基準に照らしながら神経診察を行い，想定される鑑別診断に基づいて過不足なく検査をオーダーした後，診断を行い病状の説明を経て治療を開始する．この診断までの論理的プロセスと初期に実感する治療効果は神経内科診療の醍醐味の1つである．一方，経過中に起こる諸問題に対して，知識と知恵を駆使して対応するプロセスも，大変やりがいを感じる瞬間である．誌面の都合上，初期診断を中心に記載するが，読者の頭のなかにPD診断に必要な知識と知恵を入れる棚ができれば幸いである．

1. 典型的な臨床像，どのようなときに疑うか

PDでは，パーキンソニズム（振戦，運動緩慢，固縮，姿勢反射障害，歩行障害）と非運動症状（レム睡眠行動障害，嗅覚低下，軽微な自律神経不全，不安等）に着目する．

1 パーキンソニズム

1）振戦

4〜5 Hzの静止時振戦は，PDに特徴的である．誘発・増強の方法を図1Aに示す．頭を前後に揺らす振戦（yes-yes振戦）も時に認める．姿勢時・動作時振戦も認めるが特異性はない．

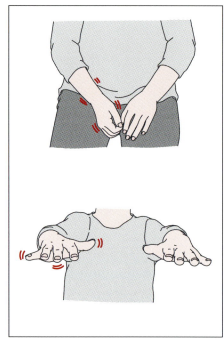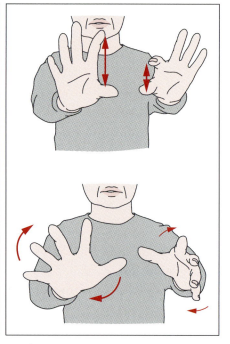

図1　軽微な静止時振戦や運動緩慢を見出すための診察例
　A）右静止時振戦を認める症例の診察例
　　上図：坐位で手を膝の上に置いた姿勢でしばらく観察することや，暗算負荷をすることで静止時振戦が誘発される
　　下図：上肢を伸展挙上保持させ，10～20秒観察していると姿勢保持当初は振戦はなくともタイムラグをもって静止時振戦が顕在化（re-emergent type tremor）する
　B）左優位の運動緩慢を認める症例の診察例
　　示指と拇指によるタップ（上図），前腕の回内回外運動（下図）などをくり返しを行い，振幅の大きさ，速度，リズムを観察する．10回くり返す間に振幅が小さくならないか，速度は遅くないか，リズムが乱れて途中で止まったり止まりそうにならないかなどに留意する

2）運動緩慢

　診察方法の例を図1Bに示す．このほか椅子からの立ち上がりの困難さ（腕を組んで立ち上がる），顔の表情の乏しさ（仮面様顔貌），小声，書字が小さくなるなどにも留意する．

3）固縮

　力を抜くように指示をし，他動的に上肢の関節を動かした際に，関節の伸展時に断続的な抵抗を生ずる歯車様固縮がPDに特徴的である．反対側の上肢の上下運動，回内回外運動を指示することで誘発・増強される．体幹や下肢は関節の伸展時にほぼ一様な抵抗を生ずる鉛管様固縮を呈する場合が多い．

4）姿勢反射障害

　検者が壁を背にし，被検者にはその前に肩幅程度に両足を広げて立たせ，両肩を後方から引っ張る．被検者には，足を後方に出してもよいので倒れないようにと伝える．後方に3歩以上足が出る，もしくは足を出すことができず倒れてしまう場合を陽性とする．

A) ウェアリングオフ現象　　　　B) ジスキネジア

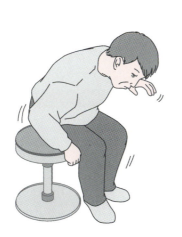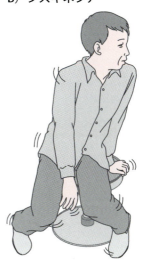

図2　進行期に認める運動合併症
A) ウェアリングオフ現象．L-ドパの治療効果が消失すると，次の内服の効果が現れるまでパーキンソニズムが強くなり，ADLに制限がみられる（先ほどまで歩いていた患者さんが本図のように動けなくなってしまう）
B) ジスキネジア．L-ドパの血中濃度の上昇にあわせて，しばしば下肢優位で，時に全身に舞踏病様の動きが出現し，ADL（日常生活動作）やQOLを制限する

5) 歩行障害

歩幅は小さくなり，進行するとすり足を呈する．腕の振りの左右差（病変側で振りが小さい）も早期より認める．

> **●ここがピットフォール**
> 姿勢反射障害やすくみ足を早期から認める場合には他疾患を考える．

2　パーキンソニズムの経過

一側上肢もしくは下肢から発症し，同側下肢または上肢，対側上下肢へと進展する．N字型，逆N字型進行と呼ばれる．Yahr重症度分類は，運動症状が片側手足のみは1度，両側は2度，姿勢反射障害が陽性になると3度，重い症状であるが歩行や立ち上がりは介助なしで何とか可能な場合は4度，介助なしには車椅子や寝たきりの場合は5度である．L-ドパ治療開始後，約5年で約50％に運動合併症（ウェアリングオフ現象，ジスキネジア，図2）が出現する．

3　非運動症状

PD病変は腸管や嗅神経等からはじまると考えられている．腸管からはじまった場合には，迷走神経，延髄迷走神経背側核，橋被蓋部を経て中脳に進展する．臨床的にも運動症状出現前から便秘，レム睡眠行動障害，うつ，低血圧，頻尿，嗅覚低下，日中過眠などを認める[1]．

表1　PDを支持する所見，否定的と考えられる所見，診断を疑うべき所見

PDを支持する所見

- □ ドパミン系治療に対する明確な治療反応性を示す．明確な治療反応性は以下のように分類される
  - a. 増量に伴う著明な改善 or 減量に伴う著明な増悪．客観的評価で明確な改善か，患者/介護者から確認する主観的改善
  - b. ウェアリングオフを伴う明確なオン・オフ変動（進行期に出現）
- □ L-ドパ誘発性のジスキネジア（進行期に出現）
- □ 四肢静止時振戦
- □ 嗅覚消失か¹²³I-MIBG心筋シンチグラフィーの脱心臓交感神経所見

PDが否定的と考えられる所見

- □ 明確な小脳失調がある（MSA，PSPを支持）
- □ 垂直性核上性下方視障害か垂直下方衝動性眼球運動の選択的な緩徐化を認める（PSPを支持）
- □ 発症5年以内にほぼ確実な前頭側頭型認知症の臨床診断基準を満たすか一次性進行性失語を満たす（FTDを支持）
- □ 3年以上，Parkinson症状が下肢に限局する（PSP，VP，iNPHなどを考慮）
- □ 投薬状況から薬剤誘発性パーキンソニズムと診断される
- □ 病初期から中等度以上の重症度を示し，高用量L-ドパに対する反応を欠く
- □ 皮質性感覚障害か，四肢の観念運動失行か，進行性失語を認める（CBDを支持）
- □ 節前性ドパミン系神経機能画像で正常所見を示す（ET，薬剤性パーキンソニズムを支持）
- □ 専門家がPDよりも別の症状や症候群と診断

PDの診断を疑うべき所見

- □ 発症から5年以内の車椅子の常用
- □ 5年もしくはそれ以上の運動症状の進行欠如
- □ 発症から5年以内の球麻痺もしくは嚥下障害
- □ 吸気性の呼吸障害（MSA＞PD）
- □ 発症から5年以内の重度の自律神経不全（MSA＞PD）
  - □ 起立性低血圧：起立後3分以内に収縮期30 mmHg/拡張期15 mmHg以上の低下
  - □ 発症5年以内の重度な残尿もしくは失禁．男性では勃起不全も含める
- □ 発症3年以内のバランス障害による再発性の転倒（PSP，MSA＞PD）
- □ 著しい頸部前屈（ジストニア）もしくは発症10年以内の手足の拘縮（MSA＞PD）
- □ 罹病期間5年でも非運動症状（睡眠障害，自律神経不全，嗅覚低下，精神症状）を欠く
- □ 錐体路徴候（MSA，VPなどを示唆）
- □ 両側対称性パーキンソニズム

文献2を参考に作成

●ここがポイント

軽微なパーキンソニズムのみであっても特徴的な非運動症状を併せもっている場合には，PDを強く疑って検査を進める．

2. 検査と診断のポイント

1 鑑別診断のポイント

　2015年に提唱されたPDの診断基準を示す（表1）[2]．**PDを支持する所見，否定的と考えられる所見，診断を疑うべき所見の理解が大切**である．括弧内は，考慮すべき疾患を筆者が追記した．
　薬剤性パーキンソニズム，本態性振戦（essential tremor：ET），血管性パーキンソニズム（vascular parkinsonism：VP），多系統萎縮症（multiple system atrophy：MSA），進行性核上性麻痺（progressive supranuclear palsy：PSP），大脳皮質基底核変性症（corticobasal degeneration：CBD），特発性正常圧水頭症（idiopathic normal pressure hydrocephalus：iNPH），前頭側頭型認知症（frontotemporal dementia：FTD），Lewy小体型認知症（dementia with

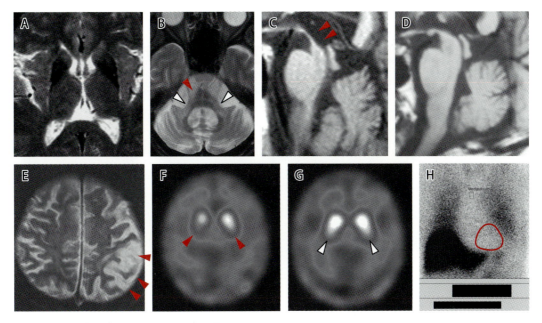

図3 鑑別診断のポイントとなる画像所見
A・B）多系統萎縮症の被殻背外側T2高信号と低信号とhot cross bun sign（B：▶），中小脳脚高信号（B：▷）
C・D）進行性核上性麻痺の中脳被蓋部の萎縮（C：▶，ハチドリ徴候）と健常者の中脳被蓋部所見（D）
E）大脳皮質基底核変性症で認める頭頂葉非対称性萎縮（▶）
F・G）PDのドパミントランスポーター集積低下（右ドット状，左は軽度低下，F：▶）と正常所見（コンマ状，G：▷）
H）PDの¹²³I-MIBG心筋シンチグラフィーでの集積低下（○）

Lewy bodies：DLB）などが鑑別にあがる．

なお，薬剤性パーキンソニズムでは，原因薬剤を確認することが第一であり，ガイドラインが参考になる（http://www.pmda.go.jp/files/000145644.pdf）．60％は原因薬使用開始1カ月以内，90％は3カ月以内に発症するが，長期でも発症しうる．数日〜数週で運動症状が悪化する．多くは原因薬剤の中止で改善する．

●ここがピットフォール
原因薬剤の中止でも完全に改善しない薬剤性パーキンソニズムがある．基礎疾患としてPDを有し，薬剤投与で顕在化する例などがあげられる．

2 鑑別診断のポイントとなる検査

頭部MRI，ドパミントランスポーターイメージング，¹²³I-MIBG心筋シンチグラフィーが有用である．典型的なPDではMRIは正常で，ドパミントランスポーターイメージングと，¹²³I-MIBG心筋シンチグラフィーの集積は低下する．図3と表2に代表的疾患の画像所見を示すが，例外も少なくない．

表2　PDと関連疾患の画像所見のまとめ

A) MRI

疾患名	MRIの特徴的な所見
多系統萎縮症	被殻背外側のT2高信号と低信号，橋のhot cross bun sign，橋腹側萎縮，小脳萎縮
進行性核上性麻痺	T1強調矢状断像で橋の萎縮を伴わない中脳被蓋の萎縮，小脳萎縮，前頭葉の萎縮
大脳皮質基底核変性症	左右差のある大脳・大脳脚・延髄錐体萎縮，中心前回白質の淡いFLAIR像高信号，中脳被蓋の萎縮
特発性正常圧水頭症	脳室拡大〔Evans index（側脳室前角の最大幅÷同一断面の頭蓋内腔幅）が0.3以上〕，冠状断像における高位円蓋部の脳溝の狭小化とSylvius裂の拡大
血管性パーキンソニズム	基底核を中心とした多発性脳梗塞像

B) ドパミントランスポーターイメージング

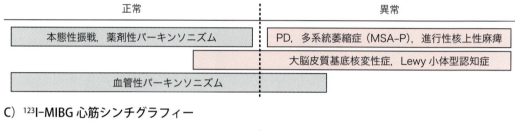

C) ¹²³I-MIBG心筋シンチグラフィー

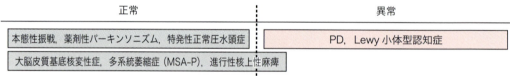

●ここがポイント

画像検査はあくまで補助診断である．

3. 研修医が陥りやすい診断の注意点

1 診断の不確実性を理解する

　最終診断は病理所見が必須で，臨床診断には限界があり，正診率は約80～90％である．経過観察中に初診時の診断はしばしば変わる．診断に疑問をもった場合には，上級医とよく相談する．

2 臨床像は多様である

　本稿では，PDと，関連する各疾患の典型的臨床像を示したが，実際には多種多様で，進行様式や予後も異なる．まずはPDの典型像，臨床像の広がり，経時的変化を理解し，他疾患を含めた臨床像の多様性も学ぶとよい．PDを知らずしてほかのパーキンソン症候群は理解できない．

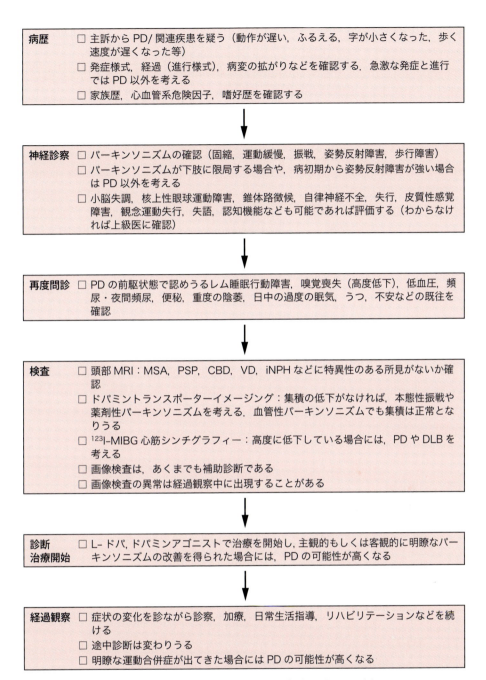

図4　PDの診断，治療開始，経過観察の流れの1例

4. 治療

　詳細は，治療ガイドラインなどを参照されたい．初期治療の基本は，**ドパミン補充による運動症状と生活の質の改善**で，**年齢，重症度，生活／就労状況，認知機能を考慮して薬剤を選択**する．70歳以下，軽症，生活／就労への影響が少ない，認知機能正常の場合には，非麦角系ドパミンアゴニストを選択する．アゴニストはL-ドパに比べて症状改善効果は弱く，幻視，眠気，衝動制御

障害などの出現率は高いが，運動合併症の出現時期を遅らせる．これらの臨床背景があてはまらない場合にはL-ドパから開始する．L-ドパは安価で，非運動症状出現率もアゴニストより低いが，運動合併症が出現しやすく，1日の投与量が4 mg/kgを超えると出現頻度が上がる．少量で開始し，治療効果を見ながら慎重にL-ドパ増量やアゴニスト併用を行う．

Advanced Lecture

臨床診断はPDでありながらドパミントランスポーターイメージングは正常所見を呈する一群がある（scans without evidence for dopaminergic deficit：SWEDD）[3]．SWEDDには①ETをはじめとする黒質線条体ドパミン神経終末部の変性を伴わない疾患が含まれる場合，②撮像方法や条件が適切ではない場合，③PDが含まれている場合などを考える必要がある．詳しい解説は企画の範囲を逸脱するため避けるが，SWEDDという概念は知っておいていただきたい．

おわりに

図4に，PDの診断，治療開始，経過観察の流れの1例をまとめた．今後の超高齢社会においてPDは今まで以上にcommonな疾患になると想定され，食わず嫌いではいられない．本稿が，患者さんによりよい診断と治療を提供できるための，また神経内科に興味をもっていただく一助になれば本望である．

文献・参考文献

1) Berg D, et al：MDS research criteria for prodromal Parkinson's disease. Mov Disord, 30：1600-1611, 2015
2) Postuma RB, et al：MDS clinical diagnostic criteria for Parkinson's disease. Mov Disord, 30：1591-1601, 2015
3) Erro R, et al：What do patients with scans without evidence of dopaminergic deficit (SWEDD) have? New evidence and continuing controversies. J Neurol Neurosurg Psychiatry, 87：319-323, 2016
4) Goetz CG & Pal G：Initial management of Parkinson's disease. BMJ, 349, 2014

プロフィール

渡辺宏久（Hirohisa Watanabe）
名古屋大学 脳とこころの研究センター，名古屋大学 神経内科
上司と後輩に恵まれながら，PDをはじめとする神経変性疾患を中心に，臨床に根ざした画像研究や自然歴研究を行ってきました．現在所属しているセンターでは，脳内神経回路解析研究，高感度タンパク質PET研究を推進しています．与えられた場所で職責を果たすことができるよう，仲間や家族との生活を楽しみつつ悪戦苦闘を続けています．

第5章 神経内科の重要疾患 〜エキスパートはこう診断する！

3. Alzheimer 型認知症

中島健二

●Point●

Alzheimer 型認知症の特徴は

・認知症の原因疾患で最も多い

・近時記憶障害で発症することが多い

・病識が少ない

・場合わせや取り繕い反応がみられたり，物盗られ妄想がみられたりする

・画像検査も診断の参考になる

・Alzheimer 型認知症治療薬が使用される

はじめに

　Alzheimer 型認知症は認知症のなかで最も多く，高齢化とともに急増している．病理学的に老人斑，神経原性変化，神経細胞脱落がみられ，アミロイドβ（Aβ）やタウが関与している．これらの病理学的変化は，臨床症状発現の10年以上前から生じ，症状は潜行性に発症して緩徐に進行する．まだ認知症には至らない軽い認知機能障害を示す軽度認知障害（mild cognitive impairment：MCI），その後，生活障害も示すようになって認知症になる．認知症になると，認知機能障害のみならず認知症の行動・心理症状（behavioral and psychological symptoms of dementia：BPSD）もみられる．病態そのものを治す根本的な治療薬はまだないが，進行を抑制する薬が使用される．

1. 典型的な臨床像，どのようなときに疑うか

　Alzheimer 型認知症は近時記憶障害で発症することが多く，病識が低下していることも特徴である．うつ・アパシー（無感情）もみられ，場合わせや取り繕い反応などもみられる．比較的初期から，自分で置いたところを忘れ，「盗られた」といって騒いだりする物盗られ妄想が認められる場合もある[1]．

　認知症では，1人で買い物する場合に必要な物を必要な量を買ったり勘定を正しく支払ったりすることや，財産を管理したり，食事の準備をしたり，といった生活動作が障害されてくる．やがて，介助なしで着替えができなくなったり，季節に合った服を着られなくなったり，入浴を忘

表1 National Intitute on Aging と Alzheimer's Association workgroup による AD dementia 診断基準

主要臨床診断基準
Probable AD dementia
認知症があり A. 数カ月から年余に緩徐進行 B. 認知機能低下の客観的病歴 C. 以下の1つ以上の項目で病歴，検査の明らかな低下 　　a. 健忘症状，b. 非健忘症状：失語，視空間障害，遂行機能障害 D. 以下の所見がない場合 　　a. 脳血管障害，b. Lewy 小体型認知症，c. behavior variant FTD，d. semantic dementia, non-fluent/agrammatic PPA，e. 他の内科・神経疾患の存在，薬剤性認知機能障害
Probable AD dementia with increased level of certainty
認知機能検査の進行性低下例，原因遺伝子変異キャリアー
Possible AD dementia：
非定型な臨床経過，他疾患の合併例（脳血管障害，Lewy 小体型認知症，他疾患，薬剤）
Probable AD dementia with evidence of the AD pathophysiological process
① 脳Aβ蓄積のバイオマーカー：CSF Aβ42低下，アミロイドPET陽性 ② 2次性神経変性や障害のバイオマーカー：CSF tau, p-tau増加，側頭・頭頂葉の糖代謝低下（FDG-PET），側頭・頭頂葉の萎縮（MRI 統計画像処理） 診断目的のルーチン使用は現時点では勧められない 臨床研究，臨床治験や測定可能な施設で臨床医によって必要とされた場合
Possible AD dementia with evidence of the AD pathophysiological process
non-AD dementia の臨床診断，バイオマーカー陽性か AD の脳病理診断
Considerations related to the incorporation of biomarkers in to AD dementia
Pathophysiologically proved AD dementia
Dementia unlikely to be due to AD

FTD：frontotemporal dementia, PPA：primary progressive dementia
〔McKhann GM, Knopman DS, Chertkow H, et al. The diagnosis of dementia due to Alzheimer's disease：Recommendations from the National Institute on Aging and the Alzheimer's Association workgroup. Alzheimers Dement. 2011；7（3）：263-269. より一部改変〕
文献1より転載

れたりするようになる．さらに進行すると，常時介助が必要になっていく．これらの生活障害にも目を向けて状況を把握することも重要である．

2. 検査と診断のポイント

1 病歴聴取，スクリーニング検査

　第3章-12「もの忘れ」にあるように，まず認知症であることを確認し，その後，前述の特徴から Alzheimer 型認知症であることを疑う．診断においては病歴が重要で，**いつからどのような症状が出現し，経過してきているかを確認する**．また，高齢者は種々の薬剤を服用していることも多く，**認知機能に影響する薬剤**を確認し，場合によっては減量や中止を指導する．

　神経心理検査により認知機能障害のスクリーニングやその程度を確認する．認知症のスクリーニングには国際的に mini-mental state examination（MMSE）が使用されるが，本邦では改訂版長谷川式簡易知能評価スケール（Hasegawa's dementia scale-revised：HDS-R）も繁用されている[1]．これらの検査は，時間が許せば自分で行うのがよく，患者の反応や行動を観察することが診断の参考になることも多い．また，日本語版 Alzheimer's disease assessment scale-

表2　Alzheimer型認知症治療薬の特徴

薬剤名	Tacrine	ドネペジル	ガランタミン	リバスチグミン	メマンチン
分類	アクリジン系	ピペリジン系	フェナントレンアルカロイド系	カルバメート系	アダマンタン誘導体
作用機序	AChE/BuChE阻害	AChE阻害	AChE阻害 nAChRアロステリックモジュレーター	AChE/BuChE阻害	NMDA受容体阻害
可逆	可逆性	可逆性	可逆性	偽非可逆性	—
用量（mg/日）	60〜80	3〜10	8〜24	4.5〜18（パッチ剤）	5〜20
用法（回/日）	4	1	2	1	1
半減期（時間）	1.3〜2	70〜80	5〜7	10	
代謝	肝臓（CYP1A2, 2D6）	肝臓（CYP2A6, 3A4）	肝臓（CYP2D6）	非肝臓（腎排泄）	非肝臓（腎排泄）

（認知症疾患治療ガイドライン2010　改変）
文献1より転載

cognitive subscale（ADAS-Jcog）も使用される．必要に応じて，公開されている診断基準を利用して診断を進めるとよい（表1）．

Alzheimer型認知症では，初期から片麻痺や振戦などの明らかな局所神経症状がみられることは少ない．

2 画像検査

Alzheimer型認知症においては，MRIで側頭葉内側の萎縮が認められる．その萎縮を数値化して示すvoxel-based specific regional analysis system for Alzheimer's disease（VSRAD）も使用される．なお，画像検査により，血管性認知症では血管性病変がみられ，前頭葉側頭葉変性症において特徴的な脳萎縮が観察される．また，正常圧水頭症や硬膜下血腫，脳腫瘍などの鑑別診断のためにも画像検査は有用である．脳血流SPECTで側頭葉・頭頂葉や後部帯状回の血流低下がみられる．Alzheimer型認知症では，頭頂葉・側頭葉の血流低下がみられる．

最近ではアミロイドイメージングによりAβ・老人斑を確認でき，早期診断に有用と考えられるが，まだ保険で認可されていない．脳脊髄液中のAβやタウ濃度測定も参考になる．家族性が疑われる場合には，遺伝子診断も有用である．

一方，Lewy小体型認知症（dementia with Lewy bodies：DLB）では，MIBG心筋シンチグラフィーや，大脳基底核のドパミントランスポーター密度を反映するイオフルパンシンチグラフィーで取り込み低下がみられ，Alzheimer型認知症との鑑別診断のために有用である．

3. 研修医が陥りやすい診断の注意点

前述の特徴からAlzheimer型認知症は診断でき，画像検査や脳血流SPECTはその診断を確認するのに有用である．しかし，経過によりほかの認知症であることが明らかになったり，合併してくることもある．例えば，経過とともに認知機能の変動や幻視などのDLB症状が明らかになっ

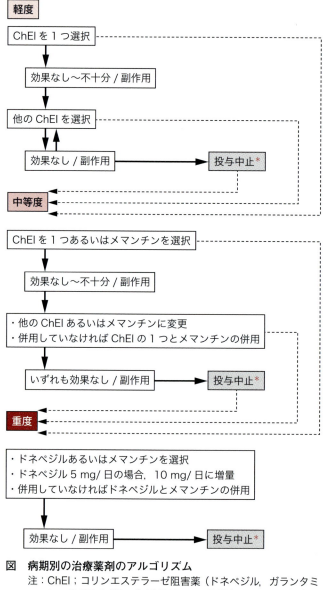

図　病期別の治療薬剤のアルゴリズム
注：ChEI；コリンエステラーゼ阻害薬（ドネペジル，ガランタミン，リバスチグミン）破線は，その後進行していった場合を意味する
＊「効果なし」の場合の投薬中止は慎重に検討すること
文献1より転載

てきたりしてくることもあり，**経過により診断を見直してみることも大事**である．また，転倒・頭部打撲による硬膜下血腫などほかの認知機能低下を示すこともある．経過とともに診断を見直したり，合併症を併発してくる可能性も念頭においてチェックすることも必要である．

4. 治療

　非薬物療法・ケア，薬物療法などが行われる．非薬物療法としては，回想法，音楽療法，レクリエーション療法などが実施される．

　薬物療法では，Alzheimer型認知症治療薬が使用される[1]．現在本邦では，コリンエステラーゼ阻害薬であるドネペジル，ガランタミン，リバスチグミン，NMDA受容体拮抗薬であるメマンチンの4剤が使用されている（**表2，図**）．なお，Tacrine（タクリン）は本邦ではAlzheimer型治療薬として認可されていない．

　BPSDの管理も重要である．非薬物的な介護者の対応なども大事で，必要に応じて薬物療法も行われる[1]．

　介護保険，成年後見制度の活用，自立支援法の利用などについてのきめ細かい指導も必要である．

おわりに

　Alzheimer型認知症は高齢者に多く，種々の合併症を有していることも多い．これらの合併症管理も重要である．

文献・参考文献

1) 「認知症疾患治療ガイドライン2010 コンパクト版2012」（日本神経学会/監，「認知症疾患治療ガイドライン」作成合同委員会/編），医学書院，2012

プロフィール

中島健二（Kenji Nakashima）
独立行政法人国立病院機構 松江医療センター

第5章 神経内科の重要疾患 〜エキスパートはこう診断する！

4. 筋萎縮性側索硬化症

熱田直樹

Point

- 進行性の球麻痺症状や，髄節や末梢神経支配領域を越えて広がる筋力低下・筋萎縮をみたらALSの可能性を考える
- 診断の根拠は神経症候と経過であり，診断には神経内科へのコンサルトが必須
- 診断後は進行抑制薬投与，多職種での支援体制整備，栄養・呼吸障害への対応，侵襲的処置の意思決定支援が必要である

はじめに

　筋萎縮性側索硬化症（amyotrophic lateral sclerosis：ALS）は成人発症の神経変性疾患であり，上位および下位運動ニューロンが選択的に変性脱落することを特徴とする．その結果，全身骨格筋の筋萎縮，筋力低下をきたし，球麻痺，呼吸筋麻痺を生じて，平均3〜4年で死亡もしくは永続的な人工換気が必要な状態となる．代表的な神経難病であり，現在のところ根治的治療法は存在しない．全国の患者数は約1万人と推計されており，地域の基幹病院で診療していると稀ならず遭遇する疾患である．60〜70歳代に発症のピークがあり，わが国の人口構造の高齢化により患者数は増加傾向にある．現在においてもALSを特異的に診断できる検査はなく，**神経症候と経過が主要な診断根拠**となっている．

1. 典型的な臨床像，どのようなときに疑うか

　片側の上肢遠位部筋力低下で発症する例が最も多いが，構音障害等の球麻痺症状で発症する例，下肢筋力低下で発症する例などさまざまである．また，筋力低下は遠位部からはじまるとは限らず，近位部からはじまる場合もある．稀に，頸部筋力低下や呼吸筋麻痺症状からはじまる例もある．両下肢の痙性ではじまる場合もある．

　症状は一貫して進行性の経過を示す．初発部位の筋力低下が進むことに加え，**髄節や末梢神経支配領域を越えて症状が広がっていく**．進行速度には相当の個人差があるが，週単位や月単位で悪化を自覚することが多い．多くの場合，**進行性の体重減少を伴う**．

　進行性の球麻痺症状や，手足の筋力低下，筋萎縮がある場合にはALSの可能性を考慮する（図1，2）．

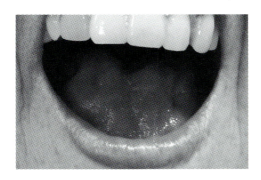

図1 ALS患者の舌萎縮
（Color Atlas参照）

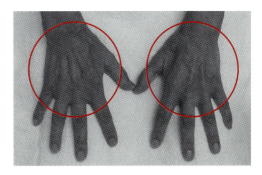

図2 ALS患者の手内筋萎縮
（Color Atlas参照）

2. 検査と診断のポイント

　複数の領域で上位運動ニューロン症候および下位運動ニューロン症候を認め，症状が進行性であり，かつ十分な鑑別診断がなされた場合，診断に至る．**上位運動ニューロン症候**として全身の腱反射亢進，痙性，Babinski徴候，Chaddock反射，強制泣き・笑いなどを認める．**下位運動ニューロン症候**として，四肢・体幹の筋萎縮・筋力低下，腱反射低下，構音障害・嚥下障害などの球麻痺症状，舌萎縮，全身の骨格筋の線維束性収縮（fasciculation）を認める．ただし，上位運動ニューロン症候と下位運動ニューロン症候の出現のしかたは患者ごとに多様である．例えば下位運動ニューロン症候が強いと腱反射亢進や痙性などの上位運動ニューロン症候が目立たなくなる場合もある．

　厚生労働省指定難病認定基準がインターネット上で参照可能である．国際的には改訂El Escorial診断基準もしくはAwaji基準が標準的だが，感度が低いとの指摘がある．

　診断根拠の中核は神経症候と経過であり，針筋電図所見も診断基準に取り入れられている．それのみで特異的に診断を決められる検査はなく，診断にあたっては神経内科専門医の関与が必須である．実施すべき検査としては以下があげられる．

針筋電図：下位運動ニューロン障害をとらえるための検査として重要である．脳神経領域，頸髄領域（上肢），胸髄領域，腰仙髄領域（下肢）の筋で施行し，急性および慢性脱神経の所見をとらえる

末梢神経伝導検査：複合筋活動電位の振幅低下が認められることがある．検査の主な目的は脱髄性ニューロパチー（多巣性運動ニューロパチーなど）を除外することである

MRI：頭部MRIにてT2強調像での錐体路高信号，運動野皮質の低信号などを認めることがあるが，感度は低く，診断に用いる所見として確立されたものではない．ただし，脳・脊髄MRIは鑑別診断のために一度は施行しておく必要がある

血液，髄液検査：血液，髄液の検査でALS診断において特異的なマーカーはない．どちらも主に他疾患を鑑別するために重要である．クレアチンキナーゼ（CK）は上昇することがあるが，正常上限値の10倍を超すことは稀である．また，髄液タンパクも上昇することがあるが，100 mg/dL以上は稀である．甲状腺機能異常や各種膠原病は全身の消耗，るい痩などをきたし紛らわしい場合があるため，血液検査等で鑑別しておく必要がある．

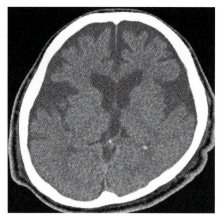

図3　前頭側頭型認知症を合併したALS患者の頭部CT
前頭側頭部の脳萎縮を認める．Alzheimer型認知症で見られるような側頭葉内側，海馬付近の萎縮は目立たず，側頭葉前部の萎縮が目立つ

3. 研修医が陥りやすい診断の注意点

　初発症状の多様性と，特異的で簡便な検査が乏しいことがALSの診断の遅れにつながることが稀ではない．診断が確定されずに症状が進行してしまうと，療養支援体制の構築や侵襲的処置の意思決定などが後手にまわり，診療，介護の対応が不十分となり，結果として患者およびご家族を苦しませる状況になりやすい．

　鑑別を要するALSと紛らわしい疾患は数多くあるが，代表的なのは**頸椎症**である．頸椎症の頻度は高く，中高年以上で頸椎MRIを施行すれば，多くの場合椎間板の突出や骨棘の形成など何らかの頸椎症の所見を認める．画像で示される所見と神経症候が合致するか否か，慎重に見極める必要がある．頸部安静などによる筋力低下改善のエピソードはALSでは説明できない．球麻痺症状，下顎反射亢進，頸部屈筋群の筋力低下は，頸椎症では通常みられない所見である．

Advanced Lecture

■ 高次脳機能障害について

　ALSにおいては，かつて高次脳機能障害は合併しないと考えられていたが，神経心理学的検査による研究の積み重ねで，一部の患者で認知機能障害を合併することがわかってきた．その割合は明確ではないが，詳しい神経心理学的検査で検出できる障害が，半分程度のALS患者で認められるとする報告がある．ALS患者に認知機能障害を伴っている場合，Alzheimer型認知症のような近時記憶障害は目立たないことが多く，**前頭側頭葉機能障害**が主体である．近年の研究で前頭側頭型認知症患者の一部とALS患者とは，共通の病理基盤を有することが判明してきている．前頭側頭葉機能障害の現れとして，一部の患者に遂行機能障害，人の表情・言葉のリズムや抑揚をもとに感情などの情報を読みとる能力の低下，行動変化として，自己中心的なふるまい，興味の喪失，無気力，脱抑制，怒りっぽさ，攻撃性がみられる．これらの症状はALSに由来する深刻な身体症状の出現・進行によるうつや心因反応によるものである可能性もあるが，前頭側頭葉機能障害により生じうることを留意する必要がある（図3）．

4. 治療

　ALSの治療として，進行抑制薬の投与，摂食嚥下障害への対応，呼吸機能障害への対応，その他の対症療法が必要である．現在承認されている進行抑制薬はリルゾール（リルテック®）とエダラボン（ラジカット®）点滴である．リルゾールはわが国では1999年に発売され，3カ月程度生存期間を延長することが示されている．エダラボンのALSに対する使用は2015年に承認されたばかりで，エダラボンの6カ月間の投与により，重症度スケールであるALSFRS-Rの低下を2カ月程度遅らせることが示されている．リルゾールもエダラボンも呼吸筋障害が進行したケースでは有効性が示されていない．

　栄養状態不良の場合に症状の進行が速いことが示されており，**積極的な栄養療法が重要**である．摂食嚥下機能評価を適宜行い，機能に見合った食形態を指導する．経口摂取のみで十分なカロリーを確保できなくなるようであれば，**胃瘻**などを用いた経管栄養の導入を考慮する．胃瘻を造設する際の呼吸不全誘発などのリスクは，%予想努力性肺活量（%FVC）が50％以下で中リスク，30％以下で高リスクとされる．肺活量の減少傾向がみられたら，経口摂取ができていても，早めに胃瘻を造設しておくことを検討すべきである．

　換気不全が進行してきた場合に，鼻や口を覆うマスクを用いた**非侵襲的陽圧換気（non-invasive positive pressure ventilation：NPPV）**により呼吸苦の軽減，睡眠の改善などが得られる場合がある．ただし呼吸不全が進行した場合には，NPPVで長期の生存を得ることはできず，侵襲的人工換気（気管切開＋人工呼吸器）を導入するか否かについて，**本人を主体とした意思決定**が必要となる．なるべく早期から十分に情報提供を行い，意思決定の支援を行う必要がある．

　関節拘縮予防，廃用による機能低下防止，日常生活活動維持のためにリハビリテーションの導入が勧められる．**ストレッチ・関節可動域維持訓練は全病期を通じて有用**であり，痛みの緩和にもつながる．介護保険，身体障害申請などの社会資源活用を積極的に勧め，医師，看護師，理学療法士，作業療法士，言語聴覚士，ケースワーカー，ケアマネージャー，ヘルパーなどの多職種による支援体制を構築することが重要である．

　ALS患者への治療，ケアについては日本神経学会作成のガイドライン[1]が参考になる．

おわりに

　ALSの患者数は厚生労働省特定疾患の認定数でみて，この20年ほどで約2倍に増加しており，今後も増加が見込まれている．現在もなお代表的な難病であるが，ALSに対してできることは少しずつ増えてきており，早めの診断が必要とされる．症状の特徴から可能性を疑い，適切なコンサルトにつなげることが重要である．

文献・参考文献

1) 「筋萎縮性側索硬化症診療ガイドライン2013」（日本神経学会/監，「筋萎縮性側索硬化症診療ガイドライン」作成委員会/編），南江堂，2013
　↑インターネットにても閲覧可能（https://www.neurology-jp.org/guidelinem/als2013_index.html）

プロフィール

熱田直樹（Naoki Atsuta）
名古屋大学 神経内科
神経内科全般の診療，教育，運動ニューロン疾患についての研究に従事しています．神経内科の需要はこれからますます大きくなると予測していますが，神経内科医はまだまだ足りません．リクルートに励みたいと思っています．

アドバンス・ケア・プランニング（ACP）

都会の大病院では急性期医療のみを行い，亜急性期から慢性期の医療に関しては，後方の中小病院や施設に依頼することが多い．DPC（入院医療費の包括支払い）制度が導入され，長期間の入院は病院収入の減少を招くようになった．したがって，平均在院日数をいかに短縮するかが病院経営にとって重要な課題となっているからだ．

私が勤務する諏訪中央病院（病床数360床）では少し状況が異なっている．病院は長野県茅野（ちの）市にあり，新宿から特急で2時間の距離にある．茅野市の人口は5.5万人だ．病院の隣に関連施設として介護老人福祉施設「ふれあいの里」（入居74名，短期入所16名，通所介護30名/日（月〜土））と介護老人保健施設「やすらぎの丘」（入所50名，通所リハビリテーション45名）がある．訪問看護ステーション「いろは」も併設されている．

前市長の矢崎和広氏は先見的な考えの方で，1998年に「福祉21ビーナスプラン」が提示された．中学校区単位を基本に茅野市を4つの地域に分け，それぞれの場所に保健福祉サービスセンターが設けられた．諏訪中央病院に隣接した建物の1階にも保健福祉サービスセンターがある．ここには諏訪中央病院の訪問看護ステーション「いろは」（訪問看護）と市役所の機関である「地域福祉推進係」（行政），社会福祉協議会の機関である「地域生活支援係」（社協）が同じフロアに同居している．①支援の必要な人の発見から，相談，訪問調査，サービス利用計画の作成，経過の見守り，見直しまでの一貫した支援（ケアマネジメント）の実施，②ホームヘルパーサービスやデイサービスの拠点，③保健活動（健康学習，健康相談）の拠点が主な機能である．

行政と社協，訪問看護とが同じ建物にあるので，健康福祉問題が生じた場合に住民は1つの窓口を訪ねればよい．「これはウチの管轄ではありません．別の機関で聞いてください」というたらい回しがなくなり，介護や医療の開始が断然早くなった．諏訪中央病院 在宅・地域ケアセンター 高木宏明先生らが市長に提言したアイデアが実現されたのである．地域包括ケアシステムのさきがけだ．

諏訪中央病院では「あたたかな急性期病院」という理念のもとに，急性期から慢性期までシームレスな医療を行っている．外来に通えなくなると，訪問看護と連携をとり訪問診療をして自宅での看取りを行う．

最新の施設で最高の治療を受けることが，必ずしも患者にとっては幸せでないことがある．多くの疾患を抱える高齢者の終末医療においては，死をどこでどのように迎えたいかという希望に沿うように，家族や医療者が協力しなければならない．将来起こりうる病状変化に備え，患者の希望を確認し，療養全体の目標や具体的治療について，あらかじめ話し合うことをアドバンス・ケア・プランニング（advance care plannning：ACP）と呼ぶ．

最新のNew England Journal of Medicineにも重症認知症の終末期の治療で必要なことは，① 家族への臨床経過の説明，② 望ましいゴールの設定，③ ゴール設定に応じた治療を行うことと述べられている．経管栄養に利点はない．また，肺炎に対する抗菌薬治療は数カ月間寿命を延ばすが，いずれまた誤嚥するので患者の苦しみを先送りすることとなる．緩和医療を望むならば，肺炎に対して抗菌薬を使用せずに解熱薬と酸素投与を行うようだ[1]．

Atul Gawande医師は，外科医である父親が脳幹と脊髄の悪性腫瘍に侵され治療法を選択する際に，手術，放射線療法，化学療法というリスクを伴う選択肢から治療法を決める苦悩を著書『Being Mortal（死すべき定め）』で描いている．最終的には在宅ホスピスケアが選択された．安全を最優先する病院や施設での管理は，患者のプライバシーや自由を侵害することもある[2]．

前述の高木宏明先生が在宅医療で最も大切にしていることは，「安心」と「物語」であるという．「安心」して在宅医療が選択される仕組みを医療従事者や地域がもっていることが重要だ．急に容態の変化があれば，夜中でも医療スタッフが駆けつける．家で看取ることで，ほかの家族の生活はどう変わるのか，経済的な負担は大丈夫かなどの不安を受け止め解決策を示すことが安心につながる．「物語」は患者が家で過ごすことからはじまる．患者だけでなく家族の物語もある．患者は死ぬが，患者が残す物語が大切だ．患者と家族のいろいろな感情とともにその物語はつくりあげられる．

参考文献

1) Mitchell SL：CLINICAL PRACTICE. Advanced Dementia. N Engl J Med, 372：2533-2540, 2015
2)「Being Mortal：Medicine and What Matters in the End」（Gawande A），Doubleday Canada, 2014

〈山中克郎〉

第5章 神経内科の重要疾患 〜エキスパートはこう診断する！

5. てんかん

北澤　悠，神　一敬，中里信和

● Point ●

- てんかんは慢性疾患である
- てんかんと紛らわしい疾患・病態の鑑別が重要
- 脳波所見の「読みすぎ」に注意する
- 原因不明の意識障害を診たら非痙攣性てんかん重積状態も疑う

はじめに

　世界保健機関では，てんかんを「種々の病因によってもたらされる慢性の疾患であって，大脳ニューロンの過剰な放電に由来する反復性の発作（てんかん発作）を主徴とし，それに変異に富んだ臨床ならびに検査所見の表出が伴う」と定義している．てんかんは発病率が乳幼児と高齢者で高く，有病率が約1％と患者数の多いcommon diseaseである．

1. 典型的な臨床像，どのようなときに疑うか

　てんかん発作分類では，発作の最初から脳全体にてんかん性放電が生じる全般発作として，全身痙攣である強直間代発作以外に，一瞬，意識が失われる欠神発作やピクッという一瞬の動きであるミオクロニー発作などがある．一方，てんかん性放電が脳のある一部分からはじまる部分発作として，意識の保たれる単純部分発作，意識減損を呈する複雑部分発作，および部分発作が二次的に全般化する二次性全般化発作がある．一般に発作は短時間の症状（秒あるいは分単位）で，痙攣を伴うことも伴わないこともある．これらのてんかん発作分類に対応する形でてんかん分類が提唱されており，部分発作を呈する**局在関連てんかん**か，全般発作を呈する**全般てんかん**かに分けられる．

　何らかの発作性エピソードを訴える患者が病院を受診した場合，診察室でその発作を起こすことは稀であるため，病歴聴取により状況証拠を得る必要がある．病歴は，患者本人だけでなく，発作目撃者からも聴取する必要がある．目撃者から聴取できない場合は，電話で聴取することも検討すべきである．なお，スマートフォンなどによる発作のビデオ記録があれば診断の助けとなる．

● **ここがポイント**

① **病歴聴取の必須事項**

発作が起きた状況：時間, 場所, 発熱・過労・飲酒・睡眠不足・ストレスなどの誘因の有無

前兆の有無：身体的な違和感, 上腹部こみあげ感, 視覚・聴覚・嗅覚などの異常, 不安感・恐怖感, など

発作時の意識状態と記憶の有無

運動症状の内容：頭部回旋, 非対称性肢位, 痙攣の有無

発作後の状態：麻痺, 失語, もうろう状態の有無

その他：外傷・咬舌・尿失禁の有無, 発作後頭痛・筋肉痛の有無, 初発年齢, 最終発作, 発作頻度, 熱性痙攣既往の有無, てんかん家族歴の有無

② **てんかん発作を疑う目撃証言例**

「徹夜した翌日, 吐き気を訴えた後, 動作停止して声かけに反応がなくなり, 右を向きながら転倒し右上下肢を伸展させてから, 四肢がガクガクふるえはじめた. 顔面は蒼白で白目をむき, 泡を吹いていた」

2. 検査と診断のポイント

1 診断アルゴリズム

まず非てんかん性発作を鑑別する. てんかんと紛らわしい非てんかん性発作には, 失神, 心因性非てんかん発作, 一過性脳虚血発作, 一過性全健忘, 過呼吸発作, 睡眠関連障害, 片頭痛, 不随意運動, 発作性運動障害[1] などがあげられる. 特に, 心原性失神や脳卒中など見逃せば生命にかかわる疾患も含まれるため, この鑑別は重要である. 病歴聴取に加え, 一般身体診察, 神経学的診察を行い, 疑わしい病態に対して血液検査, 心電図, 脳波, 画像検査などを施行する[2].

発作がてんかん性であると判断した場合, 特に初発発作では急性症候性発作の可能性を考える. 急性症候性発作は, 急性の内科的あるいは中枢神経系の病態と時間的に密接に関連して起こる発作で, 代謝異常, 中毒, 薬物離脱, 脳血管障害, 中枢神経系感染症, 頭部外傷, 頭蓋内手術後, 脱髄性疾患などが原因となる[1].

急性症候性発作が否定的であれば, 状況関連性発作（機会発作）か, てんかんを考える. 状況関連性発作は, 誘因のある状況においてのみ誘発される発作で, 熱性痙攣, ストレス, ホルモン変動, 薬物, アルコール, 断眠などと関連する[1]. 誘因が明らかでない初発発作（初回非誘発性発作）は, てんかんであれば発作再発の可能性がある. したがって, 後述するリスク因子に応じて, てんかんとしての薬物治療を検討する.

2 脳波

てんかん性脳波異常の定義として, ① 背景活動から突出している, ② 鋭い, ③ 頂点が尖っている, ④ 鋭い波形に後続徐波成分を伴う, ということがあげられる[3]. しかしてんかん性脳波異常と紛らわしい波形がいろいろあるため, 脳波の判読・解釈には熟練を要する. したがって, **明らかなてんかん性脳波異常がない場合は, 脳波所見を診断根拠とすべきではない**[4]. なお, てんかん性脳波異常は健常者にもみられると報告されている.

> 2年以内の再発リスク：21〜45％
> 再発のリスク因子 ① 先行する脳疾患　② 脳波異常
> 　　　　　　　　③ 画像で病変あり　④ 夜間の発作

初回発作後直ちに抗てんかん薬による治療を開始すると
・最初の2年間
　― 発作再発率を35％低下させるがQOLに変化なし
・それ以降は予後に有意差なし
⇒ 個々のリスクおよび社会的状況に応じて判断すべし

図1　初回非誘発性発作後の再発と治療

3 MRI

てんかん診断におけるMRIは，脳波とともにルーチン検査として推奨されている[5]．MRI病変で最も多いものは海馬硬化症で，次が限局性皮質異形成であるが，MRI診断は病変の多彩さや不明瞭さのため必ずしも容易ではない[5]．また，MRIで病変があったからといって，それが発作焦点とは限らず，発作症状を説明しうる病変か否かを判断しなければならない．

3. 研修医が陥りやすい診断の注意点

発作時の目撃証言が不十分だったり，欠如していたりすると誤診の原因となる．また四肢や体幹の間代性の動きや硬直，尿失禁は，失神や心因性発作でも出現する．てんかん家族歴や熱性痙攣既往の存在は，かえって誤診の原因にもなる．また脳波所見の「読みすぎ（尖った波形をてんかん性異常波と断定すること）」も問題である．

一方，原因不明の意識障害のなかに**非痙攣性てんかん重積状態**（non-convulsive status epilepticus：NCSE）が認められることがある．NCSEは，痙攣を認めずに意識変容（意識障害）が持続し，かつてんかん性脳波異常が持続的に出現する状態と考えられているが，定まった診断基準はない．

検査，診断および治療開始のタイミングについて，少しでも判断に迷う場合は，すみやかに専門医に相談すべきである．

4. 治療

1 治療開始のタイミング

初回非誘発性発作後，最初の2年以内の再発リスクは21〜45％であり，再発リスクが高い因子は，① 頭部外傷などの先行する脳疾患歴，② てんかん性脳波異常，③ 脳画像病変，④ 夜間の発作，とされる[6]．初回発作直後に抗てんかん薬による治療を開始すると最初の2年以内の発作再発率を35％抑制できたが，QOLに有意な改善は認められず，それ以降では発作予後に有意差が認められなかった[6]．したがって，実臨床ではこれらのリスク因子の有無と，患者のおかれている社会的状況を考慮し，よく相談して治療開始するか否か決定することになる（図1）．

表　当科で使用頻度の高い4剤

薬剤	開始量	増量幅	維持量	特徴	注意点
カルバマゼピン	100〜200 mg/日	2〜4週間ごと 100〜200 mg/日	200〜1,200 mg/日	・局在関連てんかんの第一選択薬 ・めまい，ふらつき，眠気が出るが，次第に慣れる	・発疹・発熱・リンパ節腫脹で中止 ・酵素誘導による血中濃度低下 ・他剤との相互作用多い
バルプロ酸	400 mg/日	1週間ごと 200〜400 mg/日	400〜1,600 mg/日	・全般てんかんの第一選択薬 ・局在関連てんかんにも効果があるが，血中濃度を上げる必要性あり	・他剤より催奇形性が高い ・他剤との相互作用多い
ラモトリギン	25 mg/隔日 [*1] 50 mg/日 [*2] 25 mg/日 [*3]	2〜4週間ごと 25〜50 mg/日	100〜400 mg/日	・種々の発作型に適応あり ・用量依存性の副作用が少ない	・発疹・発熱・リンパ節腫脹で中止 ・併用薬により用量が異なる（「開始量」参照） ・緩徐な漸増が安全
レベチラセタム	500〜1,000 mg/日	2〜4週間ごと 500〜1,000 mg/日	1,000〜3,000 mg/日	・種々の発作型に適応あり ・開始直後から維持用量に到達可 ・他剤との相互作用少ない	・眠気やイライラ感で減量・中止 ・全般てんかんに対しては単剤での保険適用なし

＊1 バルプロ酸併用時，＊2 カルバマゼピン併用時，＊3 単剤処方時
ただし，当科ではラモトリギンはいずれの場合も慎重を期して25 mg/隔日で開始する場合が多い

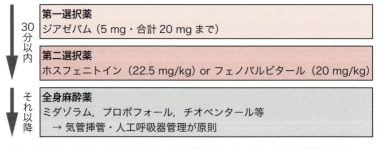

図2　当科における成人のてんかん重積状態（SE）に対する薬物選択

2 薬物治療

　てんかん治療の基本は抗てんかん薬による薬物治療である．薬物選択として使用頻度の高い4剤について，開始量，増量幅，維持量，特徴および使用上の注意点をまとめた（表）．カルバマゼピンは局在関連てんかん，バルプロ酸は全般てんかんに用いられるが，ラモトリギンおよびレベチラセタムは適応の幅が広い．**抗てんかん薬では一般に「開始は少量から，増量は緩徐に」が原則**であり，これは薬疹予防にも有用である．

　成人のてんかん重積状態（status epilepticus：SE）に対する薬物選択を図2に示した．国際抗てんかん連盟によれば，SEとは発作がある程度の長さ以上に続くか，または，短い発作でも反復し，その間の意識の回復がないものと定義されている[7]．発作持続時間に関しての一定の見解は

ないが，発作が5分以上続けばSEと判断し，治療的介入をはじめる場合が多い．なお，NCSEの治療ガイドラインは存在しないが，NCSEが続いていると判断された場合はSEの治療に準ずるべきである．一方，NCSEが続いてはいないものの，くり返していることが疑われる場合は，診断的治療として抗てんかん薬の経口投与を開始することも考慮する．

おわりに

てんかんは有病率の高いcommon diseaseでありながらいまだに誤解と偏見が多く，てんかんと診断して治療を開始することによって，その患者の人生に大きな影響を及ぼすことになる．まずはてんかん以外の疾患を鑑別したうえで，初回非誘発性発作と判断した場合でも，リスク因子および患者のおかれている社会的状況を考慮し，よく相談して治療開始するか否か決定することになる．判断に迷う場合は，すみやかに専門医に相談すべきである．

文献・参考文献

1) 成人．「てんかん専門医ガイドブック ―てんかんにかかわる医師のための基本知識」（日本てんかん学会/編），pp43-46，診断と治療社，2014
2) 「てんかん治療ガイドライン2010」（日本神経学会/監，「てんかん治療ガイドライン」作成委員会/編），医学書院，2010
3) 臨床神経生理．「てんかん専門医ガイドブック ―てんかんにかかわる医師のための基本知識」（日本てんかん学会/編），pp74-116，診断と治療社，2014
4) Tatum WO：How not to read an EEG：concluding statements. Neurology, 80：S52-53, 2013
5) 神経画像．「てんかん専門医ガイドブック ―てんかんにかかわる医師のための基本知識」（日本てんかん学会/編），pp117-120，診断と治療社，2014
6) Krumholz A, et al：Evidence-based guideline：Management of an unprovoked first seizure in adults：Report of the Guideline Development Subcommittee of the American Academy of Neurology and the American Epilepsy Society. Neurology, 85：1526-1527, 2015
7) Bancaud J, et al：Proposal for revised clinical and electroencephalographic classification of epileptic seizures. From the Commission on Classification and Terminology of the International League Against Epilepsy. Epilepsia, 22：489-501, 1981

プロフィール

北澤　悠（Yu Kitazawa）
東北大学病院 てんかん科 医員，横浜市立大学医学研究科 脳卒中医学・神経内科学 博士課程
てんかん臨床，てんかん外科，長時間ビデオ脳波，神経放射線，神経心理，心理社会のスペシャリストから構成されるチームで日々診療を行っております．興味をもたれた方はぜひ見学にお越しください．

神　一敬（Kazutaka Jin）
東北大学病院 てんかん科 准教授

中里信和（Nobukazu Nakasato）
東北大学大学院医学系研究科 てんかん学分野

第5章 神経内科の重要疾患 〜エキスパートはこう診断する！

6. 細菌性髄膜炎

小澤廣記, 具 芳明

● Point ●

- 細菌性髄膜炎は内科エマージェンシー！
- キーワードから本疾患を想起し，腰椎穿刺の閾値は低くする
- 「髄膜炎対応」が自分だけでなく，チームでできるようになる

はじめに

　細菌性髄膜炎は内科エマージェンシーの1つで，「時間」の単位で患者さんの病態が悪化していく．未治療の場合は致死率が100％の疾患で，適切な治療を行ったとしても20％が命を落とすと言われている．患者さんの生死を分けるのは，来院から抗菌薬投与までの時間をいかに短縮できるかである．日本のガイドライン[1]では**来院後1時間以内の抗菌薬投与が目標**とされており，初期治療でのチームプレーが鍵を握る．読者の皆さんも，チームの一員，あるいはリーダーとして，髄膜炎の診断・治療を進められるようになっていただきたい．

1. 典型的な臨床像，どのようなときに疑うか

1 病歴のなかのキーワードにすばやく反応する

　通常，細菌性髄膜炎の患者は重症感が強く，発症からまもなく容態が悪化する．古典的な3徴は発熱・項部硬直・意識変容だが，これらがすべて揃うことは多くはない．高齢者では他の疾患と同様に，いずれの症状・所見も出にくいことが多い．一方でほぼすべての患者がこれらの徴候のうち1つは認めているので[2]，病歴のなかのキーワードから髄膜炎の鑑別をあげることが重要である．① **発熱**，② **頭痛**，③ **意識障害（意識変容）**，④ **痙攣**，⑤ **先行する上気道症状**といったキーワードを見つけたときに，「髄膜炎ではないか」と疑うことが診断のきっかけになる．
　例として：

- 「**発熱・頭痛**で受診し，意識はあるが，首が痛くて曲がらない36歳男性」
- 「数日前から風邪気味で，当日から**発熱**でぐったりして**反応が鈍い**83歳男性」
- 「**痙攣**を起こして救急搬送となり，**熱**も出ている53歳女性」

2 身体診察では特異度の高い所見を狙う

項部硬直とならぶ髄膜刺激徴候として，Kernig徴候・Brudzinski徴候が教科書的に有名である．これらの所見は陰性であっても髄膜炎を否定する根拠にはならないが，特異度は高い．

感度が高く，除外診断に使えるかもしれない身体所見として有名なのが，jolt accentuationである[3]．時に誤解されているが，意識障害がないときのみ使える所見である．筆者が研修医のときには「jolt陰性なら髄膜炎はほぼ除外できる」と考えていたが，近年，否定的な報告[4]も出ているので「この所見が陰性なら，髄膜炎ではない」と簡単に言える身体所見はないというのが実情である．

2. 検査と診断のポイント

臨床状況から細菌性髄膜炎を疑ったら，治療開始を見据えた「髄膜炎対応」を開始する．日本のガイドラインで提示されているフローチャートをお示しする（図）．前述の通り，来院から1時間以内に抗菌薬投与を開始するのが1つの目標である．**診断が未確定でも治療を開始してよいとされる．**

具体的には，まずスタッフを集め，以下の作業を手分けして進める．
- 身体診察・検体採取・ルート確保・バイタルの安定化
- オーダー入力と指示
- 薬剤（抗菌薬・ステロイド）の準備
- 目撃者・家族・施設職員からの病歴聴取

治療開始前に必要となる情報や検査は以下の通りである．

〈必須〉
■ 重要な病歴：先行する抗菌薬歴，薬剤アレルギー，髄膜炎患者との接触歴など
■ 手早い全身診察：髄膜刺激徴候や神経学的所見を含む
■ 血液培養を含む血液検査

〈状況に応じて施行〉
□ 髄液検査（※ 腰椎穿刺の禁忌がなければ採取）
□ 頭部CT（※ 必須ではない）
□ 胸部X線・心電図など（※ 抗菌薬投与後でもよい）

1 血液培養はとる！

髄膜炎発症の過程で一度菌血症になるため，血液培養は陽性となることが多く（約50〜90％），抗菌薬投与前に髄液検体が得られない場合の起因菌同定に有用である．腰椎穿刺が行えない場合は，起因菌を同定する唯一の手がかりとなりうる．抗菌薬投与前に2セットの血液培養を採取する．

2 腰椎穿刺の閾値を下げ，頭部CTは必要な症例で撮影する

腰椎穿刺の禁忌（表1）がない限りは腰椎穿刺を行い，髄液検体を採取する．必要があれば腰椎穿刺の前に頭部CTを撮影するが，頭部CT撮影で診断が2時間遅れ，治療は1時間遅れるとの報告もある[5]．頭部CTは全例で必要ではない（表2）ということをよく理解しておいていただきたい．

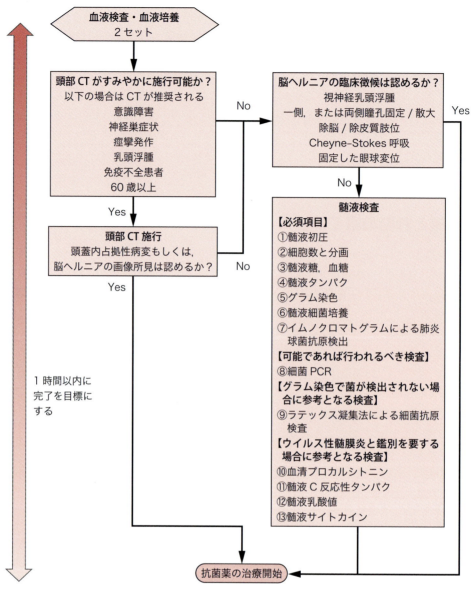

図　臨床症状より細菌性髄膜炎が疑われた場合の検査手順
文献1より引用

3 髄液検査の提出と解釈（詳細は第4章-2 髄液検査の項も参照）

検体：可能なら3〜4本の無菌スピッツに0.5〜2.0 mLずつ採取する．用途の内訳は以下の通り．

　1本目…細胞数・白血球分画
　2本目…生化学（糖とタンパク）
　3本目…塗抹（グラム染色，抗酸菌染色，墨汁染色）・培養（一般細菌，抗酸菌，真菌）
　4本目…細胞数・白血球分画（traumatic tapとなってしまった場合の比較），もしくは凍結保存用

表1　腰椎穿刺の禁忌

- 頭蓋内圧の上昇の可能性（頭部CTで占拠性病変がある，脳ヘルニアを示唆する所見があるなど）
- 血小板減少やその他の出血性素因，あるいは抗凝固療法中
- 脊髄硬膜外膿瘍の疑い

表2　腰椎穿刺の前に頭部CTを撮るべき症例

- 免疫抑制状態（HIV患者，免疫抑制療法中，臓器・幹細胞移植後）
- 中枢神経疾患の既往歴（腫瘍，脳卒中，局所感染）
- 新規発症（1週間以内）の痙攣
- 視神経乳頭浮腫
- 意識変容
- 神経巣症状
- 60歳以上

表3　髄液グラム染色で検出されうる代表的な起因菌

グラム陽性球菌
　双球菌 → 肺炎球菌〈起因菌として最多〉
　レンサ球菌 → B群溶連菌〈主に新生児〉
　房状 → 黄色ブドウ球菌，表皮ブドウ球菌〈院内感染で考慮〉

グラム陽性桿菌 → リステリア〈65歳以上で多い〉

グラム陰性双球菌 → 髄膜炎菌〈日本では稀．集団発生しうる〉

グラム陰性短桿菌 → インフルエンザ桿菌〈Hibワクチンで減少中〉

グラム陰性桿菌 → 腸内細菌科，緑膿菌〈頭部外傷，脳神経外科術後〉

1）髄液検査の解釈

典型的な細菌性髄膜炎では以下のような特徴を示す．

- 髄液白血球増加：1,000〜5,000/μL
- 好中球優位：＞80％
- 髄液タンパク上昇：100〜500 mg/dL
- 髄液糖減少：＜40 mg/dL（髄液糖/血糖≦0.4）※血液検査で血糖を測定しておく

髄液グラム染色で細菌が検出されれば起因菌を絞り込むことができる．**表3**に，髄液グラム染色で検出されうる代表的な細菌を示す．

Advanced Lecture

■ 髄液乳酸値と髄液 broad-range PCR

無菌性髄膜炎と細菌性髄膜炎の鑑別に髄液中の乳酸が有用という報告がある[6, 7]．ただし，抗菌薬投与後では乳酸値が低下し，他の中枢神経疾患でも上昇することがあるので，髄液中の乳酸値測定が可能な環境でも解釈には注意が必要である．

髄液 broad-range PCRという，想定される細菌のDNAを検出するという検査があるが，日本ではまだ保険未収載で一般的には行えない検査である．起因菌が髄液培養でも検出されないケースは多いので，今後の導入が期待される．

表4　髄膜炎セット：初回投与量の例

1. DEX 0.15 mg/kg 静注 　（※ 先行する抗菌薬投与があれば使用しない）
2. CTRX 2 g または CTX 2 g または MEPM 2 g 静注
3. ABPC 2 g 静注 　（※ 50歳以上あるいは免疫不全の症例で追加）
4. VCM 15〜20 mg/kg　1時間かけて点滴
5. ACV 10 mg/kg　1時間かけて点滴 　（※ 単純ヘルペス脳炎も疑われる症例で追加）

DEX：デキサメタゾン，CTRX：セフトリアキソン，CTX：セフォタキシム，MEPM：メロペネム，ABPC：アンピシリン，VCM：バンコマイシン，ACV：アシクロビル
各薬剤の一般名と商品名の対応は本文を参照

3. 研修医が陥りやすい診断の注意点

　発熱患者でほかの熱源が明らかであっても，意識状態が悪い場合には髄膜炎の合併を検討することが重要である．肺炎球菌による肺炎をきたした症例で髄膜炎を合併することもある．発熱している患者はぐったりしているものだが，「肺炎の熱のせい」などと安易に診断を終えないことが肝要である．

4. 治療

① 抗菌薬選択のポイント

　感染症診療の原則に従い，患者背景・起因菌・感染臓器の3つの要素から抗菌薬を選択する．

患者背景：患者の年齢層により髄膜炎の起因菌が異なる．また，背景として免疫不全をきたす既往歴がないか注意する

起因菌：髄液グラム染色で推定できれば理想的である．しかし実際には髄液採取前に抗菌薬投与へ踏み切ることも多い．想定される菌はエンピリックにカバーしておくべきである

感染臓器：髄膜炎の治療の際には血液脳関門の存在が重要となる．中枢神経移行性がよい殺菌性の薬剤を選択し，通常よりも高用量での投与が必要となる

② 覚えておきたい「髄膜炎セット」

　成人の市中感染症としての細菌性髄膜炎に対する抗菌薬と，併用する可能性がある薬剤の初回投与量の例を「髄膜炎セット」（表4）としてまとめた．後述のように，薬剤の引き算・足し算を行う．

　用量については，極論を言うと，現場では初回投与量だけ覚えていればよい．2回目以降の髄膜炎に対する用量については，手元のサンフォードなどのマニュアルを参照する時間的余裕がある．裏を返すと，初回投与の薬剤と投与量・経路はぜひ覚えていただきたい．

1)「髄膜炎セット」の各薬剤の考え方・使い方

① セフトリアキソン（CTRX）／ロセフィン®，またはセフォタキシム（CTX）／クラフォラン®，またはメロペネム（MEPM）／メロペン®

　市中髄膜炎の起因菌として最も多い肺炎球菌のカバー目的に投与され，インフルエンザ菌や髄

膜炎菌もカバーする．日本のガイドラインではMEPMが推奨されている．地域によっては肺炎球菌に対してMEPMよりCTRXの方が感受性の面で優れている状況もあり，**各施設でのアンチバイオグラムをもとに，上級医と確認していただきたい**．

② バンコマイシン（VCM）／塩酸バンコマイシン

VCMは，メチシリン耐性黄色ブドウ球菌（methicillin-resistant *Staphylococcus aureus*：MRSA）のためだけの薬剤ではない．市中の細菌性髄膜炎ではペニシリン耐性肺炎球菌（penicillin-resistant *Streptococcus pneumoniae*：PRSP）をカバーするために加えられている．急速静注を行うとred person syndromeをきたすため，ほかの薬剤を投与した後に1時間かけて投与する．

③ アンピシリン（ABPC）／ビクシリン®

50歳以上や細胞性免疫不全の症例でリステリアのカバー目的に追加する．50歳未満では基本的に不要とされる．

④ デキサメタゾン（DEX）／オルガドロン®，デキサート®など

主に肺炎球菌による細菌性髄膜炎の症例で神経学的合併症を軽減する可能性が示唆されている．初回はほかの抗菌薬初回投与の15～20分前または同時に投与する．**先行して抗菌薬が投与されているケースではむしろ投与を避けるべきであり**，肺炎球菌以外の起因菌であることが明らかな症例でも投与は不要と考えられる．

⑤ アシクロビル（ACV）／ゾビラックス®

単純ヘルペスウイルス（herpes simplex virus：HSV）による単純ヘルペス脳炎（あるいは髄膜炎）のカバー目的に追加することがある．

脳炎は脳の実質の感染症なので，脳の機能に障害をきたすことが特徴である．上気道症状が先行し，発熱・頭痛とあわせて性格変化や巣症状（片麻痺）などが現れることが多い．単純ヘルペス脳炎は治療できる可能性がある疾患であることから，細菌性髄膜炎が疑われても診断が未確定である際には同時に投与されることがある．

治療開始後に中止が可能か検討するためにも，HSV-PCRの提出あるいは髄液保存をしておく（HSV-PCRは保険未収載で自費の検査となるので注意する）．

アシクロビルは腎機能障害を起こしやすく，アシクロビル脳症をきたし，意識障害の鑑別が困難となることがあるため，**治療開始後も腎機能をフォローしながらの用量調整が必要**となる．

⑥ その他

臨床状況に応じて抗菌薬の追加を検討する．例えば，院内発症例ではグラム陰性桿菌，特に緑膿菌のカバーを考慮する．

3 チームワークとしての髄膜炎対応

現場で薬剤投与の間違いを起こさないためにも，救急外来などにこうした「髄膜炎セット」の一覧のラミネートなどを用意しておくのは一案である．筆者（小澤）が初期研修を行った武蔵野赤十字病院には，救急外来のグラム染色室に髄膜炎対応のフローチャートが掲示されていた．

また，現所属の諏訪中央病院では院内勉強会で研修医だけでなく，救急外来の看護師・医療クラークと髄膜炎対応の確認を行っている．チームで動けることが重要であることを改めて強調したい．

おわりに

　細菌性髄膜炎は決して頻度の高い疾患ではないが，出会った「そのとき」によい対応をできるかが患者さんの予後に直結する．まずは救急外来に足を運んで，腰椎穿刺の物品や薬剤の配置を確認し，髄膜炎対応のイメージトレーニングをしてみてほしい．

文献・参考文献

1) 「細菌性髄膜炎診療ガイドライン2014」（日本神経学会，日本神経治療学会，日本神経感染症学会/監，「細菌性髄膜炎診療ガイドライン」作成委員会/編），南江堂，2015
2) Attia J, et al：The rational clinical examination. Does this adult patient have acute meningitis? JAMA, 282：175-181, 1999
3) Uchihara T & Tsukagoshi H：Jolt accentuation of headache：the most sensitive sign of CSF pleocytosis. Headache, 31：167-171, 1991
4) Tamune H, et al：Absence of jolt accentuation of headache cannot accurately rule out meningitis in adults. Am J Emerg Med, 31：1601-1604, 2013
5) Hasbun R, et al：Computed tomography of the head before lumbar puncture in adults with suspected meningitis. N Engl J Med, 345：1727-1733, 2001
6) Huy NT, et al：Cerebrospinal fluid lactate concentration to distinguish bacterial from aseptic meningitis：a systemic review and meta-analysis. Crit Care, 14：R240, 2010
7) Sakushima K, et al：Diagnostic accuracy of cerebrospinal fluid lactate for differentiating bacterial meningitis from aseptic meningitis：a meta-analysis. J Infect, 62：255-262, 2011

プロフィール

小澤廣記（Hiroki Ozawa）
諏訪中央病院 総合診療科 専攻医
2012年東京大学卒業．武蔵野赤十字病院で研修後，長野県の諏訪中央病院で総合診療・家庭医療を研修中．急いで頭が真っ白になりそうなときほど，リストやフローチャートを確認して冷静に行動しましょう．

具　芳明（Yoshiaki Gu）
東北大学病院 総合感染症科 講師
スピードが大切！とは言っても，患者背景を押さえ，臓器を絞り，病原微生物を推定・同定するステップを意識しないと細菌性髄膜炎の適切な対応を素早く行うことはできません．感染症診療の基本はいつも一緒です．

第5章 神経内科の重要疾患 〜エキスパートはこう診断する！

7. 脳炎／脳症

安藤孝志，後藤洋二

Point

- 急性〜亜急性に出現した意識障害，記憶障害，性格変化，精神症状では，脳炎／脳症を鑑別診断としてあげる
- 脳炎／脳症の初期対応では治療緊急性が特に高い単純ヘルペス脳炎，Wernicke脳症の可能性がないかをまず考える
- 精査にもかかわらず脳炎症例の約50％が原因不明であったと報告されている

はじめに

　脳炎／脳症は神経内科救急における重要疾患の1つである．早期治療により予後が改善しうる病態が多く含まれており，適切に鑑別診断を進める必要がある．脳炎／脳症診療の概観を可能な範囲で解説する．

1. 典型的な臨床像，どのようなときに疑うか

1 脳炎

1）脳炎の定義

　脳炎は脳実質の炎症に伴い神経障害をきたした状態と定義され，厳密には脳組織の病理所見により診断が確定する．しかし，実臨床において脳生検の施行は容易ではなく，基本的には臨床症状や検査所見から診断を考えることになる[1]．

2）脳炎の疫学・原因疾患

　脳炎の発生率は欧米の成人では10万人に5〜10人程度とされる[2]．脳炎の原因には病原体の脳内への直接浸潤，自己免疫機序が関与するもの，膠原病に伴うものなどがある．脳炎をきたしうる病原体は稀なものを含めると100種類以上あるとされる[3]．自己免疫性脳炎ではサイトカイン，細胞表面抗原に対する自己抗体，細胞内抗原に対する自己抗体，細胞傷害性T細胞などが関与する．近年では脳炎の原因となる自己抗体の存在が多く知られている[4]．代表的な脳炎の原因を表1に示す．

　英国における203症例の報告では**特定できた脳炎の原因として多い順に，単純ヘルペス脳炎19％，急性散在性脳脊髄炎（acute disseminated encephalomyelitis：ADEM）11％，帯状疱疹**

表1 脳炎の代表的な原因

感染症	ウイルス，細菌，結核菌，真菌，寄生虫
自己免疫性	ADEM，細胞内抗原（Hu，Ma2，Cv2，GAD）に対する抗体，シナプス受容体（NMDA受容体，AMPA受容体，GABA$_B$受容体，GABA$_A$受容体，mGluR5）に対する抗体，イオンチャネルやその他の細胞表面タンパクに対する抗体（LGI1*，CASPR2*，DPPX，アクアポリン4，GQ1b），傍腫瘍性脳炎/辺縁系脳炎など
膠原病に伴うもの	全身性エリテマトーデス，Sjögren症候群，神経Behçet病，サルコイドーシス，再発性多発性軟骨炎 など

＊LGI1とCASPR2はVGKC複合体の主要抗原である
文献2，3，5を参考に作成

表2 Venkatesanらの感染性もしくは自己免疫性脳炎の診断基準

大項目（必須）
・24時間以上持続する他の原因では説明できない意識障害，性格変化
小項目
・受診の72時間前後に38℃以上の発熱がある
・既往歴からは説明できない全般性もしくは部分痙攣
・新たに出現した中枢神経症状
・髄液細胞数が5/mm^{3}以上
・画像診断で急性期の脳炎を示唆する脳実質の異常
・他疾患ではなく脳炎に合致する脳波異常
※ 大項目に加え，小項目2個で脳炎の可能性あり（possible），小項目3個以上で脳炎の疑い（probable）
※ 脳炎の疑い（probable）例に① 病理で脳炎に合致する炎症所見，② 脳炎と強く関連する病原体の検出，③ 脳炎と強く関連する自己抗体の検出，のどれか1つが加わると確定診断

文献8より引用

ウイルス脳炎5％，抗NMDA受容体脳炎4％，抗VGKC複合体抗体脳炎3％であった[6]．また，この研究では結核菌が原因の5％を占めており，重要な鑑別疾患であることがわかる（結核菌の場合は純粋な脳炎というよりも，後述する髄膜脳炎と表現した方が正確かもしれない）．**精査にもかかわらず脳炎症例の約50％が原因不明であったとする報告もあり，脳炎診療の難しさが示唆される**[7]．

3）脳炎の診断基準と症状

2013年に提唱された脳炎の診断基準を**表2**に示す．この基準では**必須項目である急性発症の意識障害，性格変化に加え，小項目（発熱，痙攣，中枢神経症状，髄液細胞数増多，頭部MRI異常，脳波異常）のうち2つ以上を認めた場合に脳炎の可能性を考えることになる**．

さらに2016年に提唱された自己免疫性脳炎の診断基準では，**必須項目が「3カ月以内に急速進行した作業記憶障害（近時記憶障害），意識障害，性格変化，精神症状」**と後述する辺縁系脳炎を意識した記載となっている[2]．また，**特に自己免疫性脳炎においては，発熱，髄液細胞数増多，頭部MRI異常を必ずしも伴わない点に関して注意喚起がなされている．**

脳炎と髄膜炎，特に無菌性髄膜炎は鑑別に悩むことがあるが，診療の流れが異なるため臨床像の把握が必要である．無菌性髄膜炎では発熱や頭痛が前景に立つが，脳実質の機能障害がないため意識障害，精神症状，局所神経症状を伴わないことが鑑別点となる．痙攣と痙攣後の意識障害は無菌性髄膜炎のみでも起こりうるとされる．脳炎と無菌性髄膜炎両方の特徴を呈した場合はどちらの症状が優位かで病名を決めるが，その場合は髄膜脳炎と呼称するのも一般的である[9]．

4）特徴的な症状を呈する脳炎

以下に特定の神経系優位に障害をきたし，特徴的な症状を呈する脳炎を紹介する．臨床症状や画像所見からこのような病変局在が判明すれば，広範な脳炎の鑑別疾患を多少なりとも絞り込める可能性がある．

辺縁系脳炎：大脳辺縁系には海馬，扁桃体，帯状回，乳頭体などが含まれ，記憶，情動，自律神経といった人間の本能的な働きを司っている．大脳辺縁系が中心に障害される脳炎は辺縁系脳炎と呼ばれ，精神症状，記憶障害，人格変化，意識障害などの症状をきたす．辺縁系脳炎の原因として単純ヘルペス脳炎や，また抗NMDA受容体脳炎に代表される自己免疫機序の脳炎が多く知られている（**表4**も参照）．

●ここがピットフォール
精神症状が前景に立つ辺縁系脳炎は精神科疾患との鑑別が難しい！ 髄液検査，頭部MRI，脳波などで客観的異常を検出できれば脳炎である可能性が高まる．

脳幹脳炎：脳幹脳炎は脳幹部を中心とする脳炎の総称であり，意識障害，呼吸障害，脳神経障害，小脳失調など多彩な症状をきたしうる．抗ガングリオシド抗体である抗GQ1b抗体が関与するBickerstaff型脳幹脳炎，感染症（リステリア，エンテロウイルス），神経Behçet病，サルコイドーシス，傍腫瘍性脳炎などが代表的な鑑別疾患である[2, 10]．

◆ Advanced Lecture

抗NMDA受容体脳炎：抗NMDA受容体脳炎は発熱などがみられる先行症状期，記憶障害や精神症状が目立つ辺縁系症状期，痙攣や不随意運動が目立つ意識障害期，回復期という特徴的な臨床経過をきたす．抗NMDA受容体抗体を血清・髄液で認め，本抗体により神経細胞表面のNMDA受容体が細胞内に取り込まれて細胞機能低下を引き起こすために神経症状が出現するとされる．女性では卵巣奇形腫を合併する場合がある[4]．

2 脳症

脳症は脳実質の炎症を伴わず，浮腫を主体とした病変により神経障害をきたす．脳症は脳炎に比して発熱，頭痛，局所神経症状，痙攣，髄液細胞数増多の頻度が低いと報告されるが，脳炎でもこれらの所見を認めない場合がある[11]．**表3**に代表的な脳症の原因を示す．

◆ Advanced Lecture

橋本脳症：抗甲状腺抗体陽性患者が発症するステロイド反応性の脳症として橋本脳症が知られている．急性脳症型以外に小脳失調や慢性経過の精神症状をきたす病型がある．橋本脳症の病態は未確定であるが，血清診断マーカーとして抗NAE抗体が報告されている[13]．

2. 検査と診断のポイント

1 脳炎/脳症が疑われる際の検査

脳炎/脳症が疑われる場合はABC（Airway, Breathing, Circulation）の安定を確認したうえで，血液一般検査，血液培養を含めた感染症スクリーニング，髄液検査，頭部MRI，脳波などを順次施行していく．**低血糖は，意識障害の一般的原因検索として早期に確認し，必要なら補正する**．髄液検査の初回項目としては髄液一般検査（初圧，白血球数，赤血球数，タンパク，糖），グ

表3　脳症の代表的な原因

臓器不全	肝性脳症，尿毒症性脳症，低酸素脳症，高二酸化炭素血症
感染/傍感染	敗血症性脳症，ウイルス性脳症（インフルエンザ，HIV，HHV-6），マイコプラズマ感染，プリオン病，進行性多巣性白質脳症
中毒/離脱	アルコール，医薬品，薬物
代謝異常	電解質異常，低血糖/高血糖，酸塩基平衡異常，高アンモニア血症
内分泌	橋本脳症，甲状腺機能異常，副腎不全，下垂体機能異常
栄養欠乏	ビタミン欠乏（B_1，B_6，B_{12}），ペラグラ
痙攣	痙攣後脳症，非痙攣性てんかん重積
その他	高血圧性脳症（PRES），ミトコンドリア病

文献2のappendix，文献12を参考に作成

ラム染色/細菌培養，髄液結核関連検査，墨汁染色/クリプトコッカス抗原，髄液単純ヘルペスウイルスDNA高感度PCR（髄液HSV-PCR），IgG index/オリゴクローナルバンドなどが推奨されている[1, 8]．最初からどこまで網羅的に検査をするかは悩ましい問題だが，少なくとも**後で追加検査ができるよう血液，髄液は多めに採取し保存検体を残しておくのがよい**．傍腫瘍性脳炎が鑑別になる場合は全身検索にエコー検査やCT検査で腫瘍のスクリーニングを行う．

2 治療緊急性が特に高い疾患の鑑別

数ある脳炎/脳症のなかでも特に治療緊急性が高いのが単純ヘルペス脳炎とWernicke脳症である．単純ヘルペス脳炎とWernicke脳症はどちらも治療可能な疾患ではあるが，発症早期の治療反応がある時期を過ぎると重篤な後遺症が残る可能性がある．**単純ヘルペス脳炎は来院6時間以内，Wernicke脳症は疑われた時点での治療開始が勧められている**[1, 14]．初期診療にあたる研修医の先生方は，まずはこの2疾患から除外していくのが実践的と考える．

1）単純ヘルペス脳炎

単純ヘルペスは脳炎の原因として最も高頻度であり，1週間以内の急性の経過で意識障害，脳神経症状，運動麻痺，失語，痙攣といった症状が出現する[15]．頭部MRIでは病変は側頭葉，前頭葉眼窩部，帯状回，島回などに進展し，一側性あるいは両側性となるが両側性の場合は必ず非対称となる[16]．診断においては髄液HSV-PCRが最も重要な検査で，2～10病日では感度/特異度ともに95％以上である[1]．

2）Wernicke脳症

詳細は省くがWernicke脳症のCaine基準（①栄養欠乏の病歴，②眼球運動障害，③小脳失調，④意識障害や記憶障害）を2つ以上満たす症例ではビタミンB_1補充療法の施行が勧められる[17]．

3 網羅的な原因検索

まずは必要な先行治療を開始し，並行して網羅的な原因検索を進めていく．

1）脳症の除外診断

脳炎を臨床診断するためには，脳症をはじめとする他疾患の除外が必要になる[2]．脳症は一部の特殊な疾患を除けば，大部分は病歴聴取，ルーチンに行われる血液検査や画像検査で診断できる場合も多い．以下に脳症診断のピットフォールを一部ではあるが紹介する．

表4 自己免疫性脳炎の原因となる代表的な自己抗体

抗体名	症候群	腫瘍の合併率	合併する主な腫瘍
細胞内抗原に対する抗体			
抗Hu抗体	辺縁系脳炎	95％以上	肺小細胞癌
抗Ma2抗体	辺縁系脳炎	95％以上	精巣腫瘍
抗GAD抗体	辺縁系脳炎	25％	胸腺腫，肺小細胞癌
シナプス受容体に対する抗体			
抗NMDA受容体抗体	抗NMDA受容体脳炎	年齢や性別によってさまざま	卵巣奇形腫
抗AMPA受容体抗体	辺縁系脳炎	65％	胸腺腫，肺小細胞癌
抗GABA_B受容体抗体	辺縁系脳炎	50％	肺小細胞癌
イオンチャネルやその他の細胞表面タンパクに対する抗体			
抗LGI1抗体	辺縁系脳炎	5〜10％	胸腺腫
抗CASPR2抗体	辺縁系脳炎もしくはMorvan症候群	20〜50％	胸腺腫
抗MOG抗体	ADEM（小児例の約50％でMOG抗体陽性）	0％	−
抗アクアポリン4抗体	脳炎（視神経脊髄炎関連疾患）	0％	−
抗GQ1b抗体	Bickerstaff型脳幹脳炎	0％	−

文献2を参考に作成

●ここがピットフォール

- 意識障害の原因として中毒の頻度は高く，薬剤の使用歴は注意深い確認が必要である[18]．**入院後発症の場合は抗菌薬による脳症やせん妄が見落とされやすい**[19]
- HIVや経口ステロイド内服など免疫抑制状態にある症例では脳症の鑑別疾患が増えるため，リスクがないか確認する
- **橋本脳症の7割は甲状腺機能正常である**[13]．診断のためには抗甲状腺抗体（抗サイログロブリン抗体，抗ペルオキシダーゼ抗体）を採血項目に加える必要がある
- アンモニアは肝疾患の既往がなくても，**門脈シャント，ウレアーゼ産生菌の尿路感染，尿閉による吸収増加など種々の原因で上昇しうる**[20]．痙攣していた場合は筋からの放出により高値となりうるため，痙攣頓挫後8時間以降に検査する[21]
- インフルエンザ流行期には致死的疾患であるインフルエンザ脳症を鑑別に加える[22]

2）自己免疫性脳炎の鑑別

　脳症などの他疾患を除外し，血液や髄液の各種感染症検査が陰性であった場合は，自己免疫性脳炎の可能性をある程度考えていくことになる．症状や経過しだいで免疫抑制治療に対する治療反応を確認し，また脳炎と関連する自己抗体の測定が可能な施設への検査依頼を検討する（**表4**）．自己抗体の存在は自己免疫性脳炎の診断において重要であるが，保険診療で施行可能なごく一部の抗体を除いて特殊な施設以外では容易に測定できない，陰性でも診断を否定できない，陽性でも必ずしも正確な診断を示唆しない，といった問題点がある．しかし，**自己抗体の存在から脳炎を診断／分類できる場合はあり，併存症，腫瘍の合併率，予後なども知ることができる**[2]．

傍腫瘍性脳炎では神経症候の発現が腫瘍の発見に数カ月〜数年先行する場合があり，経時的な悪性腫瘍の検索が必要である[23]．

◆ Advanced Lecture
急性散在性脳脊髄炎（ADEM）：ADEMは典型的にはウイルス感染またはワクチン接種1〜28日後に大脳，脳幹，小脳，脊髄などに多巣性の病変をきたす．髄液細胞数増多，髄液ミエリン塩基性タンパク上昇，頭部MRIでの白質優位の病変などが特徴とされる．小児例の約50％では抗ミエリンオリゴデンドロサイト糖タンパク（MOG）抗体が検出される[2, 4]．

3. 研修医が陥りやすい診断の注意点

研修医の先生方と意識障害や精神症状を呈する症例を診療した際に，そもそも脳炎/脳症が鑑別診断にあがらないことがある．脳炎/脳症を考えるべき病歴や臨床症状を前述の診断基準などを参考に理解しておく必要がある．

4. 治療

ウイルス性脳炎が疑われた時点で，単純ヘルペス脳炎を念頭にアシクロビル10 mg/kgを8時間ごと点滴静注し，14〜21日間継続する．臨床症状，髄液HSV-PCR，MRI所見などから診断が否定的となれば中止可能である[1]．病初期に感染性髄膜炎との鑑別が困難な場合は，髄膜炎の治療（抗菌薬もしくは抗結核薬など）とアシクロビル点滴を併用する場合もある．

感染症による脳炎を否定できた時点，もしくは自己免疫性脳炎を疑った時点からステロイドパルス療法（メチルプレドニゾロン1 g/日3日間），免疫グロブリン大量静注療法，血液浄化療法などが治療選択肢となる[4]．具体的にどの時点で免疫抑制治療を開始すべきかは悩ましい課題である．病歴，神経症状，検査結果などから自己免疫性脳炎の可能性をどの程度見積もるか症例ごとに考えるべきであるが，一般論としては自己免疫性脳炎においても早期に治療を開始した方が予後はよいとされている[24]．腫瘍の合併が判明し病態への関与が疑われる場合には，手術や化学療法など腫瘍自体に対する治療が検討される．

おわりに

脳炎/脳症は意識，記憶，人格などに障害をきたすため，患者さんご本人が大変であるのは言うまでもないが，ご家族，治療にあたる医療スタッフも難しい状況のなかで臨床決断を強いられる場合がある．しかし，急性期の症状が重篤でも最終的には寛解しうる疾患が含まれており，粘り強い診療姿勢が必要になる．

文献・参考文献

1) Solomon T, et al：Management of suspected viral encephalitis in adults--Association of British Neurologists and British Infection Association National Guidelines. J Infect, 64：347-373, 2012

2) Graus F, et al：A clinical approach to diagnosis of autoimmune encephalitis. Lancet Neurol, 15：391-404, 2016
   ↑自己免疫脳炎に関する最新の総説．診療のアルゴリズムが記載されている．
3) Granerod J, et al：Causality in acute encephalitis：defining aetiologies. Epidemiol Infect, 138：783-800, 2010
4) 高橋幸利, 他：自己免疫性脳炎/脳症．神経治療学, 33：19-26, 2016
   ↑自己免疫脳炎/脳症に関する日本語の最新の総説．電子ジャーナルから無料でPDFをダウンロードできる．
   https://www.jstage.jst.go.jp/article/jsnt/33/1/33_19/_pdf
5) 「神経内科ハンドブック」（水野美邦/編），医学書院，2010
6) Granerod J, et al：Causes of encephalitis and differences in their clinical presentations in England：a multi-centre, population-based prospective study. Lancet Infect Dis, 10：835-844, 2010
7) Vora NM, et al：Burden of encephalitis-associated hospitalizations in the United States, 1998-2010. Neurology, 82：443-451, 2014
8) Venkatesan A, et al：Case definitions, diagnostic algorithms, and priorities in encephalitis：consensus statement of the international encephalitis consortium. Clin Infect Dis, 57：1114-1128, 2013
9) 「Viral encephalitis in adults」（Gluckman SJ, et al, eds），UpToDate, 2016
10) Jubelt B, et al：Rhombencephalitis / brainstem encephalitis. Curr Neurol Neurosci Rep, 11：543-552, 2011
11) Kennedy PG：Viral encephalitis：causes, differential diagnosis, and management. J Neurol Neurosurg Psychiatry, 75：i10-5, 2004
12) 「Ferri's Clinical Advisor 2017」（Ferri FF, et al, eds），Elsevier, 2016
13) 米田 誠：橋本脳症の臨床スペクトラムと病態．神経治療学, 33：27-31, 2016
    ↑自己免疫脳炎/脳症に関する日本語の最新の総説．電子ジャーナルから無料でPDFをダウンロードできる．
    https://www.jstage.jst.go.jp/article/jsnt/33/1/33_27/_pdf
14) Galvin R, et al：EFNS guidelines for diagnosis, therapy and prevention of Wernicke encephalopathy. Eur J Neurol, 2010：1408-1418, 2010
15) 「Herpes simplex virus type 1 encephalitis」（Klein RS, et al, eds），UpToDate, 2016
16) Demaerel P, et al：MRI of herpes simplex encephalitis. Neuroradiology, 34：490-493, 1992
17) Caine D, et al：Operational criteria for the classification of chronic alcoholics：identification of Wernicke's encephalopathy. J Neurol Neurosurg Psychiatry, 62：51-60, 1997
18) 「プラムとポスナーの昏迷と昏睡」（太田富雄/監訳），メディカル・サイエンス・インターナショナル，2010
19) Bhattacharyya S, et al：Antibiotic-associated encephalopathy. Neurology, 86：963-971, 2016
    ↑抗菌薬による脳症の総説．
20) Hawkes ND, et al：Non-hepatic hyperammonaemia：an important, potentially reversible cause of encephalopathy. Postgrad Med J, 77：717-722, 2001
21) Hung TY, et al：Transient hyperammonemia in seizures：a prospective study. Epilepsia, 52：2043-2049, 2011
22) 厚生労働省インフルエンザ脳症研究班：インフルエンザ脳症ガイドライン改訂版．2009：
    http://www.tokyo-med.ac.jp/pediat/data/info0925-01.pdf
23) 田中恵子：傍腫瘍性神経症候群と抗神経抗体．臨床神経学, 50：371-378, 2010
24) Byrne S, et al：Earlier treatment of NMDAR antibody encephalitis in children results in a better outcome. Neurol Neuroimmunol Neuroinflamm, 2：e130, 2015

プロフィール

安藤孝志（Takashi Ando）
春日井市民病院 神経内科（現 名古屋大学 神経内科）
編者プロフィール参照

後藤洋二（Yoji Goto）
名古屋第一赤十字病院 神経内科
単純ヘルペス脳炎や抗NMDA受容体脳炎などの疾患を正確に素早く診断し治療していくことは神経内科医の醍醐味の1つです．1人でも多くのやる気のある諸君が神経内科医を志してくれることを強く望んでいます．

第5章 神経内科の重要疾患 〜エキスパートはこう診断する！

8. 多発性硬化症／視神経脊髄炎

若杉尚宏，河内　泉

● Point ●

- 多発性硬化症（MS）と視神経脊髄炎（NMO）は中枢神経を侵す炎症性脱髄疾患である．両疾患とも，時間的，空間的多発性を特徴とする
- MSは大脳，視神経，脊髄，脳幹，小脳に広く病変を起こすことが多く，一方，NMOは視神経と脊髄の病変が多い
- MSではいまだに診断バイオマーカーが確立していないため，さまざまな疾患を除外したうえで，空間的多発・時間的多発を証明し，診断する（McDonald診断基準[1]）．NMOでは診断バイオマーカーとしてアクアポリン4（AQP4）抗体の重要性が確立しており，診断には血清AQP4抗体測定が必要である[2]
- MSとNMOの診断には，臨床徴候，AQP4抗体，オリゴクローナルバンドを含んだ髄液検査，MRI検査，眼科的検査，電気生理学的検査が有用である

1. 概念・定義

　MSは世界で約230万人の患者がおり，若年成人を侵す難病としては最多である[3]．19世紀から20世紀前半までは，欧米ではMSが多く，日本ではNMOが多いとされてきた．しかし20世紀後半から21世紀に入り，日本でも欧米と同様にMS症例が急激に増加している．

　MSとNMOは，時間的に再発・寛解をくり返し（時間的多発），空間的にさまざまな中枢神経領域に病変が多発する（空間的多発）ことを特徴とする中枢神経の炎症性自己免疫疾患である．2014年，NMOの診断バイオマーカーであるアクアポリン4（aquaporin-4：AQP4）抗体が発見されて以降，MSとNMOは病態，診断，治療が異なる疾患であることが明らかとなった[4, 5]．

　中枢神経は神経細胞とグリア細胞（オリゴデンドロサイト，アストロサイト，ミクログリア）で構成されている．MSは，標的自己抗原はいまだに明らかとなっていないが，中枢神経の髄鞘と髄鞘を形成するオリゴデンドロサイトが最初に障害されるoligodendrocytopathyと考えられている[6]．一方，NMOはAQP4を発現するアストロサイトが，AQP4抗体と補体により，最初に障害されるastrocytopathyと考えられており[4, 5]，二次的に脱髄と神経変性を起こすことが知られている[7]．このようにMSとNMOでは，異なる免疫分子（MSでは標的抗原未同定，NMOではAQP4抗体）が，異なる標的細胞（MSでは髄鞘とオリゴデンドロサイト，NMOではアストロサイト）を障害する（表1）．

　MSの多くは再発・寛解をくり返す再発寛解型MS（relapsing-remitting MS：RRMS）で発症

表1　多発性硬化症（MS）と視神経脊髄炎（NMO）の臨床像と治療薬の特徴

	MS	NMO
男女比（男：女）	1：2	1：9
発症年齢	20〜30歳代に多い	20〜30歳代，50歳以降に多い
主要病変	大脳，視神経，小脳，脳幹，脊髄	視神経，脊髄（長椎体病変，中心灰白質病変など），脳幹（延髄最後野病変など），大脳（錐体路に沿った長い病変など）
合併症	少ない	Sjögren症候群，橋本病など，他の自己免疫疾患
AQP4抗体	陰性	多くは陽性
髄液オリゴクローナルバンド	多くは陽性	多くは陰性
MRI所見	ovoid lesionなど	3椎体以上の脊髄長大病変
再発予防を目的とした病態修飾薬	IFN-β1b，IFN-β1a，グラチラマー塩酸塩，フィンゴリモド，ナタリズマブ（2016年12月現在）	経口ステロイド，免疫抑制薬

する．しかし十分な治療を行わなければ，約10年の経過で半数が，身体機能障害の進行と情報処理速度低下をはじめとした認知機能障害が前景にでる二次進行型MS（secondary progressive MS：SPMS）に移行する．またMSの約10％は，最初から再発・寛解のない一次進行型MS（primary progressive MS：PPMS）である．早期MS（RRMSの発症早期）では炎症がさかんで，SPMSに移行すると神経変性が主要な病態になると考えられている[8]．またPPMSでは早期から神経変性が主要な病態である．RRMSに対しては「炎症」を制御する多くの病態修飾薬（disease modifying drugs：DMDs）が開発されているが，進行型MS（SPMS，PPMS）に対しては「神経変性」を制御する治療はいまだに明らかにされておらず，有効な治療手段のない状況である．したがって，MS診療の基本は，「炎症のさかんな早期の段階で，的確に診断し，適切な時期に十分な治療を行う」ことが重要である．NMOは再発・寛解型をくり返す場合がほとんどで，進行型は稀である[9]．

2. 典型的な臨床像，どのようなときに疑うか

　病歴で，症状の再発と寛解をくり返している経過や，複数の病変が想定されるとき，MSやNMOを疑い，検査を進める．特にMSとNMOは若年成人に多く発症し，女性に好発（MSでは男女比1：2，NMOでは1：9）するため，発症年齢や性別もMSとNMOを疑うポイントになる．
　MSとNMOは中枢神経のあらゆる部位に病変が出現する可能性があるため，病変の部位により，視神経を含めた前部視覚路障害（視力低下，視野障害，眼球運動時痛），脳幹障害（眼球運動障害・複視など），運動障害（筋力低下，腱反射亢進，病的反射陽性），感覚障害（脊髄病変であれば髄節のレベルを伴う感覚低下，帯状のしめつけ感），小脳障害（四肢・体幹失調，運動時振戦），膀胱直腸障害（尿閉，失禁，便秘），抑うつなどの精神障害，情報処理速度の低下をはじめとした認知機能障害といった多彩な症状をきたす．NMOはMSよりも1回の発作が重く，後遺症が残りやすい．また，重篤な視力障害，水平性暗点などの視野障害，両側視神経障害，延髄最後

野病変による2日以上続く難治性吃逆，嘔気・嘔吐は，MSよりもNMOを疑う臨床症状である[7,10]．またNMOでは，MSと異なり，進行型を呈する症例は稀である[9]．

3. 検査と診断のポイント

MSではいまだに診断バイオマーカーが確立していないため，さまざまな疾患を除外したうえで (no better explanation)，空間的多発・時間的多発を証明し，診断する (2010年改訂McDonald診断基準[1]) (表2)．鑑別すべき疾患は多岐にわたる[11]．NMOでは診断バイオマーカーとしてAQP4抗体が確立しており，診断には血清AQP4抗体測定が必要である (2015年改訂診断基準[2]) (表3)．一部のNMO症例はAQP4抗体が陰性の場合があり，いくつかのNMOに特異的な臨床徴候を満足した場合，seronegative NMOと診断する (表3)．

1 血液検査

MSに特異的な血液検査はなく，各種の鑑別疾患を除外する目的で行う[11]．一方，NMOにはAQP4抗体の血清測定が有用である．またNMOでは，他の自己免疫疾患を合併することが多く，さまざまな血清自己抗体検査が陽性になることがある．

2 髄液検査

MSの髄液では，細胞数・タンパクが正常であることが多いが，増悪期においては軽度の細胞数増多・タンパク上昇がみられることがある．また，IgG index＝（髄液IgG/髄液アルブミン）/（血清IgG/血清アルブミン）高値，髄腔内の免疫グロブリン産生を反映したオリゴクローナルバンド陽性，脱髄を反映したmyelin basic protein (MBP：ミエリン塩基性タンパク) 上昇は，MSの診断を行ううえで重要であるが，MSに特異的なわけではない．

NMOの髄液では，細胞数（多核球優位）・タンパクが軽度増加し，IgG indexが高値で，MBPが上昇することが多い．NMOでは髄腔内よりも髄腔外（主に骨髄）で抗体が産生することが多いことを反映し，オリゴクローナルバンドは陰性であることが多い．NMOの多くは，血清検査でAPQ4抗体が陽性，髄液検査でAQP4抗体が陰性となることが多いが，一部の症例では髄液検査のみでAQP4抗体陽性となることがある．またAQP4抗体はCBA法が最も感度が良好であるが，本邦で保険収載されている測定法は感度が劣るELISA法である点には注意が必要である．

3 MRI検査

MSを診断するうえでMRI検査の有用性は高く，大脳白質を中心に多発病変を認める．MSに特徴的な所見として，頭部MRIでは側脳室周囲から垂直に伸びる**卵円形プラーク** (ovoid lesion) や脳梁病変がみられる．急性期病変はガドリニウム造影によって増強効果を認め，リング状であるが一部が途切れる**open-ring sign**が特徴的である (**図1A**)．**脊髄MRIでは病変は2椎体以内であることが多い**．

NMOの頭部MRIでは従来，MSのような大脳病変は少ないとされていたが，近年では比較的多いことが明らかとなっている．眼窩の冠状断像では視神経炎を反映して視神経の腫脹を認める

表2 McDonaldの多発性硬化症の診断基準(2010年改訂版)[1]に基づいて作成された厚生労働省指定難病「多発性硬化症」の診断基準

臨床像	付記事項
a) 中枢神経内の炎症性脱髄に起因すると考えられる臨床的発作が2回以上あり，かつ客観的臨床的証拠が2病変以上ある	客観的臨床的証拠とは，医師の神経学的診察による確認，過去の視力障害の訴えのある患者における視覚誘発電位による確認，あるいは過去の神経症状を訴える患者における対応部位でのMRIによる脱髄所見の確認である
b) 中枢神経内の炎症性脱髄に起因すると考えられ，客観的臨床的証拠のある臨床的発作が少なくとも1回ある．さらに中枢神経病変の時間的空間的な多発が臨床症候，あるいは右に定義されるMRI所見（空間的多発，時間的多発）により証明される	「MRIによる空間的多発の証明」 4つのMSに典型的な中枢神経領域（脳室周囲，皮質直下，テント下，脊髄）のうち少なくとも2つの領域にT2病変が1個以上ある（造影病変である必要はない．脳幹あるいは脊髄症候を呈する患者では，それらの症候の責任病巣は除外する） 「MRIによる時間的多発の証明」 無症候性のガドリニウム造影病変と無症候性の非造影病変が同時に存在する（いつの時点でもよい）．あるいは基準となる時点のMRIに比べてその後（いつの時点でもよい）に新たに出現した症候性または無症候性のT2病変および/あるいはガドリニウム造影病変がある

上記のa）あるいはb）を満たす場合，再発寛解型多発性硬化症と診断する
注1：発作（再発，増悪）とは中枢神経の急性炎症性脱髄イベントに典型的な患者の症候（現在の症候あるいは1回は病歴上の症候でもよい）であり，24時間以上持続し，発熱や感染症がない時期にもみられることが必要である．突発性症候は24時間以上にわたってくり返すものでなければならない．独立した再発と認定するには，1カ月以上の間隔があることが必要である
注2：診断には他の疾患の除外が重要である．特に小児の急性散在性脳脊髄炎（ADEM）が疑われる場合には上記b）は適用しない
文献12を参考に作成

表3 成人の視神経脊髄炎（NMO spectrum disorders：NMOSD）の診断基準（2015年改訂版）

AQP4抗体陽性例	AQP4抗体陰性・未測定例

1. 中核症状が1つ以上ある
2. 他疾患が除外できる
	1. 中核症状が2つ以上あり，以下のa），b），c）を満たす
	  a) 中核症状の1つは視神経炎，長椎体脊髄病変を伴う急性脊髄炎，延髄最後野症候群である
	  b) 空間的多発の証明
	  c) MRIの必要条件を満たす
	2. 他疾患が除外できる

中核症状	
①視神経炎，②急性脊髄炎，③最後野症候群（説明のつかない吃逆，嘔気・嘔吐），④急性脳幹症候群，⑤MRI病変を伴う症候性ナルコレプシーや急性間脳症候群，⑥MRI病変を伴う症候性大脳病変	
MRIの必要条件	
①急性視神経炎：a) 大脳MRIで正常もしくは非特異的白質病変，もしくはb) 視神経病変はT2WI高信号，造影T1WIで造影され，視神経長の1/2以上もしくは視交叉を含む病変 ②急性脊髄炎：3椎体以上の長大な病変 ③最後野症候群：延髄背側または最後野の病変を認める ④急性脳幹症候群：脳幹の上衣周囲に病変を認める	

AQP4：aquaporin-4，T1WI：T1強調像，T2WI：T2強調像
文献2より引用

A）MS：頭部 MRI

T2強調矢状断像

T2強調像

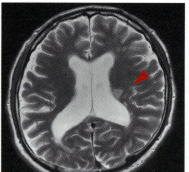

B）NMO：脊髄 MRI

T2強調矢状断像

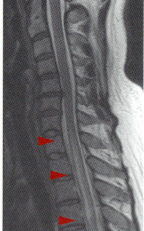

T2強調像

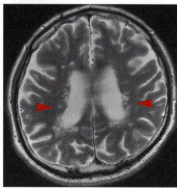

ガドリニウム造影 T1強調像

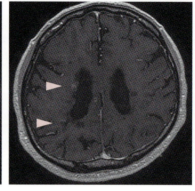

T2強調像

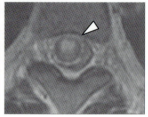

図1　MSとNMOのMRI所見
A）側脳室周囲から垂直に伸びる卵円形プラーク（ovoid lesion）を認め，T2強調高信号を示す（▶）．一部の病変はガドリニウム造影検査で open ring sign を示す（▶）
B）T2強調矢状断像で3椎体以上の長さをもち，T2強調横断像で中心部主体に高信号である（▶）．中心灰白質がH型に高信号を呈する H-shaped sign を示すことがある（▷）

ことがある．脳幹（延髄最後野を含む）から上位頸髄病変も存在することがある．**脊髄MRIでは脊髄に3椎体以上の長大な病変を認める**ことが多く，中心灰白質を中心に病変が広がることが多い．横断性脊髄炎を呈することがある（**図1B**）．

4　電気生理学的検査

　MSとNMOの電気生理学的検査は，MRI検査をはじめとした画像検査で捉えきれない病変や，自覚的な臨床徴候を伴わない潜在的な病変を証明するうえで有用である．視覚誘発電位（visual evoked potentials：VEP）は視神経障害を検出する目的で施行され，視覚路伝導障害がある場合，P100潜時などが延長する．体性感覚誘発電位（sensory evoked potentials：SEP）は上肢もしくは下肢の末梢神経を刺激して末梢から大脳皮質感覚野までの体性感覚系における障害を検出する目的で施行され，各誘発成分の潜時の延長の有無，潜時差から計算される中枢感覚伝導時間（central somatosensory conduction time：CCT）により，感覚障害の高位診断を行う．

4. 研修医が陥りやすい診断の注意点

　MSの診断には除外診断が必要なため，長い経過であっても，**くり返し，くり返し，丁寧に診断を見直す**ことを忘れてはならない．MSはいまだにheterogeneousな疾患群と考えるべきであり，MS（広義）からNMOが分離独立したように，将来，MSから新たな疾患が分離独立される可能性がある．

　NMOの初期には，AQP4抗体の抗体価が低いために，AQP4抗体が偽陰性を示すことがある．特に急性期治療でステロイドを使用中の検査では注意をすべきである．もし初回，AQP4抗体が陰性の場合であっても，臨床的症状と所見からNMOが疑われる場合は，くり返しのAQP4抗体検査を行う．

　また，MSとNMOの経過中に出現する症状が再発か否かを的確に診断することもまた重要である．特に自覚的な感覚障害の悪化は，専門医でも診断に悩む場合がある．ウートフ現象（Uhthoff's phenomenon）はないか，新規に出現した神経症状・神経所見なのか，他覚的神経所見があるか，MRI画像所見で新規造影所見や新規T2強調像で高信号病変があるかなどに注意する．ウートフ現象とは，体温の上昇に伴って，一過性に，以前に経験した神経症状が出現・増悪（例えば，視神経炎を過去に経験した患者は見えにくいなど）することであり，再発ではない．ウートフ現象を予防するためには，高体温を避ける，夏には長時間の屋外活動を避ける，運動時に適度な休息をとる，高体温になる可能性がある場合にはアイスパックの携帯で対応するなど，患者に的確に日常生活の注意を説明する．

　神経変性病態のマーカーである脳萎縮の進展や，炎症病態のマーカーである無症候性炎症性病変の有無を確認する目的で，**再発がなくとも一年に一回程度のMRI検査が推奨される**．またDMDs治療は長期間にわたること，一部のDMDsは自己注射であることなどから，看護師，薬剤師，医師による多職種連携を行い，アドヒアランスを向上させる必要がある．

5. 治療

　MSとNMOの急性期治療はステロイド大量点滴静注療法（ステロイドパルス療法）が有効である．再発予防のためのDMDsはMSとNMOでは異なる．MSではIFN-β1b（ベタフェロン®），IFN-β1a（アボネックス®），グラチラマー塩酸塩（コパキソン®），フィンゴリモド（ジレニア®，イムセラ®），ナタリズマブ（タイサブリ®）がある（2016年12月現在）．NMOではステロイド，免疫抑制薬，両者の併用治療が行われることが多い．MSで有効であるIFN-β1b，IFN-β1a，ナタリズマブ，フィンゴリモドは，NMOでは無効もしくは悪化の原因になる可能性があり，DMDsの選択には注意を払う必要がある．病初期で，MSとNMOの鑑別が困難な場合，たとえDMDsを使用開始したとしても，くり返し，診断の見直しを行う必要がある（図2）．

　進行型MS（PPMS，SPMS）に対する治療は発展途上であり，いまだに満足すべきものがない．このため，MSを進行型MSに進展する前に的確に診断し，治療を開始することが重要である．アンメット・メディカルニーズが高い領域であり，世界中で有効なDMDsの開発に力が注がれている．

　NMOにおいても，現在，複数のモノクローナル抗体製剤の臨床治験が進行している．

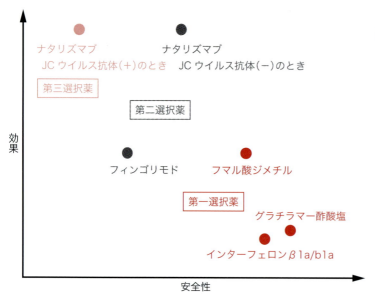

図2　MSの病態修飾薬（DMDs）
MSに対するDMDsは再発予防効果と安全性の両軸から，第一選択薬（●），第二選択薬（●），第三選択薬（●）に分類される．さらに効果と安全性の二軸に加え，患者ごとに第三軸〔患者自身の希望（自己注射の好き嫌いなど），妊娠・出産希望，医療費の諸問題，就労・就学・生活の質向上など〕を設定し，患者と相談したうえでDMDsを選択する必要がある．なお，フマル酸ジメチルは日本において製造販売承認申請中である（2016年12月現在）
文献8より2016年12月現在，日本で使用できる薬剤と製造販売承認申請中の薬剤のみを抜粋して引用

Advanced Lecture

　MSおよびNMOは，視神経や脊髄・脳の炎症によりさまざまな症状をきたす自己免疫疾患であり，MSではオリゴデンドロサイト・髄鞘が，NMOではアストロサイトが一義的に障害される疾患であるが，近年，「神経変性病態」に注目が集まっている．神経変性病態は炎症依存的・非依存的の両面がある．障害を受け変性した神経軸索では，異常なミトコンドリアや異常な陽イオンチャネルの集積が見受けられ，その変性量はMSよりもNMOで多い．将来的に，異常なミトコンドリアや陽イオンチャネルなどを制御する「神経保護」と「免疫制御」の併用療法の開発が期待されている．

おわりに

　MSとNMOはいまだに根治療法が確立していない難病である．しかし，2000年以降，NMOの診断バイオマーカーAQP4抗体が発見され，MSとNMOの診断基準が改訂された．さらにMSではさまざまなDMDsが開発され，早期から治療を行うことで，機能予後と生存率が改善した．両疾患とも若年成人に好発する疾患であることから，的確に診断し，適切なタイミングで治療を開始することは，身体機能の面だけでなく，学業・就業などの社会活動や生活の質の面でも患者に恩恵をもたらす．患者の話をよく聞き，粘り強く，診療を継続する姿勢が求められている．

文献・参考文献

1) Polman CH, et al：Diagnostic criteria for multiple sclerosis：2010 revisions to the McDonald criteria. Ann Neurol, 69：292-302, 2011
2) Wingerchuk DM, et al：International consensus diagnostic criteria for neuromyelitis optica spectrum disorders. Neurology, 85：177-189, 2015
3) Browne P, et al：Atlas of Multiple Sclerosis 2013：A growing global problem with widespread inequity. Neurology, 83：1022-1024, 2014
4) Lennon VA, et al：IgG marker of optic-spinal multiple sclerosis binds to the aquaporin-4 water channel. J Exp Med, 202：473-477, 2005
5) Lennon VA, et al：A serum autoantibody marker of neuromyelitis optica：distinction from multiple sclerosis. Lancet, 364：2106-2112, 2004
6) Frohman EM, et al：Multiple sclerosis--the plaque and its pathogenesis. N Engl J Med, 354：942-955, 2006
7) Hokari M, et al：Clinicopathological features in anterior visual pathway in neuromyelitis optica. Ann Neurol, 79：605-624, 2016
8) Hauser SL, et al：Multiple sclerosis：Prospects and promise. Ann Neurol, 74：317-327, 2013
9) Wingerchuk DM, et al：A secondary progressive clinical course is uncommon in neuromyelitis optica. Neurology, 68：603-605, 2007
10) Popescu BF, et al：Neuromyelitis optica unique area postrema lesions：nausea, vomiting, and pathogenic implications. Neurology, 76：1229-1237, 2011
11) Miller DH, et al：Differential diagnosis of suspected multiple sclerosis：a consensus approach. Mult Scler, 14：1157-1574, 2008
12) 厚生労働省：13 多発性硬化症/視神経脊髄炎：
　　http://www.mhlw.go.jp/file/06-Seisakujouhou-10900000-Kenkoukyoku/0000089938.pdf

プロフィール

若杉尚宏（Takahiro Wakasugi）
新潟大学分子細胞医学専攻 分子情報医学大講座神経内科学 博士課程
2011年 新潟大学医学部を卒業し，新潟大学脳研究所 神経内科に入局．現在，新潟大学分子細胞医学専攻 分子情報医学大講座神経内科学の博士課程に在籍し，神経内科臨床と免疫性神軽疾患の研究に従事している．将来，研究と臨床を結びつけ，神経疾患の治療法開発に携わっていきたいという希望がある．

河内　泉（Izumi Kawachi）
新潟大学脳研究所・医歯学総合病院 神経内科 講師
1993年 新潟大学医学部を卒業し，新潟大学脳研究所 神経内科に入局．2002年 新潟大学大学院医学研究科博士課程で免疫性神経疾患の研究を行い，修了．2003年より米国ワシントン大学医学部免疫学分野 Marco Colonna 教授研究室に留学し，基礎免疫学，特に自然免疫のメカニズムを研究する．2015年より新潟大学脳研究所・医歯学総合病院 神経内科 講師に就任し，現在に至る．免疫学的隔絶部位「脳」における自己免疫病態の解明をめざし，免疫性神経疾患全般，特に多発性硬化症と視神経脊髄炎の病態解明と治療法開発を主眼に研究を行っている．

腸内細菌

マーティン・J・ブレイザー『失われてゆく，我々の内なる細菌』[1]は，近年増加している肥満，若年性糖尿病，喘息，花粉症，食物アレルギー，胃食道逆流症，がん，セリアック病，Crohn病，潰瘍性大腸炎，自閉症，湿疹の原因を探る本である．

人体の口腔，鼻腔，胃，小腸，大腸，皮膚，腟には数100兆個の常在菌が生息する．身体内外に共存する微生物の集合体を「**マイクロバイオーム（microbiome）**」と呼ぶ．なかでも大腸の腸内細菌叢は，最も多種類で多数の細菌を有している．この細菌群は単なる居候ではなく，栄養素の生産と供給，免疫系の発達や病気への抵抗性に重要な役割を演じている可能性がある．

先天性免疫は好中球やリンパ球，マクロファージにより行われ，生まれつき備わっている．後天性免疫は感染症やワクチン接種によって獲得される．人間の体に共生する細菌たちは，さまざまな仕組みを利用して外来者が体内に住み着くことを妨げる．すなわち第3の免疫系として感染を防いでいる．したがってマイクロバイオームが破綻すると病気が起こる．

マイクロバイオームを構成する微生物は3歳までの幼児期に決定され，成人してからも幼児期の構成を保つとされる．生後6カ月以内に抗菌薬を投与された子どもは，より肥満傾向にあった．生後1年以内に抗菌薬投与を受けた子どもの喘息発症リスクは2倍になるという．幼少時の抗菌薬投与は将来の病気発症の原因になっている可能性がある．

抗菌薬を投与すると，家畜を短期間に太らせることができることが知られている．アメリカで販売されている抗菌薬の70〜80％は牛，豚，羊，ニワトリ，カモといった何億頭もの家畜に使用されている．しかし，どれほど多くの抗菌薬が使用されているかは厳しい企業秘密のためわかっていない．スーパーマーケットで売られている牛や豚の肉には抗菌薬に対する耐性菌が含まれている．牛乳には検出可能なレベルで抗菌薬が残留している．密集した養殖場で飼育されるサケやエビにも大量の抗菌薬が投与されている．

薬剤耐性菌の増加は世界的な脅威になっている．Combat drug resistance：no action today, means no cure tomorrow（薬剤耐性との戦い―いま動かなければ明日は手遅れに）は2011年の世界保健デーにWHOがとりあげたテーマである．これを受けて，日本政府は2016年4月に抗菌薬使用量を2020年までに2/3に削減するという「薬剤耐性対策アクションプラン」を示した．

分娩時に新生児は腟内に常在菌として存在している乳酸桿菌と接触する．新生児は乳酸桿菌がついた自分の口を用いて，母親の乳首から初乳を吸う．こうして乳酸桿菌は初乳とともに新生児に受け渡される．そのおかげで母乳中の主要な成分であるラクトース（乳糖）を分解してエネルギーをつくることができるようになる．初乳はさまざまな感染症と戦う抗体も含んでいる．しかし，帝王切開ではこのような母から子への細菌の受け渡しが起こらない．このことは将来どのような影響を子どもに与えるのであろうか．

再発性*clostridium difficile*感染症には糞便移植が有効で治癒率は94％である．糞便移植では健康な人の便からつくった混濁液を胃管から胃に注入する，または浣腸により直腸に投与する．あまり愉快な治療法ではないのだが，健常人の腸内細菌叢が重要な役割をもっていることは明らかである．この方法は腸内生態系の撹乱によって生じる病気（炎症性腸疾患，セリアック病，過敏性腸症候群）の治療として将来用いられるのかもしれない．

参考文献
1)「失われてゆく，我々の内なる細菌」（マーティン・J・ブレイザー／著），みすず書房，2015

〈山中克郎〉

第5章 神経内科の重要疾患 〜エキスパートはこう診断する！

9. Guillain-Barré症候群

関口 縁, 桑原 聡

Point

- Guillain-Barré症候群（GBS）は先行感染のある急性多発ニューロパチー（四肢麻痺）であり，典型例の診断は容易である
- GBSは救急疾患であり，すみやかに診断し，重症例には免疫治療（免疫グロブリン大量静注療法または血漿交換療法）を行う
- 対症療法（呼吸筋麻痺や血圧・脈拍変動の管理，肺塞栓の予防など）は免疫治療と同等に重要である

はじめに

　Guillain-Barré症候群（Guillain-Barré syndrome：GBS）は年間で10万人に1人が発症するとされる，急性発症の免疫介在性多発神経炎である．臨床症状の中心は四肢の筋力低下であり，自然経過で回復する軽症例から，死亡に至る重症例まである．予後良好な疾患と考えられているが，死亡率は約5％，発症後1年の時点で歩行に介助を要する患者は全体の15〜20％程度存在する[1]．死亡例をなくし，後遺症を軽減するためにも，早期診断・早期治療が重要である．

1. 典型的な臨床像，どのようなときに疑うか

　典型的なGBSでは，1〜2週前の先行感染（胃腸炎，上気道炎）があり，数日で四肢麻痺が急速に進行するので，診断は比較的容易である．また脳神経麻痺や感覚障害も合併することがある．しかし患者により症状・重症度が異なるため，診断に迷う場合もある．

> **症例1**
> 　1週間前に発熱・咽頭痛があり，3日で自然軽快した．受診当日の朝，起床時に手に力が入りにくい感じとしびれを自覚した．昼頃から物を持てなくなり，夜になると立てなくなったため，救急外来を受診した．顔面神経麻痺・球麻痺・四肢びまん性の筋力低下・腱反射消失・感覚障害を認め，GBSと診断した．

表1 GBSの診断基準

診断に必須の所見	・2肢*以上の進行性の筋力低下 ・腱反射消失もしくは低下
診断を支持する特徴	・進行性の経過．運動麻痺は急速に進行するが，4週までに停止する ・比較的左右対称の症状 　（通常一肢が障害されている場合は対側も障害される） ・軽度の感覚障害 ・脳神経症状，特に両側性の顔面神経麻痺 ・自律神経障害 ・発症時に発熱を認めない ・髄液中のタンパク高値 ・典型的な神経伝導検査所見
診断を疑うべき所見	・持続する筋力低下の著明な非対称性 ・持続する膀胱直腸障害 ・発症直後からの膀胱直腸障害が存在 ・境界明瞭な感覚障害 ・髄液中の細胞数増多（＞50×10 E6/L） ・髄液中の多核球増多

文献2より一部省略して引用
＊通常四肢

● ここがポイント

先行感染後に，数時間〜数日で進行する四肢の麻痺をみたらGBSを疑う！

症例2

2週間前から鼻汁・咳嗽が出現，数日で改善した．△月△日の起床時より両足のしびれ，昼頃から両手指を動かしにくいことに気がついた．近医を受診，脳梗塞の診断で治療を開始されたが，夜にかけて四肢麻痺となり，呼吸不全も出現したため△月△＋1日に神経内科を受診，呼吸器装着のうえ入院となった．

● ここがピットフォール

意識障害を伴わない四肢麻痺は脳病変では説明できない（脳梗塞では片麻痺となる）．急性麻痺＝脳梗塞でなく，脊髄や末梢神経の病気を鑑別にあげて，病歴聴取・診察をする必要がある．

2. 検査と診断のポイント

GBSは基本的に，**病歴と臨床症候に基づいて診断される**．診断基準はAsburyらにより提案されたもの[2]が頻用される（表1）．ほかの疾患の除外および診断確認のため各種検査を行い，病歴・所見とあわせて診断する[3]（図）．

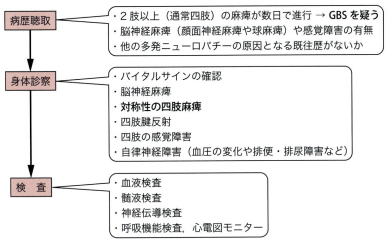

図　診断までの流れ

表2　GBSの重症度分類：Hughes の functional grade（FG）

FG 0	正常
FG 1	軽微な神経症候を認める
FG 2	歩行器，またはそれに相当する支持なしで5 mの歩行が可能
FG 3	歩行器，または支持があれば5 mの歩行が可能
FG 4	ベッド上あるいは車椅子に限定（支持があっても5 mの歩行が不可能）
FG 5	補助換気を要する
FG 6	死亡

文献3より引用

1 診察

以下の症状は原則両側性であり，片側のみの場合には診断再考が必要である．

1）筋力低下

基本的には**左右対称性**に四肢の筋力が低下する．典型的には四肢びまん性で近位筋も遠位筋も低下するが，頸部・上肢近位に強いタイプもある．通常，麻痺の強さで重症度を評価し[4]（**表2**），独歩不能（FG 3）以上が重症とされる．

2）腱反射

典型的には低下～消失する〔軸索型GBS（**Advanced Lecture** 参照）の病初期には腱反射が亢進する例がある〕．糖尿病性ニューロパチーをはじめ，腱反射低下を呈するほかの疾患がないかも確認する．Babinski徴候などの病的反射は認めない．

3）感覚低下

典型的には，四肢遠位部に左右対称性の感覚障害を訴える．しびれが先行することや，強い痛みを訴えることもある．感覚障害がない型もある．

4）脳神経麻痺

顔面神経麻痺や球麻痺は頻度が高く，かつ重症化の一因子とされる．

5）自律神経障害

急性期に徐脈，頻脈，起立性低血圧，高血圧，膀胱直腸障害などを認めることがある．心血管系の異常は命にかかわることがある．

2 検査

1）血液検査

低カリウム血症，ビタミンB_1欠乏など，四肢筋力低下を起こす原因となる他疾患がないか確認する．また，GBSに低ナトリウム血症を合併することがあるため確認する．

2）髄液検査

髄液のタンパク細胞解離（細胞数は正常，タンパクが上昇）はGBSの診断において重要な所見の1つである．しかしGBSに特異的ではなく，また発症初期には正常なこともある．

3）神経伝導検査

多くの例で発症初期から末梢神経障害の存在を検出することができ，診断に有用であるため，できる限り行う．初期には正常または軽微な異常しか検出できない症例もあり，その場合は治療開始後になったとしても後日再検する．

4）呼吸機能検査・心電図

重症例では呼吸筋力低下のため人工呼吸器装着になる．頻呼吸や努力様呼吸，四肢麻痺が重度の場合には，呼吸機能検査・血液ガス分析を行い，呼吸器装着を判断する．また不整脈や血圧調整不全などの自律神経障害をきたすことがあるため，重症例では心電図モニターを行うことが望ましい．

5）抗ガングリオシド抗体

GBSの一部では，急性期に血清で特定の抗ガングリオシド抗体が検出され，感覚障害がない純粋運動型GBSと関連する．GBS全体の約50％に陽性であると言われている．来院当日には測定結果が出ないため初診時の診断には利用できないが，陽性であれば診断は強く支持される．現在抗GM1および抗GQ1b抗体に対するIgG抗体測定は保険適応となっており，外注検査で測定可能である．

3. 研修医が陥りやすい診断の注意点

GBSに特異的な症状・検査はなく，**病歴や診察，検査からほかの疾患を除外して診断する**．数時間〜日単位で進行する対麻痺を診た場合には，GBSを鑑別として考え，丁寧に病歴聴取・診察することが大切である．重症例では，検査が行えないからといって**診断を先延ばしにしてはならない**．表3に鑑別疾患とポイントを記す．

4. 治療

受診時に安定した歩行が可能で，症状のピークが過ぎていれば，自然経過で回復するので免疫治療は不要である．一方で重症例，進行例の場合には，神経障害の改善をめざしてすみやかに免疫治療を行う．単純血漿交換療法と免疫グロブリン大量静注療法は同等の有効性が示されてい

表3 主な鑑別疾患と鑑別のポイント

鑑別疾患	鑑別のポイント	
	病歴	所見
脳梗塞	発症形式	・片側の筋力低下や感覚障害 ・意識障害や異常反射の出現
急性脊髄圧迫性病変 （頸椎症性脊髄症など）	受傷機転，進行形式	・腱反射亢進，異常反射の出現 ・髄節支配に一致した感覚障害
脊髄炎	進行形式	・腱反射亢進，異常反射の出現 ・髄節支配に一致した感覚障害
脊柱管狭窄症・椎間板ヘルニア	発症形式，増悪因子，通常非対称性	髄節支配に一致した筋力低下，感覚障害
Lambert-Eaton筋無力症症候群	発症形式，易疲労性	くり返すと腱反射が出現
周期性四肢麻痺	一過性の筋力低下の既往，家族歴，運動負荷後の症状	脳神経麻痺（-），感覚障害（-）
ビタミン欠乏性ニューロパチー	発症形式（数週で進行），飲酒・偏食の有無	脳神経麻痺（-），遠位優位の筋力低下
身体表現性障害	発症形式	筋力低下や感覚低下の分布

表4 GBSの病型

	脱髄型	軸索型
先行感染・感染因子	上気道炎， サイトメガロウイルス（CMV）， 水痘帯状疱疹ウイルス（VZV）， 伝染性単核球症ウイルス（EBV）	下痢， Campylobacter. jejuni, Haemophilus. influenzae
脳神経麻痺	多い	少ない
感覚障害	多い	稀
自律神経障害	多い	稀
経過	極期まで約18日，週単位で回復	極期まで約10日，急速回復例と重症例に2極化
神経伝導検査	脱髄所見	軸索障害

る[5,6]．血漿浄化療法として二重濾過法，免疫吸着法は正確には臨床試験は行われていないが，単純血漿交換法に準じた効果が期待される．ステロイドの単独療法は有効性が示されていないため行わない[7]．

Advanced Lecture

1 GBSのサブタイプ：軸索型と脱髄型

　GBSは病理・生理学的所見により脱髄型と軸索型に大別される（表4）．両者を鑑別することは，その後の進行の予測や自律神経症状など合併する症状の管理のうえで有用である．軸索型では純粋運動型が多く，抗ガングリオシド抗体が陽性となる．臨床症状に加え，神経伝導検査で脱髄型か軸索型かを判断する．

2 Fisher症候群とBickerstaff型脳幹脳炎

　Fisher症候群は，外眼筋麻痺・運動失調・腱反射消失を3徴とするGBSの亜型で，"物が二重に見える""ふらつく"といった主訴で来院する．Bickerstaff型脳幹脳炎は，外眼筋麻痺と運動失調に中枢神経病変を合併したもので，複視やふらつきの症状に前後して，意識レベルの低下や呼吸障害が起きる．両者とも抗GQ1b抗体が80〜90％の患者で陽性となる．

　Fisher症候群は予後良好で自然回復が期待できるため[8]，軽症例では免疫治療は必要ない．しかし経過中に四肢麻痺が出現した場合はGBSの合併を，意識障害など中枢神経障害がみられればBickerstaff型脳幹脳炎の合併を考えて，免疫治療を行う．合併例の存在や共通の抗体が存在することから，Fisher症候群，Bickerstaff型脳幹脳炎，一部のGBSは一連のスペクトラムの疾患と考えられている．

おわりに

　GBSは，神経内科のなかでも脳梗塞と同様に早期治療が必要な主要な神経救急疾患である．疑った場合にはすみやかに検査を行い，診断に迷う場合には神経内科医にコンサルトをすべきである．

文献・参考文献

1) Plasma Exchange/Sandoglobulin Guillain-Barré Syndrome Trial Group：Randomised trial of plasma exchange, intravenous immunoglobulin, and combined treatments in Guillain-Barré syndrome. Lancet, 349：225-230, 1997
2) Asbury AK & Cornblath DR：Assessment of current diagnostic criteria for Guillain-Barré syndrome. Ann Neurol, 27：S21-24, 1990
3) 「ギラン・バレー症候群，フィッシャー症候群診療ガイドライン2013」（日本神経学会/監，「ギラン・バレー症候群，フィッシャー症候群診療ガイドライン」作成委員会/編），南江堂，2013
4) Hughes RA, et al：Steroids in acute polyneuropathy. Lancet, 2：1383, 1978
5) Raphaël JC, et al：Plasma exchange for Guillain-Barré syndrome. Cochrane Database Syst Rev, CD001798, 2012
6) Hughes RA, et al：Intravenous immunoglobulin for Guillain-Barré syndrome. Cochrane Database Syst Rev, CD002063, 2014
7) Hughes RA & van Doorn PA：Corticosteroids for Guillain-Barré syndrome. Cochrane Database Syst Rev, CD001446, 2012
8) Mori M, et al：Intravenous immunoglobulin therapy for Miller Fisher syndrome. Neurology, 68：1144-1146, 2007

プロフィール

関口　縁（Yukari Sekiguchi）
千葉大学医学部 神経内科
GBSの診断は，まず"問診＋診察所見"です．特殊な検査は必要なく，意外と（？）簡単なので，疑ったら問診を丁寧にして，診断してください！

桑原　聡（Satoshi Kuwabara）
千葉大学医学部 神経内科
ポリオがワクチンにより克服された先進国では，GBSは最も頻度の高い急性四肢麻痺の原因疾患です．積極的診断・早期治療が重要となります．

第5章 神経内科の重要疾患 〜エキスパートはこう診断する！

10. 重症筋無力症

野中俊章, 本村政勝

Point

- 重症筋無力症は, 易疲労性, 日内変動, 日差変動を特徴とする
- 病歴聴取で, 易疲労性のエピソードをつかむことが重要である
- クリーゼがMG臨床の一番の問題である

はじめに

　重症筋無力症 (myasthenia gravis：MG) とは, 病原性自己抗体の作用により神経筋接合部での刺激伝導が障害される病気である.

　神経筋接合部について簡単に説明する. 大脳運動野から命令された"筋肉を動かせ"という信号は, 錐体路と呼ばれる伝導路を伝わって脊髄の前角細胞に伝わる. その前角細胞の先端は膨らんでいて神経終末というが, その**神経終末と筋肉の接着部を神経筋接合部という** (図1). この神経筋接合部のシナプス後膜にあるアセチルコリン受容体 (acetylcholine receptor：AChR) などに対する病原性自己抗体の作用により, 神経筋接合部の刺激伝達が障害されて, 脱力が出現する. また, 筋特異的受容体型チロシンキナーゼ (muscle-specific receptor tyrosine kinase：MuSK) に対する病原性自己抗体も認められている. 本邦のMGのなかで, **AChR抗体陽性は約85％, MuSK抗体陽性は約5％**とされている.

1. 典型的な臨床像, どのようなときに疑うか

　MGの臨床症状は以下の通りである.
易疲労性：運動の反復, 持続に伴いMG症状が数秒間から数分レベルで悪化する
　例) 車の運転中に徐々に眼瞼が下垂し, 複視が増強する.
　　　風呂場でシャンプーをしている途中で, 目がしみる (目をしっかり閉じられないため).
　　　髪をとかしていると徐々に筋力が低下しブラシが落下する.
日内変動：MG症状が時間レベルで, 休息により改善し, 夕方に症状が悪化する
　例) 眼瞼下垂や複視, 手足の筋力が昼寝により改善する. 夕方になると悪化する.
日差変動：日によってMG症状が変動する
　例) 過労時や生理中に, MG症状が悪化する.

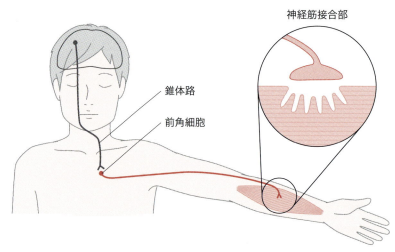

図1 大脳からの運動命令の伝導経路と神経筋接合部の模式図

表1 本邦のAChR抗体陽性MGとMuSK抗体陽性MGの臨床像

臨床像・免疫学的特徴	AChR抗体陽性MG*	MuSK抗体陽性MG**
頻度（%）	80〜85	5〜10
男女比	1：2	1：3
臨床像	眼症状で発症し全身型へ	発症時より眼筋・球麻痺型
眼筋型の頻度（%）	20〜40	3
筋萎縮の頻度（%）	10	26
クリーゼ合併率（%）	10〜20	33
コリンエステラーゼ阻害薬	著効	不定
胸腺腫の合併率（%）	20〜30	0
自己抗体IgGサブクラス	IgG1	IgG4
神経筋接合部病理	補体介在性破壊あり	補体介在性破壊なし

*臨床像は，本邦の全国疫学調査の結果を参考にした
**本邦の抗MuSK抗体陽性患者（70例）とこれまでの報告を参考にした
文献1より引用

　初発症状として最も多いのは，眼瞼下垂や複視などの眼症状であり，四肢筋力低下，球症状，顔面筋力低下，呼吸困難なども呈する．臨床症状は実に多彩であるが，どの症状も**筋の易疲労性**を主体にしているため，**反復，持続により増悪し，休息により改善することが，MGの典型的な臨床症状である**．眼症状の検出法として眼瞼下垂増強法（enhanced ptosis）があり，これは検者が健側の上眼瞼を挙上させることで患側の眼瞼下垂が出現または増悪する．これは初期のMGにも出現するため，一見正常に見えてもこの所見をとることでMGを疑う一助となる．
　ここで，参考までにAChR抗体陽性MGとMuSK抗体陽性MGとの臨床像を比較して示す（表1）．

●ここがポイント
MGは筋の易疲労性のエピソードが重要である！

A）実施前
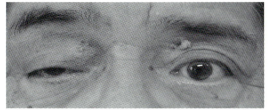

B）実施後
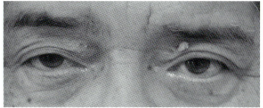

図2　アイスパック試験

2. 検査と診断のポイント

重症筋無力症の特徴である神経筋接合部障害を証明する検査法は複数ある．

1 眼瞼の易疲労性試験

上方視を最大1分程度まで続けさせて，眼瞼下垂が出現または増悪すれば陽性である．

2 塩酸エドロホニウム試験（別名テンシロン試験）

生理食塩水点滴を確保したうえで，塩酸エドロホニウム（アンチレクス®）10 mgを生理食塩水で希釈する．塩酸エドロホニウムを2.5 mgずつ静脈内投与し，そのつど眼瞼下垂などの症状が劇的に改善すれば陽性である．もし，劇的に改善しない場合は陰性と判断する．また，偽陽性を除外する必要があるため，プラセボ（生理食塩水）投与を必ず最初に行う．ときどき，プラセボ投与で，眼瞼下垂が劇的に改善する症例がある．この検査の副作用としては，徐脈性不整脈などの危険性があるため，アトロピンなどの準備も必要である．

3 アイスパック試験

冷凍したアイスパックをガーゼで包み，3～5分間上眼瞼に押し当て眼瞼下垂が改善すれば陽性である[2]（図2）．小児など，上記の塩酸エドロホニウム試験や反復刺激試験を簡単に施行できない場合に有用である．

4 反復刺激試験

鼻筋，僧帽筋，短母指外転筋において，通常3 Hzの刺激頻度で反復刺激を行い，複合筋活動電位（compound muscle action potential：CMAP）の振幅を評価する．1番目の刺激に対する，4または5番目の刺激における振幅の比率を減衰率とし，これが10％以上の場合をwaning陽性という（図3）．これはMG患者において3 Hzの刺激頻度では4または5番目の刺激でアセチルコリンの放出量が最低になるためである．

日本神経学会による『重症筋無力症診療ガイドライン2014』[3]で提案された，MG診断基準案2013を提示する（表2）．この新しい診断基準案では，神経症状に加えて病原性自己抗体であるAChR抗体かMuSK抗体が陽性となれば診断確定となる．仮に病原性自己抗体が陰性としても，MG症状があれば，上記の検査法を用いることで，診断に至ることができる．現行の診断基準よりも簡便であり研修医の先生方には用いてほしいと思う．

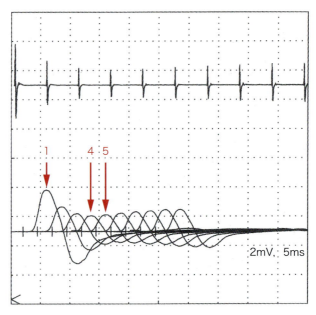

図3 反復刺激試験（waning陽性）

表2 重症筋無力症診断基準案2013

A．症状
（1）眼瞼下垂　　（4）構音障害　　（7）頸部筋力低下 （2）眼球運動障害　（5）嚥下障害　　（8）四肢筋力低下 （3）顔面筋力低下　（6）咀嚼障害　　（9）呼吸障害 〈補足〉上記症状は易疲労性や日内変動を呈する
B．病原性自己抗体
（1）AChR抗体陽性 （2）MuSK抗体陽性
C．神経筋接合部障害
（1）眼瞼の易疲労性試験陽性 （2）アイスパック試験陽性 （3）塩酸エドロホニウム（テンシロン）試験陽性 （4）反復刺激試験陽性 （5）単線維筋電図でジッターの増大
D．判定
以下のいずれかの場合，重症筋無力症と診断する （1）Aの1つ以上があり，かつBのいずれかが認められる （2）Aの1つ以上があり，かつCのいずれかが認められ，他の疾患が鑑別できる

文献3より引用

3. 研修医が陥りやすい診断の注意点

　MGの症状は，眼筋をはじめ全身の骨格筋の脱力，易疲労性および休息により回復し，日内や日差で変動する，といった典型的であればあまり間違えることはない．非典型的の場合に鑑別疾患から落とすことが多い．例えば，病歴より易疲労性のエピソードが明らかではない場合や筋疲労が強く筋力低下の変動が少ない場合などである．この場合には構音障害，嚥下障害などの重症なMGにつながる症状がないかどうか，または四肢麻痺は近位筋優位ではないかどうか，といっ

たことに心がけて病歴を聴取する必要がある．鑑別にあがった場合には，前述の検査法を施行していく．

4. 治療

1 胸腺摘除術

まず，胸腺腫の有無の確認が大切である．胸腺腫があれば基本的に外科的摘出の適応となる．次に，胸腺腫がない場合では，若い発症やAChR抗体陽性などが胸腺摘除術の有効性が期待できる因子として考えられている．

2 ステロイド

MG治療の基本となる薬剤である．ステロイドパルス療法でよく経験されるが，一過性にMG症状が悪化する"**初期増悪**"が起こる．ステロイド開始時にはMG症状の変化に特に注意すべきである．

3 免疫抑制薬

ステロイドの減量が困難な場合や，ステロイドの副作用により継続ができない場合に使用される．本邦では，タクロリムス（プログラフ®）とシクロスポリン（ネオーラル®）が広く使用されている．

4 コリンエステラーゼ阻害薬

ACh分解をブロックすることで，神経筋接合部でのACh濃度を高め，MG症状を改善させる．本邦で使用可能なものは，臭化ピリドスチグミン（メスチノン®），塩化アンベノニウム（マイテラーゼ®）である．

5 免疫グロブリン大量静注療法，血液浄化療法

これらの治療法は，以前にはMG症状が増悪した重症のMG患者の治療に用いられてきたが，最近では，発症時からMG症状を急速に薬理学的寛解にもっていくために活用されている．いずれを用いるかについてはおのおのの有害事象に加えて，施設の事情や患者の年齢，全身状態，感染症合併の有無なども考慮される．

Advanced Lecture

MGのクリーゼは呼吸困難をきたして急激に増悪し人工呼吸器管理が必要となった状態をいい，2種類ある．1つ目が筋無力症性クリーゼで，これはMGそのものの増悪でMGに対する治療が不足していることによるクリーゼである．2つ目がコリン作動性クリーゼで，これはコリンエステラーゼ阻害薬の過剰投与によるクリーゼである[4]．

クリーゼになる前に，嚥下障害のため口腔内の唾液を嚥下できずに，口から出てくる唾液をティッシュで拭うようになる．するとベッドサイドには大量のティッシュが置かれるようになる．

これは脳梗塞などほかの神経疾患で嚥下障害を認めた際にも認めることがあるが，特にMGではこの状態になるとクリーゼになることが多いと経験的に知られているため，MG患者では注意が必要である．このクリーゼが疑われた際には，すぐに指導医に相談することが一番大事なことである．

おわりに

MGは知識としてあれば鑑別にあげるのは容易であるが，実際にはなかなか診断されない患者さんが多い病気である．日本神経学会より刊行されている文献3も参考にしてみてほしい．

文献・参考文献

1) 本村政勝, 他：抗MuSK抗体陽性重症筋無力症.「Annual Review 神経2011」(鈴木則宏, 他/編), pp328-336, 中外医学社, 2011
2) Chatzistefanou KI, et al：The ice pack test in the differential diagnosis of myasthenic diplopia. Ophthalmology, 116：2236-2243, 2009
3)「重症筋無力症診療ガイドライン2014」(日本神経学会/監,「重症筋無力症診療ガイドライン」作成委員会/編), 南江堂, 2014
4)「医学生・研修医のための神経内科学 第2版」(神田 隆/著), 中外医学社, 2014

プロフィール

野中俊章（Toshiaki Nonaka）
長崎大学病院 脳神経内科
専門：神経内科
神経疾患の病態の深さや神経診察の面白さに興味をもち，神経内科領域の診療に携わっています．さまざまな疾患があり難しいなと思うと同時に，とても興味深くおもしろい！ と感じております．若い研修医の先生方には神経学的な考え方をぜひしていただきたいです．

本村政勝（Masakatsu Motomura）
長崎総合科学大学工学部 医療工学コース
専門：神経内科
重症筋無力症やLambert-Eaton筋無力症候群の自己抗体の研究を行いながら，① 神経筋接合部から新しい標的抗原を発見すること，および，② 画期的な治療法を開発することをめざしています．

第5章 神経内科の重要疾患 ～エキスパートはこう診断する！

11. 傍腫瘍性神経症候群

田中惠子

Point

- 亜急性に進行する神経症状では傍腫瘍性神経症候群を念頭に鑑別する
- 神経症候と腫瘍に関連する自己抗体が診断のマーカーとなる
- 抗体が認識する抗原の細胞における局在が，病態，治療反応性に関連する
- 神経症状が腫瘍発見に先行することが多いため，免疫療法を先行する
- 腫瘍発見のための検査は数年間はくり返して行う

はじめに

　顕性・非顕性の悪性腫瘍があり，神経症状に因果関係のある転移や化学療法などの原因がなく，**自己免疫的機序**によると考えられるさまざまな病型の神経症状群を傍腫瘍性神経症候群（paraneoplastic neurological syndrome：PNS）と称する．**小脳変性症，脳脊髄炎，辺縁系脳炎，感覚性運動失調型ニューロパチー**などの病型がよく知られる．病型と腫瘍の種類に一定の関連がある**自己抗体が診断のマーカー**として有用である．抗体は，神経細胞の細胞質・核内に存在する抗原に対するものと，細胞表面に発現する受容体などに立体構造依存的に結合する抗体があり，それぞれ，抗体検出法，基盤となる病態，症候へのかかわり，治療反応性が異なるため，抗体診断は治療法選択，予後の推定に重要な意味をもつ．**神経症状は腫瘍発見に先行して出現**することが多いため，神経症候からPNSを疑い，抗体検査・画像診断を加えて早期診断・早期治療を行うことが神経症状の改善に重要である．

1. 典型的な臨床像，どのようなときに疑うか

　PNSの多くは亜急性・進行性の経過をたどる．小脳失調，深部感覚障害が前景となるニューロパチー，高度自律神経障害，精神症状や痙攣を呈する辺縁系脳炎症状，抗痙攣薬への反応が乏しい反復する痙攣などはPNSを疑う症候であり，いくつかの病型が知られる（**表1**）．

1 脳脊髄炎（paraneoplastic encephalomyelitis：PEM）

　中枢神経系の広範な症候をさまざまな組合わせで呈する．認知機能障害やせん妄，不随意運動，運動ニューロン徴候，感覚・自律神経症状などが多く，**小細胞肺癌**（small cell lung cancer：

表1　PNSの主たる病型と呈する症状, 鑑別疾患

PNSの病型	神経症状	鑑別疾患
脳脊髄炎	認知機能障害, 意識障害, 錐体路症候, 不随意運動, 筋力低下, 感覚障害	細菌・ウイルス性脳脊髄炎, 脱髄疾患, 代謝異常
小脳変性症	小脳失調	脊髄小脳変性症, ウイルス性/感染後性小脳炎, 薬剤性, 内分泌代謝異常
辺縁系脳炎	記銘・認知機能障害, 意識障害, 精神症状, 痙攣	ウイルス性髄膜脳炎, てんかん, 代謝異常, CJD, 薬物中毒
感覚性運動失調型ニューロパチー	異常感覚・深部感覚障害	CIDP, 後根神経節炎, 糖尿病性神経障害
Lambert-Eaton筋無力症症候群	易疲労性, 筋力低下, 自律神経症状	重症筋無力症

CJD：Creutzfeldt-Jakob disease, CIDP：chronic inflammatory demyelinating polyneuropathy

SCLC) に伴うことが多い. **抗Hu抗体**を検出する頻度が最も高い.

2 小脳変性症 (paraneoplastic cerebellar degeneration：PCD)

小脳症状はPEMの一症候としても出現し, SCLCを伴い抗Hu抗体陽性の場合が多いが, 亜急性に進行する小脳失調を主徴とする女性では半数以上が婦人科癌・乳癌を有し, **抗Yo抗体**が陽性である. 症状出現時には小脳Purkinje細胞が広範に脱落しており神経症状の予後は不良である.

3 辺縁系脳炎 (limbic encephalitis：LE)

数日～3カ月ほどの経過で進行する記銘・認知機能障害, 精神症状, 痙攣, 意識障害などを呈する. 合併腫瘍は, 肺癌, 睾丸癌, 乳癌, Hodgkin病, 未分化奇形腫, 胸腺腫が多い. 髄液で軽度の単核球, タンパク, IgGの増加がみられ, 頭部MRI T2強調・FLAIR像で, 側頭葉内側面に高信号病変を認め, しばしば造影効果を伴う. 細胞内抗原または細胞表面抗原に対する抗体が検出され, 抗体の種類によって予後が異なる.

4 感覚性運動失調型ニューロパチー (sensory ataxic neuropathy/sensory neuronopathy：SSN)

PNSの末梢神経障害として特徴的なものである. 女性に多く, SSNの90％にSCLCを合併, 異常感覚・深部感覚障害を中心とした多発性単ニューロパチーが上肢から全肢に広がり, 高度障害に至る場合が多い. 抗Hu抗体が検出されることが多い.

起立性低血圧やイレウスなどの自律神経症状を前景とすることもある (chronic gastrointestinal pseudo-obstruction：CGP).

5 Lambert-Eaton筋無力症症候群 (Lambert-Eaton myasthenic syndrome：LEMS)

易疲労性, 下肢近位筋力低下と口渇・陰萎などの自律神経症状を呈する. 約60％が腫瘍を合併し, その60％以上はSCLCである. 男性が女性の2倍で, 時に嚥下障害・外眼筋麻痺・呼吸筋麻痺を呈する. 深部腱反射は低下しているが, 強収縮後あるいはくり返しの打腱で増強する. LEMSの80～90％で**P/Q型抗voltage-gated calcium channel (VGCC) 抗体**が陽性となるが, 本抗

表2 PNSの診断基準

Definite
・亜急性経過で進行する神経症候群*があり，悪性腫瘍を伴う（抗神経自己抗体の有無を問わない）
・亜急性経過で進行する神経症候群*がありPNSと関連することが明らかにされている抗神経自己抗体**が検出される（神経症状出現時の悪性腫瘍の有無は問わない）
・非典型的な神経症候ながら抗神経自己抗体**が検出される（神経症状出現時の悪性腫瘍の有無は問わない）
・非典型的な神経症候ながら悪性腫瘍を伴い，腫瘍の治療で神経症状が改善した
Possible
・典型的な神経症候があるが，悪性腫瘍および抗神経自己抗体が検出されない
・典型的/非典型的な神経症候があり，PNS関連抗体としての評価が定まっていない抗体が検出される（悪性腫瘍の有無は問わない）

＊神経症候群：脳脊髄炎，辺縁系脳炎，小脳変性症，オプソクローヌス・ミオクローヌス症候群，感覚性運動失調型ニューロパチー，慢性腸管偽閉塞（chronic intestinal pseudoobstruction），Lambert-Eaton筋無力症候群，皮膚筋炎
＊＊抗神経自己抗体：Hu, Yo, CRMP5, Ri, amphiphysin, Ma2（これらの抗体検査は，コスミックコーポレーション社がEUROLINE dot blot法での検査を受託，またはAthena Diagnosticsとの連携のもと有料で行っている）
文献1を参考に作成

体の有無で腫瘍のあるなしは区別できない．

このほか，スティッフパーソン症候群（paraneoplastic stiff-person syndrome）やオプソクローヌス・ミオクローヌス症候群（paraneoplastic opsoclonus-myoclonus syndrome：POMS）なども知られる．

2. 検査と診断のポイント

1 診断基準

表2にPNSの診断基準を示す．悪性腫瘍の存在，または自己抗体の検出が診断に重要となる．

2 傍腫瘍性神経症候群における自己抗体

PNSでは，神経症候・腫瘍の種類に関連して，特徴的な**抗神経自己抗体**が血清・髄液中に見出される．中枢/末梢神経系・神経筋接合部・筋のいずれも免疫反応の標的となり，大脳辺縁系，脊髄，小脳，後根神経節などを炎症の首座とすることが多い．時に複数の神経系を巻き込む多様な病型を呈し，自己抗体も複数種類が検出される場合がある．

抗体は，**細胞表面に発現する受容体やチャネルに反応するもの**と，**細胞内タンパク抗原に反応するもの**に大別され（表3），それぞれ検出法が異なり，また，病態・治療反応性・予後が異なる．

1）細胞表面抗原に対する抗体を生じるPNS

細胞表面に発現する受容体やチャネルを立体構造依存的に認識する自己抗体は免疫沈降法やcell-based assay法などで検出され，抗体が細胞機能を直接的に傷害する．抗体除去を目的とした治療が有効で，腫瘍の存在にもかかわらず神経症状の改善が得られる場合が多い．報告が多いのは，抗voltage-gated potassium channel（VGKC）複合体（leucine-rich glioma inactivated 1：LGI-1，contactin associated protein-2：CASPR2）抗体を生じるニューロミオトニア（**Advanced Lecture** 参照）および辺縁系脳炎，抗N-methyl D-aspartate receptor（NMDAR）抗体を生じるNMDAR脳炎がある．抗LGI-1抗体陽性群では中高年男性に辺縁系脳炎を呈し，抗

表3　傍腫瘍性神経症候群と抗神経自己抗体

臨床病型	合併腫瘍	自己抗体（細胞表面抗原）	自己抗体（細胞内抗原）
脳脊髄炎	小細胞肺癌		Hu, CRMP5, Ri, Ma2, amphiphysin
小脳変性症	卵巣癌，乳癌，小細胞肺癌	VGCC	Yo, Tr, Ri, Hu, CRMP5, Ma2
辺縁系脳炎	小細胞肺癌，精巣癌，卵巣奇形腫	VGKC複合体，NMDAR AMPAR, GABA$_B$R	Hu, CRMP5, amphiphysin, Ma2
感覚性運動失調型ニューロパチー	小細胞肺癌		Hu, CRMP5
Lambert-Eaton筋無力症症候群	小細胞肺癌	VGCC	

VGCC：voltage gated calcium channel，NMDAR：N-methyl-D-aspartate receptor，VGKC：voltage gated potassium channel，AMPAR：α-amino-3-hydroxy-5-methyl-4-isoxazolepropionate receptor，GABA$_B$R：γ-aminobutyric acid $_B$ receptor，CRMP5：collapsin response mediator protein 5

CASPR2抗体陽性群はニューロミオトニアを生じる病型が多い．抗NMDAR抗体陽性例は，若年女性に多く，先行感染を伴う精神症状・意識障害・痙攣・呼吸不全・不随意運動・自律神経症状を呈し，卵巣奇形腫の合併が多い．長期予後は比較的よいが再発も目立つ．

2）細胞内抗原に対する抗体を生じるPNS

細胞質や核内に存在するタンパクに対する抗体を生じる群では，罹患神経組織と密接に関連する抗体が，病初期から高い力価で検出され，神経症状は亜急性に出現し，神経組織は高度に傷害される．この群では，血漿交換や免疫療法では神経症状の改善が得られず，抗体による疾患モデルが再現できないことから，抗体そのものの病態への関与は低く，神経組織傷害には**細胞傷害性T細胞**（cytotoxic T cell：CTL）が関与すると考えられている．

3. 治療

神経症状に対する早期の免疫療法および腫瘍の早期発見と治療が基本であり，対症療法・理学療法を組合わせる．細胞内抗原に対する抗体を生じる群では，神経症状は急速に進行して重篤な状態に陥ることが多く，腫瘍発見に時間を要するため早期の腫瘍検索に努める．神経症状に対して，メチルプレドニゾロンパルス療法（IVMP），免疫グロブリン大量静注療法（IVIG），免疫抑制薬やリツキシマブ投与が行われるが，十分な効果が得られない場合が多く，ケアを主体とする治療にならざるを得ない．

細胞表面抗原に対する抗体を生じる群では，早期の抗体除去，抗体産生抑制治療が有効であり，寛解する場合も多い．腫瘍を合併する場合は，腫瘍の早期加療が，症状の早期改善に有効である．再発をくり返す例では，プレドニゾロンや免疫抑制薬の投与継続が必要であり，腫瘍の再発についても留意する．

Advanced Lecture

■ ニューロミオトニア（neuromyotonia）

末梢神経の過剰興奮に伴って，筋肉に自発性かつ持続性の活動亢進をきたす疾患をいう．筋活動の亢進により，手足の筋硬直・痙攣や筋弛緩の遅延，発汗過多などの症状がみられ，睡眠中も持続する．先天性の場合と後天的に生じる場合があり，後天性の一部は免疫学的異常を基盤として生じる．免疫介在性のニューロミオトニアはIsaacs症候群と呼称され，電位依存性K$^+$チャネルに対する自己抗体が検出される．治療には，抗痙攣薬や血漿交換療法などが行われる．

おわりに

さいごに診療上の留意点を列挙する．

① 神経症状出現時に腫瘍が発見されない例が60％程度と言われ，時には数年後に腫瘍が発見される場合もある．そのため，一般検査で他疾患を除外することと並行して，神経症候の特徴からPNSも念頭において鑑別を進める．

② PNSの診断マーカーとなる自己抗体検査の準備として，神経症候からPNSを疑ったら，すみやかに抗体検査のための血清・髄液を採取・保存するとともに，抗体検査の結果を待たずに早期に免疫療法を導入する．

③ 同一個人に複数の抗体が検出される場合があるが，既報の症候と腫瘍の種類に一致する抗体が病態に関連することが多いため，検出された自己抗体が症候・腫瘍と合致しない場合は，他の自己抗体の存在について考慮することも必要である．

④ 細胞表面抗原に対する抗体が存在する場合は，抗体除去療法で神経症状が改善することが多い．PNSでは神経症状は進行性で治療反応が不良である，との思い込みで免疫療法がなされない例もあるが，免疫病態は多相性で複雑である可能性があり，病初期には積極的な免疫療法を行うべきである．

文献・参考文献

1) Leypoldt F & Wandinger KP：Paraneoplastic neurological syndromes. Clin Exp Immunol, 175：336-348, 2014
2) Zuliani L, et al：Central nervous system neuronal surface antibody associated syndromes：review and guidelines for recognition. J Neurol Neurosurg Psychiatry, 83：638-645, 2012
3) 田中惠子：傍腫瘍性神経症候群と抗神経抗体．臨床神経学雑誌, 50：371-378, 2010

プロフィール

田中惠子（Keiko Tanaka）
新潟大学脳研究所 基礎神経科学部門 細胞神経生物学分野，福島県立医科大学 多発性硬化症治療学講座
30年以上前，急性小脳失調症を呈した肺癌患者さんの原因を明らかにしたいと思い，傍腫瘍性神経症候群関連の抗体検出系を作成して以来，最近明らかになったシナプス関連抗体まで自己抗体の検出と神経傷害にかかわる抗体の意義を調べる研究に携わってきました．診断と治療方針決定にかかわる情報を発信し続けていければと思っています．

第5章 神経内科の重要疾患 〜エキスパートはこう診断する！

12. 脊髄障害

安藤哲朗

Point

- 脊髄障害では頸部から上に異常を認めない
- 上肢の運動感覚障害を認めるときには，頸髄症の可能性を考える
- 両下肢の運動感覚障害を認めるときには，胸髄症の可能性を考える
- 急性脊髄障害は緊急疾患である．MRIを中心とした緊急の画像診断が必要
- 中高年者が手のしびれを訴えた場合，その原因は頸椎症が最も多い

はじめに

神経疾患では，神経症候から病変の部位がどこにあるのかを推測することが重要である．脊髄障害は，脳障害，末梢神経障害のいずれとも鑑別が必要であり，鑑別診断の鍵になる場合が多い．また頸椎症をはじめとして，実臨床で遭遇する頻度が高い．

1. 典型的な臨床像，どのようなときに疑うか

脊髄障害の症候は，**髄節症候**と**索路症候**のいずれか，あるいは両者から構成される．脊髄の中心灰白質が障害された場合には，その障害髄節に一致した**髄節症候**（感覚障害，弛緩性麻痺，腱反射低下・消失）を起こす．周辺の白質が障害された場合には，障害髄節の下方に**索路症候**（感覚障害痙性麻痺，腱反射亢進，排尿障害）を起こす．また，**脊髄障害では，頸部から上に異常を認めない**．すなわち意識障害，高次脳機能障害，錐体外路症候，脳神経症候は認めない．図1に簡略化した脊髄障害の部位診断アルゴリズムを示す[1]．

脊髄障害を示唆する症候として**脊髄半側症候群（Brown-Séquard症候群）**がある．これは脊髄の半分が障害された場合に，索路の交叉の部位が異なることで起きるもので，錐体路障害による運動麻痺と，後索障害による深部感覚障害は障害と同側に起きるのに対して，脊髄視床路障害による温度覚・痛覚障害は障害の反対側に起きるものである[2]（図2）．脊髄半側症候群をみたら，脊髄障害と考えるべきである．さらに脊髄半側症候群には不全型も多く，両側下肢に運動感覚障害を認めるものの，運動麻痺の強い側と対側の温度覚・痛覚障害が強い場合には，脊髄障害の可能性が高いと考えてよい．

高度の脊髄障害には，排尿障害を伴うので，**必ず排尿障害の有無を確認すべきである**．

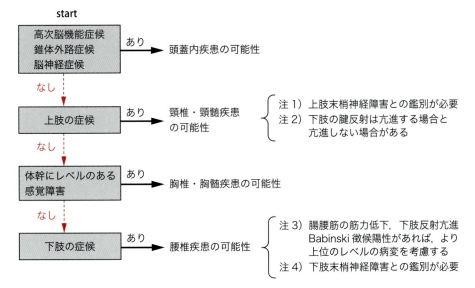

図1 脊髄障害の高位診断のアルゴリズム
文献1を参考に作成

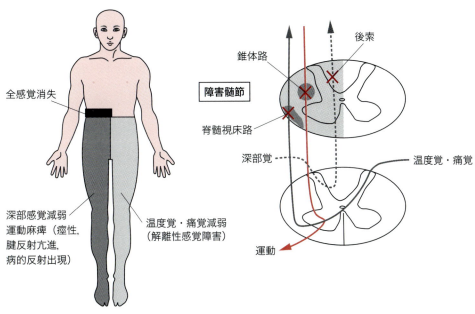

図2 脊髄半側症候群（Brown-Séquard症候群）
文献2より引用

2. 検査と診断のポイント

　予想した病変高位の画像診断が必要である．まず脊椎X線検査にて骨性の異常をみる．頸椎の場合には，動きによる不安定性を調べるために側面撮影は前屈位，中間位，後屈位で行った方がよい．次に禁忌がなければ脊椎MRI撮影を行うべきである．通常はT1強調像とT2強調像の矢状

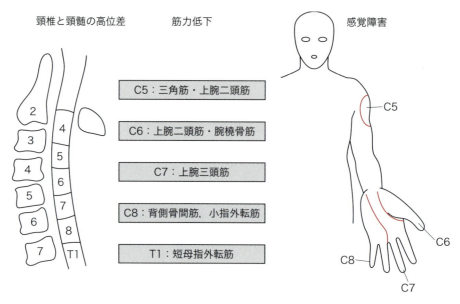

図3　頸椎と頸髄の高位差と髄節症候
文献3より引用

断と横断を撮影するが，脊髄血管障害が疑われるときには，拡散強調像とT2*強調像も撮影した方がよい．

急性発症の脊髄障害は，緊急疾患である．緊急にMRIを撮影して，緊急手術の適応がないかどうかを検討しなくてはならない．MRIが撮影できない場合には，専門医にコンサルトしてCT myelographyの施行を考慮する必要がある．

3. 研修医が陥りやすい診断の注意点

> ● ここがポイント
> 頸椎症では神経症候から障害髄節を推定して画像の障害レベルと一致することを確認しよう！

頸椎と頸髄には1.5髄節の高位のずれがあるため，例えばC5/6椎間で頸髄が圧迫された場合には，C7髄節の障害が起こる．図3に各髄節に対応する主要な筋と感覚障害を示す[3]．

> ● ここがピットフォール
> 脊髄が腫大して上下に長い髄内高信号がある場合には，いつも脊髄硬膜動静脈瘻の可能性を検討する！視神経脊髄炎を疑うときには，いつも鑑別すべし！

脊髄硬膜動静脈瘻は，脊髄の動脈と静脈に瘻孔ができて静脈に高い圧がかかるために起きる後天性の脊髄障害である．中年以上で起こり，亜急性から慢性進行性の経過で，下部胸髄から脊髄下端部にかけて起こることが多いが，頸髄部にも起きることがある．T2強調像におけるくも膜下

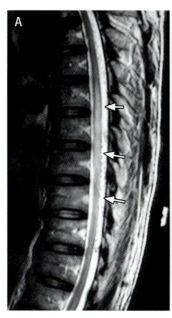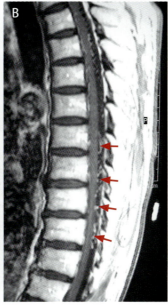

図4　脊髄硬膜動静脈瘻の症例のMRI
A）T2強調像：胸髄は上下に長く腫大して，髄内高信号を認める．脊髄後方のくも膜下腔に異常血管を示す低信号のflow voidを認める（⇨）
B）ガドリニウム造影像：T2強調像で認めたflow voidが造影されている（→）

腔のflow voidと上下に広がる脊髄髄内高信号と腫大，造影像での異常血管の造影が特徴である（図4）．10％程度の症例ではくも膜下腔の異常をとらえられないので[4]，疑う症例では脊髄血管造影が必要である．

●ここがピットフォール
頸椎硬膜外出血は，頸部以下の片麻痺を起こすことがあり脳梗塞と誤診されやすい．頸部から上に異常がなく，頸部痛を伴って発症し，脳MRIで片麻痺を説明しうる所見がなければ，頸椎硬膜外血腫の可能性を想起すべし！

症例
70歳代男性．テレビを見ていて突然右肩と右頸部の痛みが出現，救急搬送された．救急外来で診療中，痛み発症から3時間後に急に右片麻痺が出現．意識障害や脳神経障害は認めなかった．頭部CTには異常を認めなかった．右頸部の痛みは持続していた．頸椎MRIにて硬膜外出血が認められた（図5）．緊急で血腫除去術を施行して改善した．

4. 治療

圧迫性病変を認めた場合には，外科的除圧術が必要な場合がある．また脊髄炎が疑われる場合には，メチルプレドニゾロンのパルス療法を行う．いずれも脊髄疾患の専門医にコンサルトすべきである．

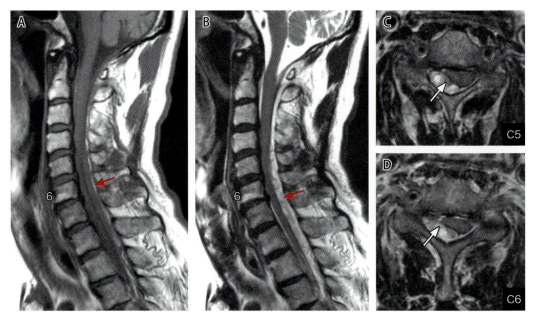

図5 頸椎硬膜外出血
A）T1強調像，B〜D）T2強調像
C3椎体からTh2椎体高位の頸髄の後方にT1強調像で等信号（A➡），T2強調像で内部が不均一な高信号（B➡）を認める．硬膜外の血腫であり，頸髄を圧迫している．横断面でみると硬膜外血腫は右側に偏っている（C・D⇨）
A・B中の6は第6頸椎を示す

Advanced Lecture

■ 脊髄障害の発症経過による質的診断（図6）

質的診断には発症経過が重要である．以下に図6の説明を記載する．

① 脊髄梗塞，脊髄出血は突然発症である．どちらも痛みを伴って発症することが多い．脊髄梗塞の場合は突然発症が何回か重なって，階段状に進行する場合があるが，1，2日以内である[5]．

② 脊髄梗塞は再発することは稀である．海綿状血管腫から起こる脊髄内出血の場合には，再発緩解性の経過をとることがある[6]．

③ 多発性硬化症（multiple sclerosis：MS）は，脳，脊髄，視神経に再発性の脱髄性炎症を起こす[7]．初回に脊髄障害で発症すると，非再発性の脊髄炎との鑑別が困難なことがある．

④ 視神経脊髄炎（neuromyelitis optica：NMO）は，MSから別疾患として分離された．抗アクアポリン4抗体が陽性で，脊髄に上下に3椎体以上にわたる病変を起こしやすく，視神経障害も重篤である．延髄や大脳にも障害が起きることがある[8]．再発性の経過をとる．

⑤ 転移性脊椎腫瘍の神経症候の経過は急性発症のことが多い．これは硬膜外の静脈叢が腫瘍により灌流不良に陥ったときに静脈性の梗塞を起こすためと考えられる[9]．

⑥ 変形性脊椎症は必ずしも慢性進行性ではなく，動的障害により急性〜亜急性に発症することが多い．そしていったんよくなった後，また再発することがある[1]．

⑦ 脊髄硬膜動静脈瘻は，中年以上の患者で慢性進行性の脊髄障害を起こす[4]．胸髄下部から脊髄下端部に起こりやすい．ときに亜急性に進行したり，緩解した後に再発することがある．

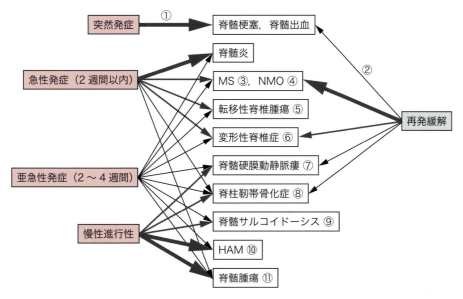

図6 発症経過による脊髄障害の質的診断
矢印の太さはその経過をとる頻度をおおむね表現している．①〜⑪についてはAdvanced Lecture参照
文献1より引用

⑧ 脊柱靭帯骨化症は，頚椎および上部胸椎には後縦靭帯骨化が，中下位胸椎には黄色靭帯骨化が起こりやすい．慢性進行性の場合が多いが，動的障害や転倒により亜急性〜急性に発症することがある．
⑨ 脊髄サルコイドーシスは慢性進行性の場合が多いが，ときに亜急性の経過をとることがある[10]．
⑩ HAM（HTLV-Ⅰ関連脊髄症）は，血清および髄液のHTLV-Ⅰ抗体価が陽性となる．慢性的に左右対称性の痙性対麻痺と排尿障害を主症候とする[11]．
⑪ 脊髄腫瘍は慢性進行のことが多いが，転移性髄内腫瘍の場合や腫瘍内出血を合併した場合などに急性悪化することがある．

おわりに

脊髄疾患は日常診療で意外に頻度が高い疾患です．特に頚椎症を診療できることがプライマリ・ケアでは重要です．拙著文献3を読んで勉強してください．この論文は日本神経学会のホームページから誰でも無料で読むことができます．

文献・参考文献

1) 安藤哲朗：脊髄障害の診断アルゴリズム．脊椎脊髄，23：906-911，2010
2) 加藤博子，他：ブラウン・セカール症候群．内科，109：922-923，2012
3) 安藤哲朗：頚椎症の診療．臨床神経，52：469-479，2012
4) 青山 剛，他：血管障害：脊髄硬膜動静脈瘻．脊椎脊髄，23：354-358，2010
5) 井上聖啓：脊髄梗塞の神経症状と鑑別診断．脊椎脊髄，21：982-991，2008

6) 寳子丸稔:脊髄動静脈奇形以外の病変による脊柱管内出血 診断と治療の実際.脊椎脊髄,18:979-986,2005
7) 藤原一男:多発性硬化症.脊椎脊髄,18:513-515,2005
8) 中村正史,他:視神経脊髄炎.脊椎脊髄,23:419-422,2010
9) 橋詰良夫,他:転移性硬膜外腫瘍による脊髄圧迫の病理.脊椎脊髄,21:815-818,2008
10) 安藤哲朗,他:脊髄サルコイドーシスの診療.神経内科,77:72-81,2012
11) 出雲周二:HTLV-Ⅰ関連脊髄症(HAM).脊椎脊髄,20:1069-1075,2007

プロフィール

安藤哲朗(Tetsuo Ando)
安城更生病院 副院長/神経内科 部長
脳卒中,認知症,てんかん,脊髄疾患,神経変性疾患の初期診療ができることが,高齢化社会のプライマリ・ケア医として重要です.多くの若い先生方にNeurologyを学んでほしいと思います.

第5章 神経内科の重要疾患 ～エキスパートはこう診断する！

13. ビタミン B₁／B₁₂ 欠乏症

安井敬三，長谷川康博

Point

- ビタミン B₁ 欠乏症は治療が遅れると回復困難な精神神経障害を残す
- Wernicke 脳症ではブドウ糖より前にビタミン B₁ を投与する
- ビタミン B₁₂ の吸収障害はさまざまな疾患で起こり，貧血を伴わない例もある
- 亜急性脊髄連合変性症は治療が遅れると回復が困難である
- 亜急性脊髄連合変性症と銅欠乏性ミエロパチーとは鑑別が困難である

ビタミン B₁ 欠乏症

1. 典型的な臨床像，どのようなときに疑うか

　ビタミン B₁（VB₁）欠乏によって起こる神経障害には脚気ニューロパチー，Wernicke 脳症とそれに続発する Korsakoff 症候群がある．VB₁ は水溶性ビタミンで熱に弱く，加熱，調理により 50 ％ が失われる．現在は，アルコール多飲者に多くみられ，食事摂取不良，腸管からの吸収不良などにより生じる．そのほか，代謝亢進状態（全身性消耗疾患，甲状腺機能亢進症，悪性腫瘍，妊娠悪阻など），利用障害（重度の肝疾患など），水溶性ビタミンの喪失（血液透析，腹膜透析など），消化管手術などによって VB₁ 欠乏は生じうる．高齢者は元来貯蔵が少ないため容易に欠乏する．

1 脚気ニューロパチー

　アルコール多飲者に多いためアルコール性ニューロパチーとの合併症状をみている場合が多い．Koike らは両者を分けて臨床病理学的に検討しており，脚気ニューロパチーは下肢のしびれ感または筋力低下で急性に発症していることが多く，Guillain-Barré 症候群が疑われることもある．運動障害優位型が大多数を占め初診時に歩行不能であることが多い．アルコール性ニューロパチーが加わると下肢の痛みを伴い，年単位の慢性進行型を呈するが運動障害は強くない[1]．

2 Wernicke 脳症

　急性ないし亜急性に発症し，意識障害，眼球運動障害，運動失調が 3 徴とされるが，すべて認められるのは 17 ％ にすぎず，症状のうち意識障害が 82 ％ で最多である[2]．眼球運動障害は，注視方向性眼振，外転障害，共同注視麻痺がみられる．運動失調は四肢よりも体幹に強く，起立や歩行が不可能になる．軽症では両足を大きく開いた不安定歩行がみられる．

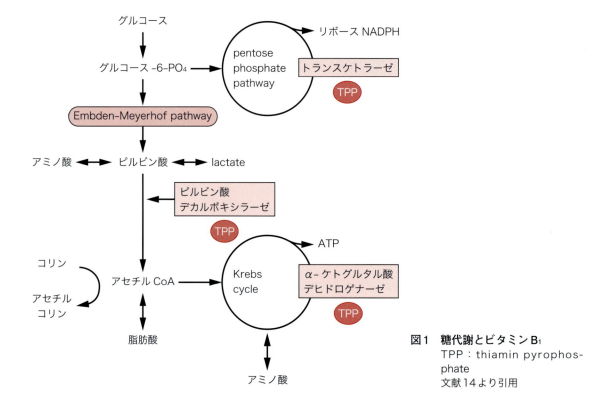

図1　糖代謝とビタミンB₁
TPP：thiamin pyrophosphate
文献14より引用

3 Korsakoff症候群

亜急性の経過で発症し，意識障害を伴わず，失見当識，著明な前向性および逆行性健忘，アパシーと最近の記憶の欠失に関連した作話症が特徴的である．Wernicke脳症のほぼ80％に続発し，両者は同一の病態と考えられている．

2. 検査と診断のポイント

乳酸アシドーシス以外に一般採血に異常を認めない．欠乏症の証明には全血VB₁濃度を測定し，24 ng/mL未満で欠乏症[3]，24〜27 ng/mLを潜在性欠乏，28 ng/mL以上を正常とする[4]．ただし，需要が亢進する疾患では正常範囲内であってもWernicke脳症を完全に否定できない．アルコールはVB₁の活性化物質であるチアミンピロリン酸（thiamine pyrophosphate）生成を抑制するからである（図1）．

脳MRIは診断に有用であり，T2強調像，FLAIR像，拡散強調像で第三脳室周囲，中脳水道周囲，乳頭体，視床下部および第四脳室底部に左右対称性の高信号病変を呈する（図2）．MRIによる診断の特異度は53％，感度は93％とされる[5]．異常信号域は治療開始から早ければ48時間後には消失する．

脳波は徐波を呈し，神経伝導速度は電位の低下，末梢神経生検では軸索障害がみられる．

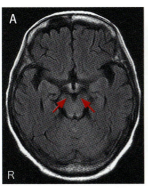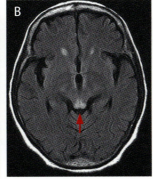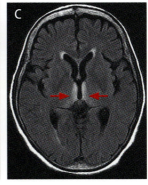

図2　Wernicke脳症自験例
意識障害で搬送された66歳女性．双極性障害の治療薬の副作用で嘔吐をくり返していた．アルコール多飲なし．入院時ビタミンB_1 10 ng/mL（正常は24～66 ng/mL）．FLAIR像で乳頭体（A→），中脳水道周囲（B→），第三脳室周囲（C→）に左右対称の高信号病変を認める

3. 研修医が陥りやすい診断の注意点

　救急外来では急性意識障害の鑑別でWernicke脳症が重要である．本疾患の徴候と栄養障害，飲酒習慣や代謝亢進症状の存在から疑うことができる．**VB_1投与前に必ず濃度測定**を行い，**血液検査や画像検査所見の結果を待たずに直ちにVB_1を投与**し，著効すれば臨床的確定診断となる．治療が遅れると障害が不可逆的になるため治療が優先される．アルコール離脱による痙攣やせん妄を鎮静することに目を奪われて神経所見をとり忘れてはならない．

●ここがピットフォール
VB_1測定には専用スピッツが必要！

4. 治療

　Wernicke脳症の場合，最初の2日間はVB_1 1回500 mg静注を1日3回，その後5日間は500 mg/日の静注あるいは筋注が推奨される．VB_1なしにブドウ糖投与を行うとWernicke脳症を悪化させるため，**必ずブドウ糖投与前にVB_1投与を行う**．アルコール多飲者や栄養失調者においては吸収動態が不安定なため，経腸投与は初期治療として推奨されない．維持療法としてVB_1 100 mg/日の経口投与と，ほかのB複合体欠乏症の併発も多いためマルチビタミン内服を継続する．また低マグネシウム血症もしばしば併発し，トランスケトラーゼの補因子であるマグネシウムは硫酸マグネシウムとしてVB_1とともに併用する．カルシウム欠乏はVB_1への反応が低下するため補正する．

●ここがポイント
Wernicke脳症ではブドウ糖投与前にVB_1投与を行う．また，その他のビタミン類や電解質欠乏にも注意．

表1 ビタミンB12欠乏ならびに葉酸欠乏による巨赤芽球性貧血に伴う精神神経症候の頻度

	ビタミンB12欠乏 ($n=50$)	葉酸欠乏 ($n=34$)	p*
精神神経症候なし	16（32％）	12（35％）	NS
認知機能変化	13（26％）	9（27％）	NS
気分障害	10（20％）	19（56％）	< 0.001
亜急性脊髄連合変性症	8（16％）	0（0％）	< 0.05
末梢神経障害	20（40％）	6（18％）	< 0.1
視神経萎縮	1（2％）	0（0％）	NS

＊ Z^2 test with Yates's correction.
文献6より引用

5. 予後

VB1投与にて眼症状，特に水平方向の麻痺はすみやかに回復するが，眼振は残ることがある．次に運動失調が回復するが不完全なことが多い．精神症状は治療抵抗性で記銘力障害が不可逆性となり，Korsakoff症候群に移行する例も多い．

ビタミンB12欠乏症

1. 典型的な臨床症状，どのようなときに疑うか

ビタミンB12（VB12）欠乏あるいは葉酸欠乏による巨赤芽球性貧血に種々の精神神経症候を伴うことが知られており，Shorvonらによると精神神経症候がみられないのは32％とされる[6]（表1）．神経障害は末梢神経障害が最多で，認知機能や気分障害などの大脳症状，亜急性脊髄連合変性症と続く．巨赤芽球性貧血を伴わず精神神経症候のみが発現する症例が1/4程度みられることに注意が必要である[7,8]．稀な症状としてインポテンス，起立性低血圧，嗅覚異常，味覚障害，幻覚妄想，錯乱，視覚障害などが報告されている．

VB12は肉などの動物性食品から摂取され，極端な菜食主義者を除き通常の食生活において摂取不足は生じない．食事性のVB12は胃壁細胞の分泌物である内因子と結合し，回腸末端部で吸収される．欠乏症の原因としては吸収障害が最も多いが，原因は多岐に及ぶ（表2）．また，笑気ガスはメチルコバラミンを不活化する作用を有し，急速に欠乏症を起こす．生体内のVB12貯蔵量は4〜5 mgで1日の所要量は2μgなので，吸収障害では約5年で枯渇する．

VB12はアデノシルコバラミン（図3）とメチルコバラミン（図4）の2つの活性型をとり，メチルコバラミンの欠乏は葉酸代謝を阻害しDNA合成を抑制する．葉酸欠乏はVB12欠乏の約10％に合併し，末梢神経障害のほか，気分障害，自発性低下といった認知機能障害が認められる．

1 亜急性脊髄連合変性症

両手指にチクチクやビリビリとした異常感覚ではじまり，手足に拡大する．位置覚・振動覚の低下は下肢で著明である．歩行ははじめは失調性であるが痙性対麻痺が加わる．反射は下肢で亢進し，クローヌスやBabinski徴候などの病的反射がみられる．Romberg徴候陽性が多い．これらは頸胸髄の後側索の障害に対応している．末梢神経障害を合併するとアキレス腱反射が消失する．

表2 日常診療でよく遭遇するビタミンB$_{12}$欠乏症の原因

- 悪性貧血（小児型，成人型）
- 胃切除（全摘，部分切除）
- 萎縮性胃炎
- 吸収不良症候群
- 盲係蹄症候群（blind loop）
- 腸管内寄生虫症（広節裂頭条虫症，ランブル鞭毛虫症）
- 慢性膵炎
- 慢性アルコール依存症
- 限局性回腸炎（Crohn病）
- 回腸切除
- 大孔径膜による血液透析患者
- 各種薬剤（パラアミノサリチル酸，ジフェニルヒダントイン，コルヒチン，メトホルミン，ネオマイシン，塩化カリウム，経口避妊薬など）によるB$_{12}$吸収障害

2 末梢神経障害

左右対称性の手袋靴下型分布をとる非特異的な感覚性ニューロパチーを呈し，髄鞘障害と考えられている．脱力はあっても軽度である．

葉酸欠乏症による末梢神経障害は，左右対称，下肢優位・感覚障害優位で緩徐進行性経過をとり，神経伝導検査では軸索障害を示し，明らかな貧血を認めないことが多い，とされる[10]．

2. 検査と診断のポイント

巨赤芽球性貧血の合併が多くみられる．血清VB$_{12}$値が基準値以下であれば欠乏症としてよい．また，血清ホモシステインの上昇は有用であり，血清および尿中のメチルマロン酸上昇は最も感受性の高い検査とされる．葉酸欠乏症では，血清ホモシステインのみ上昇する．両者は合併しやすい．

電気生理学的検査では，腓腹神経で感覚神経の伝導速度低下，振幅低下がみられることがある．体性感覚誘発電位は，後索障害のため下肢優位に中枢伝導時間が遅延する．

MRIでは下位頸髄から上位胸髄にかけて後側索に左右対称性のT2高信号病変を亜急性脊髄連合変性症で認める（図5，6）[11]．大脳白質に散在性あるいはびまん性のT2高信号病変を認めることもある．

3. 研修医が陥りやすい診断の注意点

栄養障害がはっきりしない症例でも感覚障害優位の末梢神経障害をみたときには念頭におくべきである．また，亜急性脊髄連合変性症と区別できない臨床像や脊髄MRI所見を呈する栄養障害性疾患として銅欠乏性ミエロパチーが報告され，銅投与が遅れると回復困難であるため鑑別に入れておくべきである[12]．

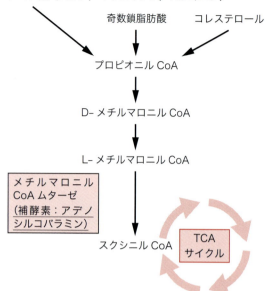
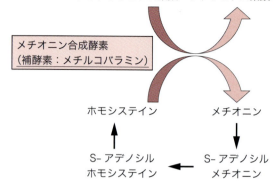

図3　アデノシルコバラミンの関与する代謝経路
アデノシルコバラミンは，アミノ酸（バリン，イソロイシン，スレオニン），奇数鎖脂肪酸，コレステロールの代謝経路に関与するメチルマロニルCoAムターゼの補酵素として働く．この経路の障害により，TCAサイクル阻害など種々の代謝障害が生じることとなる
文献9より引用

図4　メチルコバラミンの関与する代謝経路
メチルコバラミンは，ホモシステイン，メチオニン，葉酸が関与する経路でメチオニン合成酵素の補酵素として働く．この経路の障害により，アミノ酸，葉酸代謝のみならず，DNAのメチル化抑制など種々の代謝障害が生じることとなる
文献9より引用

4. 治療

　VB$_{12}$ 1回1 mgを1週間毎日筋注し，その後漸減するほかに，維持療法として0.5〜1 mg/日の経口投与を行ってもよい．**葉酸欠乏症の治療を開始する際にはVB$_{12}$欠乏の合併に注意する．合併例に葉酸を単独で補充すると，貧血は改善してもかえって神経障害は増悪することが知られる．**

> ●ここがポイント
> ビタミンB$_{12}$欠乏症では葉酸のみ補充してはいけない．

5. 予後

　治療効果に最も関係する重要な因子は発症後の罹病期間である[13]．巨赤芽球性貧血はすみやかに回復するのに対して，神経症候は治療開始後最初の3カ月間は急速で，その後は緩やかに回復する．治療開始後3カ月以内に改善がなければ他疾患を考える．罹病期間が長い例では，治療は神経症状の悪化を止めるにすぎない．

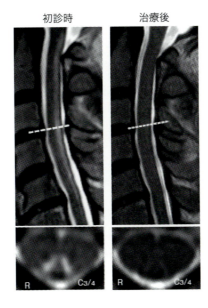

図5 脊髄MRI所見の治療による変化
メコバラミンの投与4カ月後に頸髄MRI所見が改善した
文献11より転載

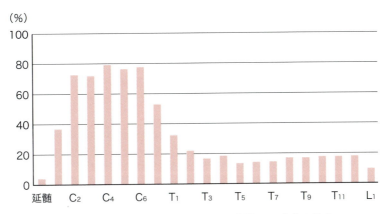

図6 亜急性脊髄連合変性症の既報告65例の脊髄MRI病変の分布
文献11より引用

おわりに

　ビタミン欠乏症は稀でなく日常しばしば遭遇する疾患である．十分に経口摂取しても，偏食していたり吸収不良を伴っている場合があり，掘り下げて病歴聴取することが重要である．しかも治療が遅れると完全回復しないため迅速な診断と治療が求められる．したがって，意識障害，しびれ，歩きにくさといったありふれた主訴に対してビタミン欠乏症を念頭におく習慣づけが必要である．VB$_1$欠乏症で述べたようにアルコール多飲者では複数のビタミンや電解質の欠乏症が合併しうるので注意が必要である．アルコール多飲者は飲酒量を過少に申告することも頭に入れておく．

文献・参考文献

1) Koike H, et al：Alcoholic neuropathy is clinicopathologically distinct from thiamine-deficiency neuropathy. Ann Neurol, 54：19-29, 2003
2) 「The Wernicke-Korsakoff syndrome and related neurologic disorders due to alcoholism and malnutrition, 2nd ed」(Victor M, et al), Davis Publications, pp61-110, 1989
3) 安田和人：ビタミンB_1の臨床（特集 ビタミンの基礎と臨床）．Modern Physician, 27：1194-1197, 2007
4) Itokawa Y, et al：Proposed standard for human blood vitamin B1 value using HPLC. Biofactors, 10：295-299, 1999
5) Antunez E, et al：Usefulness of CT and MR imaging in the diagnosis of acute Wernicke's encephalopathy. AJR Am J Roentgenol, 171：1131-1137, 1998
6) Shorvon SD, et al：The neuropsychiatry of megaloblastic anaemia. Br Med J, 281：1036-1038, 1980
7) Lindenbaum J, et al：Neuropsychiatric disorders caused by cobalamin deficiency in the absence of anemia or macrocytosis. N Engl J Med. 318：1720-1728, 1988
8) Bottiglieri T, et al：Folate and neuropsychiatry.「Folate in Health and Disease」(Bailey LB, eds), pp435-462, Marcel Dekker, 1995
9) 田中啓之：古くて新しいビタミンB_{12}と末梢神経障害．BRAIN and NERVE, 65：1077-1082, 2013
10) Koike H, et al：Clinicopathologic features of folate-deficiency neuropathy. Neurology, 84：1026-1033, 2015
11) 長谷川康博：亜急性脊髄連合変性症（ビタミンB_{12}・葉酸欠乏）．脊椎脊髄，29：131-137, 2016
12) 安井敬三，他：亜急性脊髄連合変性症の症状を呈し，MRIで後索と側索にT2高信号病変を認めた銅欠乏性脊髄症の1例．神経治療学, 29：761-765, 2012
13) Ropper AH, et al：Vitamin B12（cobalamin）deficiency（subacute combined degeneration）．「Adams & Victor's Principles of Neurology 10th Edition」(Ropper AH, et al),pp1172-1176, McGraw-Hill Medical, 2014
14) 「ダイナミック・メディシン〈5〉」（斎藤 康/監，辻 省次，他/編），西村書店，2003

プロフィール

安井敬三（Keizo Yasui）
名古屋第二赤十字病院 第一神経内科 部長
専門は，脳卒中，神経変性疾患．
当科は教育，診療，研究を3本柱として取り組んできた伝統があります．多くの研修医を教えながら，こちらも刺激を受けて成長できる喜びを感じています．

長谷川康博（Yasuhiro Hasegawa）
中部大学 生命健康科学部 教授

第5章 神経内科の重要疾患 ～エキスパートはこう診断する！

14. 薬剤性神経疾患

長谷川真也，佐田竜一

Point

- 薬剤性神経疾患を引き起こす頻度の高い薬剤を理解する
- 薬剤から疾患を拾い上げ，病歴および症状を確認することが重要である
- 薬剤性神経疾患の可能性が高いと考えたら，治療の第一歩は原因薬剤の中止である

はじめに

薬物の副作用は，以下のように5つの反応に大別される[1]．
- Type A：薬物の作用が増強することで起こる
- Type B：用量依存性がなく比較的低頻度で発現する
- Type C：反応薬剤継続により起こる
- Type D：曝露から時間をおいて出現する
- Type E：薬物中断に伴って起こる

特異体質反応（idiosyncratic reactions）はType Bに分類される，先天的素因に基づく薬物代謝異常による有害反応である．代表的なものは悪性症候群や悪性高熱症で，セロトニン症候群は特異体質反応ではないが少量でも発症しうる疾患である[2]．特に，悪性症候群とセロトニン症候群は類似の疾患であるが，関連する薬剤・症状・治療法に関して整理することは重要である．本稿では悪性症候群とセロトニン症候群に関してまとめ，さらに，頻度の高い薬剤性神経疾患として，抗菌薬関連脳症について述べる．

1-A：悪性症候群

1. 典型的な臨床像，どのようなときに疑うか

ドパミン拮抗薬曝露あるいはドパミン作動薬中断に伴い，神経受容体に対するドパミンの伝導がブロックされ，筋強剛・脳症・高体温・自律神経失調の4徴を呈する亜急性の疾患である．頻度としては，当該薬剤を内服している患者のなかで0.02～3％とされている[3,4]．

1 関連する薬剤

投薬開始と関連するのは主に向精神薬，投薬中断と関連するのはパーキンソン病治療薬である

表1 悪性症候群をきたしうる薬剤

投与開始・増量と関連	薬剤名
向精神薬	アリピプラゾール,クロルプロマジン,クロザピン,ハロペリドール,オランザピン,クエチアピン,リスペリドン
投薬中断と関連	**薬剤名**
パーキンソン病治療薬	L-ドパ,ドパミン作動薬

文献2を参考に作成

表2 国際的合意に基づく悪性症候群の診断基準

1. ドパミン拮抗薬曝露,あるいはドパミン作動薬の中断
2. 高体温
3. 筋強剛
4. 意識変容
5. CK上昇
6. 交感神経不安定
7. 頻脈,頻呼吸
8. 他の原因がない

文献6を参考に作成

(表1).このなかにせん妄に対して使用される薬剤が含まれていることや,Parkinson病の患者が入院時にパーキンソン病治療薬を中止すると悪性症候群をきたしうる点に注意が必要である.

2 症状

経過は日〜週の単位で,典型的な4徴は,**筋強剛**(振戦・歯車様固縮・ジスキネジア),**脳症**(興奮・昏迷),**高体温**,**自律神経失調**(頻脈・高血圧・頻呼吸・多汗)である.

症状の出現順として,脳症 → 筋強剛 → 高体温 → 自律神経失調であるパターンが70%以上とされる一方で[5],非典型的な経過をとることも多く,高体温が24時間以上遅れて出てくる症例もある[3].

2. 検査と診断のポイント

診断の参考となる基準の1つとして,表2のようなDelphi法で作成された診断基準がある[6].ただし,診断の感度・特異度や,満たすべき項目の種類・数に関する言及はなく,明瞭な診断基準として扱えないため,「注意すべきポイント」と解釈すべきだろう.

診断するための重要な要素として,他疾患の除外がある.血液検査では,クレアチンキナーゼ(CK)の異常高値は筋強剛を反映するとされているが,それ以外の項目は非特異的である.悪性症候群の可能性がある患者の頭部CT・MRI,髄液所見はあるとしてもいずれも非特異的な変化のみとされている.脳波は,非痙攣性てんかん重積状態の除外目的に考慮される[3].

3. 研修医が陥りやすい診断の注意点

悪性症候群や後述するセロトニン症候群ではCKや白血球が高値となる.白血球増加を安易に感染症由来と考えたり,ストレスの影響と決めつけてしまうと診断が遅れる.

4. 治療

基本的には，原因薬剤の中止と，支持療法としての補液や人工呼吸管理等による循環・呼吸状態維持，および高体温や高血圧の管理である．高体温に対するアセトアミノフェンは無効であり（**Advanced Lecture** を参照），解熱のためには熱中症と同様に冷却が必要となる．ダントロレン，ブロモクリプチン，アマンタジン使用に関する有用性は，症例報告や経験に基づいており，臨床研究の結果証明されたものはない．電気けいれん療法の有用性を示唆する報告もあるがいずれもエビデンスレベルは低い．

改善まで**数日～数週かかる**ため，他病態の除外を続けながら，悪性症候群に対する支持療法を継続することが必要となる．

> ●処方例
> ダントロレン（ダントリウム® カプセル）1回1～2.5 mg/kg，最大 10 mg/kg/日
> ブロモクリプチン（パーロデル® 錠）1回2.5 mg，6～8時間おき，最大 40 mg/日
> アマンタジン（シンメトレル® 錠）1回100～200 mg，12時間おき，最大 400 mg/日

Advanced Lecture

■ 高体温と発熱の違い

高体温症では，発熱性サイトカインが関与せず，放熱能力を超える環境要因や身体的要因による熱産生の増加あるいは熱放散の低下によって体温が上昇するため，発熱性サイトカインを介して効果を発揮する，アセトアミノフェンやNSAIDsが無効である．一方，発熱は，発熱性サイトカインが関与して視床下部でセットポイントを上昇させているため，アセトアミノフェンやNSAIDsが効果を発揮し，解熱作用を示す[7]．

> ●ここがピットフォール
> 入院後に出現した意識変容を，安易にせん妄と診断してはならない．悪性症候群の初期として出現してきた精神症状を「せん妄」として鎮静薬を使用してしまうと，症状が増悪することもある．

1-B：セロトニン症候群

1. 典型的な臨床像，どのようなときに疑うか

セロトニンの過剰により，精神（認知行動）系，自律神経系，神経運動系に異常をきたす急性疾患である．頻度としては，該当薬剤を内服している患者で0.04％と比較的稀[8]で，悪性症候群の方が多い．病態の認識が遅れ治療介入が遅くなると，重篤な転帰をたどりうる．

1 関連する薬剤

セロトニンの分泌・合成亢進や代謝阻害の結果としてセロトニンの血中濃度を上昇させるような，表3の薬剤を想起する．

表3　セロトニン症候群の原因薬剤例

用途	薬剤
精神科・心療内科	SSRIs，SNRIs，三/四環系抗うつ薬，リチウム
パーキンソン病治療薬	MAOIs
抗痙攣薬	バルプロ酸
鎮痛薬	メペリジン，フェンタニル，トラマドール，ペンタゾシン
制吐薬	オンダンセトロン，グラニセトロン，メトクロプラミド
鎮咳薬	デキストロメトルファン
片頭痛治療薬	スマトリプタン
違法薬物	MDMA
サプリメント・漢方薬	トリプトファン，セイヨウオトギリソウ

SSRIs：選択的セロトニン再取込み阻害薬，SNRIs：セロトニン・ノルアドレナリン再取込み阻害薬
MAOIs：モノアミン酸化酵素阻害薬，MDMA：メチレンジオキシメタンフェタミン
文献8を参考に作成

表4　セロトニン症候群と悪性症候群の比較

	セロトニン症候群	悪性症候群
発症	24時間以内	日〜週
神経筋所見	活動亢進（振戦，筋固縮，ミオクローヌス・眼球クローヌス，腱反射亢進）	腱反射減弱，筋固縮
原因薬剤	セロトニン作動薬	ドパミン拮抗薬
治療	原因薬物の中止 対症療法 ベンゾジアゼピン	原因薬物の中止 対症療法 ダントロレン等
改善	24時間以内	日〜週

文献2を参考に作成

悪性症候群の原因薬剤は向精神薬が中心であったが，セロトニン症候群は種類が多岐にわたる点に注意が必要である．このなかに，「対症療法」のため**鎮痛薬**，**制吐薬**，**鎮咳薬**として処方しているいくつかの薬剤が含まれることに注意する．

2 症状

時間〜1日の単位で急性経過を辿る疾患で，**精神症状**（不安，せん妄，意識障害）・**自律神経失調**（頻脈，高体温，発汗，高血圧）・**神経筋症状**（振戦，筋固縮，ミオクローヌス・眼球クローヌス，腱反射亢進，両側Babinski徴候陽性）が，服用・過量内服・内服用量増加から60％は6時間以内に，70％は24時間以内に出現する[9]．下肢の方が上肢より症状が出やすい[8]．

セロトニン症候群では神経筋症状として，悪性症候群ではみられないミオクローヌス・眼球クローヌス・腱反射亢進や両側Babinski徴候陽性などの所見が認められる．

3 セロトニン症候群，悪性症候群の比較

セロトニン症候群は，悪性症候群と類似する疾患であるが，発症形式，神経学的所見，原因薬剤などを明確に把握することで，**表4**のように分類することができる．

表5 Hunter criteria

セロトニン作動薬の使用に加え，下記のうち1項目以上
1. 自発的なミオクローヌス
2. 誘発クローヌスと，興奮ないし発汗
3. 眼球クローヌスと，興奮ないし発汗
4. 振戦と腱反射亢進
5. 筋強剛と，体温≧38℃と，眼球クローヌスないし誘発クローヌス

文献10を参考に作成

2. 検査と診断のポイント

　臨床診断であり，有用な検査は存在しない．血液検査にて非特異的な変化がみられるが，重要なのは臨床所見で，病歴から疑わしければ筋強剛や腱反射の確認が必要である．
　分類基準として，現在最も有用とされている基準の1つがHunter criteria（表5）であり[10]，感度84％，特異度97％とされる．

3. 研修医が陥りやすい診断の注意点

　セロトニン症候群は，振戦＋下痢や高血圧などの非特異的な症候を軽んじたり，不安やアカシジア（静座不能）が精神症状と誤認されることで，見逃されやすい疾患である[11, 12]．

4. 治療

　基本的には，原因薬剤の中止，および興奮に対しベンゾジアゼピンを投与し鎮静を図る．
　中等度のものはセロトニン拮抗薬として第一世代抗ヒスタミン薬のシプロヘプタジン投与が検討されるが，明瞭なエビデンスはない．対症的な酸素投与，晶質液投与，心電図モニター，バイタルサイン是正が必要とされ，41.1℃以上のものは重症で鎮静・筋弛緩や気管挿管がしばしば必要となる．悪性症候群と同様，アセトアミノフェンは無効である．
　基本的には，**24時間以内に改善する**[8]ため，24時間以上症状が継続しかつ改善がみられない場合には，悪性症候群を含めた別疾患を強く疑うべきである．

●処方例
　ジアゼパム（セルシン®）5～10 mg 静注，治療反応あるまで8～10分ごとにくり返す
　シプロヘプタジン（ペリアクチン®錠）初回12 mg，治療反応あるまで2 mgずつ2時間ごとに投与

表6　抗菌薬関連脳症の分類

Type	機序	発症	検査所見など	原因抗菌薬
Type I 痙攣/ ミオクローヌス	GABA_A レセプターが関与	数日	異常脳波	ペニシリン, セファロスポリン系
Type II 精神症状 （幻想, 幻覚）	D2ドパミンやNMDAグルタミンレセプターが関与	数日		ST合剤, フルオロキノロン系, マクロライド系
Type III 小脳症候を伴うもの	フリーラジカル産生, ビタミンB_1代謝が関与	数週	小脳障害, 異常MRI所見（小脳歯状核, 脳幹背面, 脳梁膨大部でFLAIR高信号）	メトロニダゾール
Type IV イソニアジドによるもの	GABA産生が抑えられる	数週〜数カ月	精神症状, 脳波の非特異的異常	イソニアジド

文献14を参考に作成

2：抗菌薬関連脳症

1. 典型的な臨床像，どのようなときに疑うか

　種々の細菌感染症の治療目的に広く用いられている抗菌薬は神経疾患を引き起こすことが知られている[13]．近年では，重症患者治療中に出現する脳症の15％がセフェピム由来のものであったとする報告もあり[14]，頻度の高い抗菌薬に関連した脳症（antibiotic-associated encephalopathy：AAE）に関して，把握しておく必要がある．

　表6のように，機序によって大きく4つのタイプに分類することができる．

■ 関連する薬剤と症状

　抗菌薬の種類によって，引き起こしうる症状が異なる．痙攣やミオクローヌスを引き起こしやすいもの（Type I），精神症状（幻想，幻覚）をきたしやすいもの（Type II），小脳症候を伴うもの（Type III），イソニアジドによるもの（Type IV）に分けられる．

　発症までの期間は，Type I，II は数日，Type III は数週，Type IV は数週〜数カ月とされる．

2. 検査と診断のポイント，治療

　頭部MRIや脳波などが参考になることもあるが，基本的には疑ったら抗菌薬を中止・変更することにより，治療的診断をする．Type I，II，III は抗菌薬中止後5日間，Type IV は中止後13日前後で症状の改善が見込まれる[13]．

おわりに

　急性・亜急性の経過で発熱や意識障害をきたした症例に対して，頻度の高い敗血症や髄膜炎等の疾患以外に，薬剤による症状であることを鑑別にあげることは重要である．本稿から各種疾患の診断のポイントを整理し，明日の診療に活かしていただきたい．

文献・参考文献

1) Guidance on adverse drug reactions. Yellow Card Scheme：
https://www.gov.uk/government/uploads/system/uploads/attachment_data/file/403098/Guidance_on_adverse_drug_reactions.pdf

2) Carbone JR：The neuroleptic malignant and serotonin syndromes. Emerg Med Clin North Am, 18：317-325, 2000
　↑悪性症候群とセロトニン症候群を比較したreview article．

3) Levenson JL：Neuroleptic malignant syndrome. Am J Psychiatry, 142：1137-1145, 1985
　↑case reportの後に53例について解析してまとめているレビュー．

4) Velamoor VR, et al：Neuroleptic malignant syndrome. Recognition, prevention and management. Drug Saf, 19：73-82, 1998

5) Velamoor VR, et al：Progression of symptoms in neuroleptic malignant syndrome. J Nerv Ment Dis, 182：168-173, 1994
　↑悪性症候群222例の経過をcase seriesとしてまとめている．

6) Gurrera RJ, et al：An international consensus study of neuroleptic malignant syndrome diagnostic criteria using the Delphi method. J Clin Psychiatry, 72：1222-1228, 2011
　↑専門家が集まって悪性症候群のコンセンサスを得る手法（Delphi法）を用いて診断基準を作成したもの．

7) Hoffbrand AV：Fever and Hyperthermia.「Harrison's Principles of Internal Medicine 19th Edition」(Kasper DL, et al, eds), pp143-147, 2015

8) Boyer EW & Shannon M：The serotonin syndrome. N Engl J Med, 352：1112-1120, 2005
　↑セロトニン症候群の非常によくまとまったレビュー文献．本稿で引用した論文も複数引用されている．

9) Mason PJ, et al：Serotonin syndrome. Presentation of 2 cases and review of the literature. Medicine (Baltimore), 79：201-209, 2000
　↑セロトニン症候群の症状の経過を探索した論文．41例について解析している．

10) Dunkley EJ, et al：The Hunter Serotonin Toxicity Criteria：simple and accurate diagnostic decision rules for serotonin toxicity. QJM, 96：635-642, 2003
　↑Hunter criteriaの出典論文．

11) Mackay FJ, et al：Antidepressants and the serotonin syndrome in general practice. Br J Gen Pract, 49：871-874, 1999
　↑用いられている診断基準は古いが，いかにセロトニン症候群が認識されにくい疾患であるかを数字で示した論文．

12) Sampson E & Warner JP：Serotonin syndrome：potentially fatal but difficult to recognize. Br J Gen Pract, 49：867-868, 1999
　↑Editorialではあるが，セロトニン症候群のことがコンパクトにまとまっている．

13) Bhattacharyya S, et al：Antibiotic-associated encephalopathy. Neurology, 86：963-971, 2016
　↑抗菌薬関連脳症について非常によくまとまっているレビュー．

14) Fugate JE, et al：Cefepime neurotoxicity in the intensive care unit：a cause of severe, underappreciated encephalopathy. Crit Care, 17：R264, 2013
　↑セフェピム脳症にしぼってretrospectiveに解析した論文．

プロフィール

長谷川真也（Shinya Hasegawa）
亀田メディカルセンター（亀田総合病院，亀田クリニック）総合内科 後期研修医
感染症領域に興味があり，将来感染症科医を志しています．複数のプロブレムを抱えた患者さんを感染症と診断したうえで最善の治療を行うために，幅広い内科症例を日々マネージメントしながら，充実した研修生活を送っています．

佐田竜一（Ryuichi Sada）
亀田メディカルセンター（亀田総合病院，亀田クリニック）総合内科／内科合同プログラム
大規模病院の総合内科医として，レジデントに質の高い教育を提供することを目標に日々研鑽しています．「内科医」を志すすべての若者，ぜひ亀田で共に学びましょう！

Column

野獣クラブ

50歳を過ぎてから無性に医学を勉強したくなった．勉強することの重要さと知識を得ることの楽しさがわかってきたのだ．友人の小野正博先生（東京都立 松沢病院）たちとFacebook勉強会『野獣クラブ』をつくった．「野獣のごとく，むさぼるように勉強を続けよう」が合言葉である．全国各地で行われる症例検討会や勉強会の要約を閲覧することができる．数名からはじまった『野獣クラブ』だが，現在メンバーは1,000名を超える．もちろん自由参加である．

モチベーションの維持には，勉強熱心な若手医師との交流が最も刺激になる．自分が学んだことを人に教えれば，さらに確実に記憶は定着する．ベテランになっても知らない病気はたくさんある．新しい知識を得て患者さんの治療に役立てることができれば，医者としてこんな幸せを感じる瞬間はない．スマートフォンのアプリであるEvernoteやDropboxも，若手医師から使い方を習い，よく利用している．記憶力の衰えを補うために，重要と思われる論文やメモはこれらのなかに保存し，教育症例や重要論文のまとめを同僚と共有している．こうしておけば，インターネット環境下ならどこにいてもスマートフォンを用いて復習が可能である．記憶の定着には反復学習をくり返す以外にない．

信州の田舎に住んでいてもネット書店で注文すれば，翌日には医学書が届く．光回線のインターネット環境なので，医学論文の入手も全く不自由を感じない．ありがたい世の中になった．

Grow old along with me!
The best is yet to be,
The last of life, for which the first was made.
ともに老いてゆこう
いちばんいいときはこれからだ
人生の最後，そのために最初がつくられたのだ
ロバート・ブラウニング（1812～1889）

〈山中克郎〉

第5章 神経内科の重要疾患 〜エキスパートはこう診断する！

15. 心因性・非器質性の神経症状
神経症状をめぐる「心因性」について考える

福武敏夫

●Point●

- 「心因性」という用語にはあいまいな点があり，定義は困難である
- 心因性神経症状の種類は数多く多方面にわたるが，画像診断などの発展によって減少してきており，現在では入院患者の約1％にみられる
- 心因性神経症状の診断にあたっては，検査を重ねて除外診断するのではなく，症状の特徴から陽性的に診断すべきである．診断のためのゴールデンスタンダードはないが，症状の不一致性，非調和性，転導性に着眼しつつ，いくつかの診察手技を駆使する
- 心因性と即断しがちな疾患・病態に注意が必要である
- 機能画像研究の進歩により，ヒステリーの脳内機構に関して新しい知見が得られている
- ヒステリーによる神経症状は神経内科の対象であり，疑った場合は積極的にコンサルトする

1. まず「心因性」という用語について考える

「心因性（psychogenic）」と同義語のように，「機能性（functional）」「非器質性（non-organic）」「医学的に説明困難な（medically unexplained）」という用語も用いられているが，それぞれの定義や異同は明確ではない．最近では「心因性」を廃して「機能性」に統一しようという動きもあるが，「機能的MRI（f-MRI）」や脳外科の「機能（的）外科」などと紛らわしい．「器質性」対「非器質性」という対比も基準が不明で，MRIで捉えられるような粗形態学的異常を有するものを器質性と呼び，そうでないものを非器質性と呼ぶのならば，チャネロパチー（細胞膜に存在するチャネルの異常）も「非器質性」とされてしまう．逆に，ストレスが大きくなれば，当然内分泌系や自律神経系に異常をきたして神経症状が出現することがある．「医学的に説明困難な」に至っては限界もはなはだしい．

以上のように定義は困難であるが，本稿では「心因性」をヒステリーに限局して用いる．「ヒステリー」という用語は性差別の観点から避けられる傾向にあるが，現代ではヒステリーは身体面に現れる転換性障害と意識面に現れる解離性障害に分けられており，本稿では前者の意味で「ヒステリー」を用いる[1]．

「ヒステリー」を理解するには次の簡単なシェーマがわかりやすい（図1）．すなわち，情動変化がある場合に，正常の状況ではその神経情報が統合中枢に到達した後に運動野から運動指令が

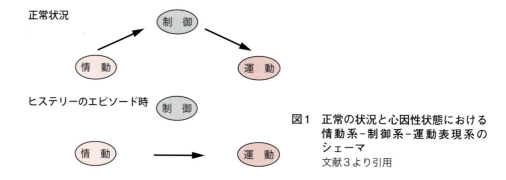

図1 正常の状況と心因性状態における情動系-制御系-運動表現系のシェーマ
文献3より引用

出る．これは通常の伝統的神経学の知識と診察により診断できる．しかし，**心因性のエピソード中**には，情動変化の神経情報が制御中枢を経ないで運動野に到達するために通常の伝統的な神経学的診察では説明できない「奇異な」表現がなされると理解できる．

2. 心因性神経症状の種類と頻度はどのようか

心因性神経症状の種類は数多く多方面にわたり，一見しただけでは真の神経症状と区別がつきにくい．例えば，ヒステリーと破傷風によって互いに区別しにくいオピストトーヌス（後弓反張）が現れることもある[3]．1986年のMarsdenによるヒステリーの総説[4]では，**表**のような神経症状がヒステリーでみられたと紹介されている．**入院患者のおよそ1％程度**に現れ，歩行障害や麻痺，痙攣や振戦などの運動障害が多い．

心因性神経疾患のなかでもよく検討されている心因性運動異常症においても正確な有病率は報告されていないが，10万人・年あたり4〜5という報告があり，これは多発性硬化症の有病率に匹敵する[5]．**心因性運動異常症のなかでは，振戦が最も多く（40％），ジストニアがこれにつぎ（31％），ミオクローヌス（13％），歩行障害（10％），パーキンソニズム（5％），チック（2％），その他（5％）と続く**[6]．舞踏運動は稀で，Huntington病の家族にみられるくらいである．これらあわせると，すべての運動異常症の2〜3％を占める．

3. 心因性神経症状をどのように臨床的に診断するか

ヒステリーと診断された患者で後になって基礎となる器質的神経疾患が判明することがあるのを恐れてなかなか確診しきれないという歴史があったが，近年では画像検査や生理検査，ビデオ記録などの発展で，そのような考えは古くなってきている．すなわち，**検査を重ねていろいろ除外してから診断するのではなく，現在では症状の特徴から陽性的に診断すべきである**[1, 6, 7]．まだまだゴールデンスタンダードの基準はないが，**症状の不一致性**（inconsistent），**非調和性**（incongruous），**転導性**（distractibility，注意がそれやすいこと）が中核に据えられている[7]．**表**に心因性運動異常症における病歴と診察における共通の特徴を示す[7]．

臨床的に陽性を見出す徴候として，運動麻痺では**Hoover徴候（図2）や園生（股関節外転）徴候（図3）**[6, 8]，運動異常症では**振戦同調化試験**（tremor entrainment test：一側性振戦があるときに他側に律動的な運動をさせると同調してくる）などがあり[9, 10]，非てんかん性痙攣では動き

表　心因性運動異常症の共通の特徴

病歴上
① 突然発症【脳卒中，Wilson病，急速発症ジストニア・パーキンソニズム，脳炎】
② 静的経過【ある種のジストニア】
③ 自然寛解（時間的不一致）【特発性ジストニア，チック，薬剤性運動異常症】
④ 小外傷による誘発【末梢性外傷誘発性運動異常症の存在】
⑤ 明らかな精神障害【多くの器質的運動異常症】
⑥ 多発性身体化/未診断状態【偶発的合併の可能性】
⑦ 医療関係の職業【偶然発症することあり】
⑧ 未決の訴訟や補償【有効な法的主張】
⑨ 二次的利得の存在【転換性障害の低信頼度の予測因子】
⑩ 若い女性【男性にも生じるし若い女性に器質的運動異常症が生じる】
臨床診察上
① 運動の一貫性のなさ（強度，頻度，分布）【器質性でも心因性に修飾されることあり＝以下「修飾」】
② 発作性【器質的発作性運動異常症の存在】
③ 注目で増強し注目なしで減少【チック，振戦，修飾】
④ 普通でない・非生理学的な介入（身体上の誘発点，音叉など）で誘発・消退【器質的運動異常症患者における被暗示性】
⑤ 偽りの脱力【修飾】
⑥ 偽りの感覚障害【修飾】
⑦ 自傷【Tourette症候群】
⑧ 運動の慎重な遅さ【基底核・前頭葉病変，強迫的遅さ】
⑨ 診察所見とかけ離れた機能障害【ある種のジストニア】
⑩ 奇怪な，多種の，分類不能な運動異常【Wilson病，視床病変，ある種の遺伝性ジストニアなど】

【　】内に，その特徴を有していても，それだけで心因性運動異常症としてはならない疾患などを示す
文献7を参考に作成

の異常なまでのなさ，**閉眼，開眼への抵抗**，首振り運動などの特徴がみられることが多い[10, 11]．ヒステリー性の歩行障害では**急な膝折れ**が最も多く（**図4**），単麻痺（硬直，引きずり），ふるえる歩行，スローモーション，ジストニア様などが続く[12, 13]．**椅子試験**（chair test：キャスター付きの椅子に座らせて前進・後退させると歩行よりもスムーズ）が鑑別に有用とされる[14]．感覚障害では**前額・胸骨上の振動覚の左右差**，**Bowlus-Currier試験**（**図5**）などがある[1, 6, 9]．

4. 心因性神経症状を客観的に捉える検査法はあるのか

　心因性パーキンソニズムではDATスキャンや^{123}I-MIBG心筋シンチグラフィーに異常がみられないことが根拠になりうるなど，検査所見の陰性があれば示唆的ではあるが，これで100％鑑別できるわけでない．運動異常症では神経生理学的検査が有用な場合があるが（ミオクローヌス，振戦，驚愕症，眼瞼攣縮），一般に随意性と不随意性を鑑別できない[15]．

　ここ15年では，運動領域であれ非運動領域であれ，**ヒステリー患者における機能画像研究（主にf-MRI）**の進歩により，ヒステリーの機序に関する新しい洞察が得られるようになっている[16]．本稿では立ち入らないが，腹内側前頭皮質や楔前部，扁桃体などの関与が画像的に示されている．

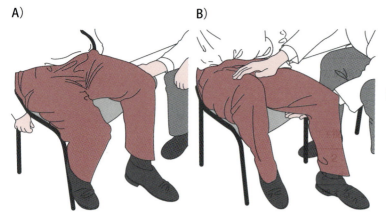

図2　Hoover徴候
A) 患側の大腿後面下に手を入れて股関節伸展力をみる（ヒステリーゆえに弱いとして）
B) 患側の大腿後面下に手を入れたまま，健側の股関節屈曲力をみると，患側の股関節伸展力が強くなる
文献10を参考に作成

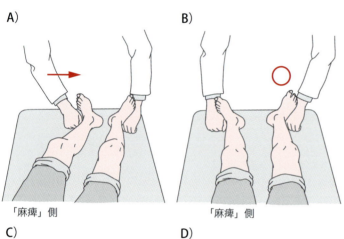
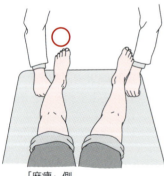
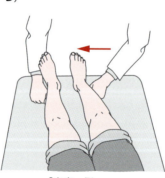

図3　園生徴候
A・B) 脊髄症による左下肢麻痺患者
健側の右下肢を外転しようとすると，左下肢は過内転の方向（A→）に動くが，左下肢を外転しようとすると，右下肢は動かない（B○）
C・D) ヒステリー性の左下肢麻痺患者
右下肢を外転しようとすると，左下肢は動かない（C○）が，左下肢を外転しようとすると，右下肢が過内転する（D←）
文献6を参考に作成

5. 心因性と誤診しやすい疾患はどのようなものか

　心因性でないのに心因性にしてしまうのは，**疾患に無知な場合が最も多い**と思われる（例えば，前頭葉てんかん，発作性運動誘発性ジスキネジア）．ついで，疾患の原因が突き止めにくい場合，症状が非特異的であったり，多彩で変動するような場合（重症筋無力症，多発性硬化症），内分泌疾患や自律神経障害による場合，ストレス因が大・明確だったり，精神疾患（うつ病）を有している場合，**もともとの器質的疾患があっても訴えが誇張的な場合**，症状から予想される画像・検

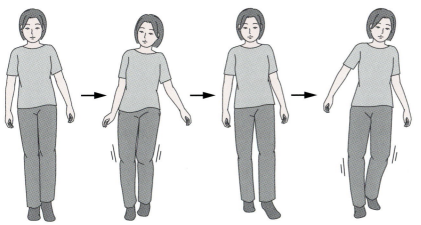

図4 ヒステリー性歩行障害に最もよくみられる膝折れの様子
一歩ごとに急激な膝の屈曲がみられるが，転倒しない
文献13を参考に作成

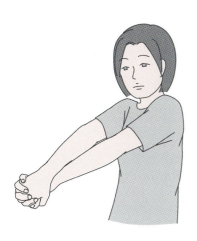
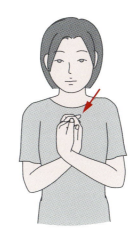

図5 Bowlus-Currier試験
図のように，上肢を交叉させて両手指を組合わせさせてから胸の前に持ってこさせて，指に痛覚刺激（→）を加えて，左右いずれの刺激か答えさせる．通常は瞬時に反応するがヒステリーでは反応が遅い

査が「正常」な場合（画像・検査が適確でない場合を含む）などである．

6. 心因性神経症状の治療はどうするのか

　心因性神経症状の治療は一筋縄ではいかないが，**まずはじめに，ホスピタル・ツアーを阻止することが大切で**，心因性が強く疑われる場合は率直にその結果を告げ，除外のための検査と並行して，ほかのメディカルスタッフ（リハビリテーションスタッフ，精神科医，臨床心理士，医療ソーシャルワーカーなど）とともに，**診断医が主導して改善に取り組む姿勢を示すことが重要である**．診断が遅れるほど症状が固定化し改善しなくなるからである．**ヒステリーによる神経症状は神経内科の対象であって，精神科の対象ではない**．

　一般に，若くて病期の短い患者の予後は良好であるが，慢性患者では障害が強く，予後は不良である[17]．治療には専門性が要求されるが，精神療法（認知－行動療法），抗うつ薬，運動やリハビリテーション，場合によりボツリヌス注射療法や反復経頭蓋磁気刺激法（rTMS）などがある．これらの治療については，プラセボ効果が大きいので，エビデンスとするには無作為化比較対照試験（RCT）が必要であり，まだ十分なされていないのが現状である．そしてもし効果があった

場合は，真の神経調節によるのか，非特異的なプラセボ効果によるのか，症状改善が可能であることを示して高次レベルの「信念」を直接変更することによるのか，を考察すべきである[18]．

おわりに

　心因性神経疾患の診断には病歴聴取と神経診察の技術が最も要求される．心因性神経疾患は余計な対象ではなく，CM Fisherが予言していたように，今後の神経内科診療の1つの重要な柱になると思われる．

文献・参考文献

1) 「神経症状の診かた・考えかた」（福武敏夫/著），医学書院，2014
2) 福武敏夫：神経学と精神医学の境界を再度超える．神経内科，78：582-594，2013
3) van der Kruijs SJ, et al：Neurophysiological correlates of dissociative symptoms. J Neurol Neurosurg Psychiatry, 85：174-179, 2014
4) Marsden CD：Hyasteria – a neurologist's view. Psychol Med, 16：277-288, 1986
5) Carson AJ, et al：Epidemiology and clinical impact of psychogenic movement disorders.「Psychogenic movement disorders and other conversion disorders」(Hallet M, et al, eds), pp20-29, Cambridge University Press, 2011
6) 園生雅弘：ヒステリー（転換性障害）の神経学．BRAIN and NERVE －神経研究の進歩，66：863-871，2014
7) Lang AE：General overview of psychogenic movement disorders：epidemiology, diagnosis, and prognosis.「Psychogenic movement disorders」(Hallet M, et al, eds), pp35-41, Lippincott Williams & Wilkins, 2005
8) Sonoo M：Abductor sign：a reliable new sign to detect unilateral non-organic paresis of the lower limb. J Neurol Neurosurg Psychiatry, 75：121-125, 2004
9) Daum C, et al：The value of 'positive' clinical signs for weakness, sensory and gait disorders in conversion disorder：a systematic and narrative review. J Neurol Neurosurg Psychiatry, 85：180-190, 2014
10) Stone J：Functional neurological disorders：the neurological assessment as treatment. Pract Neurol, 16：7-17, 2016
11) LaFrance WC：Psychogenic non-epileptic seizures.「Psychogenic movement disorders and other conversion disorders」(Hallet M, et al, eds), pp70-82, Cambridge University Press, 2011
12) 福武敏夫：心因性歩行障害．Clinical Neuroscience, 33：821-824, 2015
13) Maranhão-Filho P, et al：Conversive gait disorder：you cannot miss this diagnosis. Arq Neuropsiquiatr, 72：373-377, 2014
14) Okun MS, et al：The "chair test" to aid in the diagnosis of psychogenic gait disorders. Neurologist, 13：87-91, 2007
15) Hallett M：Physiology of psychogenic movement disorders. J Clin Neurosci, 17：959-965, 2010
16) Vuilleumier P：Brain circuits implicated in psychogenic paralysis in conversion disorders and hypnosis. Neurophysiol Clin, 44：323-337, 2014
17) Lang AE & Voon V：Psychogenic movement disorders：past developments, current status, and future directions. Mov Disord, 26：1175-1186, 2011
18) Pollak TA：What a jerk：perils in the assessment of psychogenic movement disorders. J Neurol Neurosurg Psychiatry, 84：831, 2013

プロフィール

福武敏夫（Toshio Fukutake）
亀田メディカルセンター（亀田総合病院，亀田クリニック）神経内科
専門領域：総合神経学，神経診断学，神経症候学，神経心理学
今，最も興味があり力を入れているのは，神経診断の面白さを広く伝え，神経内科領域に進む医師を増やし，その結果として患者さんの負担を減らし，なるべくよい結果に導くことです．90歳になってもそういう活動を続けたCharles Miller Fisher先生をお手本として（Brain & Nerve 64：1443-8；66：1317-25）．

索引 Index

数字

¹²³I-MIBG心筋シンチグラフィー …… 163
3 step diagnosis ………………… 15, 19

欧文

A〜B

ABCD2 score ………………… 150, 151
ABCDE TIPS …………………………… 87
AChR抗体 …………………………… 212
ACNES ………………………………… 60
ADEM ………………………………… 194
ALS …………………………… 35, 172
Alzheimer型認知症 …………… 126, 167
AQP4 ………………………………… 196
ASPECTS …………………………… 153
Babinski徴候 ………………………… 45
Babinski徴候陽性 …………………… 240
Bickerstaff型脳幹脳炎 ……………… 210
Bielschowsky頭部傾斜試験 …… 114, 117
Bowlus-Currier試験 ……………… 247
BPPV …………………………………… 67
BPSD ………………………………… 167
branch atheromatous disease … 155
Brown-Séquard症候群 …………… 222
Brudzinski徴候 ………………… 63, 183

C〜H

carnett徴候 …………………………… 60
cell-based assay法 ……………… 219
CGP …………………………………… 218
CIDP …………………………………… 80
CTL …………………………………… 220
DANG THERAPIST …………………… 76
Dix-Hallpike法 ……………………… 68
DON'T ………………………………… 82
enhanced ptosis …………………… 212
Epley法 ……………………………… 68
Fisher症候群 ……………………… 210
flick sign …………………………… 76
Gufoni法 ……………………………… 69
Guillain-Barré症候群 ………… 106, 205
HINTS ………………………………… 70
HIT …………………………………… 70
Hoover徴候 ……………………… 246, 248
Horner症候群 …………………… 24, 34

I〜P

IgG index ……………………… 146, 198
Jendrassik手技 ……………………… 44
Jolt accentuation …………… 63, 183
Kernig徴候 …………………… 63, 183
Korsakoff症候群 …………………… 230
Lambert-Eaton筋無力症症候群 …… 218
Lewy小体型認知症 ……………… 126, 162
LGI-1 ………………………………… 219
MCI …………………………………… 167
Meniere病 …………………………… 70
Millard-Gubler症候群 ……………… 24
MMSE ……………………………… 126, 168
MMT …………………………… 36, 103
MS …………………………………… 196
MuSK抗体 …………………………… 212
NIHSSスコア ……………………… 151, 152
NMDAR脳炎 ………………………… 219
NMO ………………………………… 196
NPPV ………………………………… 175
open-ring sign …………………… 198
P/Q型抗voltage-gated calcium channel (VGCC) 抗体 ……………………… 218
Parkinson歩行 ……………………… 131
Phalen徴候 …………………………… 76
PNS …………………………………… 217
POMS ………………………………… 219

R〜Y

RCVS ………………………………… 65
SAH …………………………………… 61
SEP …………………………………… 200
SNOOP ……………………………… 61, 62
supine roll test …………………… 69
SWEDD ……………………………… 166
syncopal seizure …………………… 92
TCH ………………………………… 61, 62
TIA …………………………………… 150
Tinel徴候 ……………………………… 76
TOAST分類 ………………………… 154
treatable dementia ……………… 125
VEP …………………………………… 200
Wallenberg症候群 ………… 24, 50, 69
waning ……………………………… 213
Weber症候群 ………………………… 24
Wernicke脳症 …………… 189, 192, 229
Yahr重症度分類 …………………… 161

和文

あ行

アイスパック試験 …………………… 213
亜急性脊髄連合変性症 ……………… 232
アキレス腱反射 ……………………… 44
アクアポリン4 ……………………… 196
悪性症候群 …………………………… 237
アテトーゼ …………………………… 109
アデノシルコバラミン ……………… 232
アテローム血栓性脳梗塞 …………… 154
アドバンス・ケア・プランニング … 176
アノテーション ……………………… 141
アマンタジン ………………………… 239
アルコール多飲者 …………………… 229
意識障害 ………………… 82, 91, 182
意識消失発作 ………………………… 155
異常感覚 ……………………………… 79
一次進行型MS ……………………… 197
一次性頭痛 …………………………… 61
一時的言語障害 ……………………… 150
一過性黒内障 ………………………… 150
一過性脳虚血発作 …………………… 149
一般内科の診察 ……………………… 13
インフルエンザ脳症 ………………… 193
ウートフ現象 ………………………… 201
ウェアリングオフ現象 ……………… 161
内側縦束症候群 ……………………… 24
うつ …………………………… 161, 167
腕落下試験 …………………………… 40
運動緩慢 ……………………… 159, 160
運動失調性歩行 ……………………… 134
運動ニューロン ……………………… 172
運動麻痺 ……………………………… 37
易疲労性 ……………………………… 211
嚥下障害 ……………………………… 118
塩酸エドロホニウム試験 …………… 213
延髄 …………………………………… 25
オプソクローヌス・ミオクローヌス症候群 ……………………………………… 219

か行

外眼筋 ………………………………… 113
改訂版長谷川式簡易知能評価スケール ……………………………………… 126, 168
解剖学的診断 ………………………… 16
海綿静脈洞 …………………………… 116
可逆性脳血管攣縮症候群 …………… 65
下肢Mingazzini試験 ………………… 39
仮説演繹法 …………………………… 138
片側顔面痙攣 ………………………… 34
脚気ニューロパチー ………………… 229

滑車神経核	116	
滑車神経の走行	116	
カルバマゼピン	180	
眼位	151	
感覚過敏	79	
感覚性運動失調型ニューロパチー	217	
感覚低下・消失	79	
眼球運動と外眼筋・脳神経の関係	114	
眼瞼下垂増強法	212	
眼瞼の易疲労性試験	213	
冠状断	138	
眼振	58, 68	
感染性脳炎	190	
間脳	23	
顔面神経麻痺	34	
基準線	139	
嗅覚低下	159, 161	
急性期再開通療法	155	
急性散在性脳脊髄炎	194	
急性症候性発作	178	
急性脊髄障害	130	
球脊髄性筋萎縮症	35	
急な膝折れ	247	
球麻痺	172	
橋	23	
共同偏視	150, 151	
局在関連てんかん	177	
局在診断	42	
巨細胞性動脈炎	64	
巨赤芽球性貧血	232	
起立性失神	92	
筋萎縮性側索硬化症	35, 172	
筋強剛	238	
筋強直性ジストロフィー	33	
緊張型頭痛	64	
筋トーヌス	58	
筋紡錘	42	
筋力低下	36	
くも膜下出血	61	
クリーゼ	215	
群発頭痛	64	
痙性対麻痺歩行	131	
痙性片麻痺歩行	131	
頸椎硬膜外出血	225	
頸椎症性脊髄症	53	
軽度認知障害	167	
軽微な自律神経不全	159	
鶏歩	134	
痙攣	92, 97	
痙攣重積状態	97	
痙攣性失神	101	
血液培養	183	
血管性認知症	126	
血管性パーキンソニズム	162	
血漿浄化療法	209	
腱反射亢進	240	
抗Hu抗体陽性	218	
抗NMDA受容体脳炎	191	
抗N-methyl D-aspartate receptor（NMDAR）抗体	219	
抗voltage-gated potassium channel（VGKC）複合体抗体	219	
抗Yo抗体	218	
構音障害	58	
抗ガングリオシド抗体	208	
抗菌薬関連脳症	242	
抗神経自己抗体	219	
向精神薬	237	
高体温	238	
後頭葉	22	
項部硬直	63, 182, 183	
誤嚥	118	
呼吸筋麻痺	172	
固縮	159, 160	

さ行

細菌性髄膜炎	144, 182	
再発寛解型MS	196	
細胞傷害性T細胞	220	
錯感覚	79	
索路症候	222	
三段階診断法	15	
ジアゼパム	241	
視覚誘発電位	200	
自己免疫性脳炎	190	
四肢失調	56	
四肢麻痺	38, 103	
矢状断	138	
視神経脊髄炎	196, 226	
ジスキネジア	161	
ジストニア	109	
姿勢反射障害	159, 160	
持続性めまい	69	
膝蓋腱反射	44	
疾患カテゴリー	142	
失語	150, 151	
失神	91	
しびれ/しびれ感	47, 73, 78	
シプロヘプタジン	241	
斜偏倚	70	
重症筋無力症	211	
手根管症候群	51, 73	
主訴	12	
状況関連性発作	178	
小細胞肺癌	217	
上肢Barré試験	39	
上肢運動神経	74	
上肢腱反射	75	
上肢知覚神経	75	
小脳	26	
小脳変性症	217	
上腕三頭筋反射	44	
上腕二頭筋反射	42	
初回非誘発性発作	178, 179	
自律神経失調	238	
心因性運動異常症	246	
心因性神経症状	245	
神経解剖	19	
神経学的診察	13, 15	
神経支配	74	
神経調節性失神	92	
神経伝導路	26, 27	
心血管性失神	92	
心原性脳塞栓症	154	
進行性核上性麻痺	162	
振戦	108, 159	
髄液検査	144, 184	
髄節症候	222	
錐体路障害	42	
髄膜炎	190	
髄膜刺激徴候	63, 183	
スティッフパーソン症候群	219	
静止時振戦	159	
成人の視神経脊髄炎の診断基準	199	
生理的なもの忘れ	124	
脊髄梗塞	226	
脊髄硬膜動静脈瘻	224	
脊髄障害	222	
脊髄神経	28	
脊髄半側症候群	222	
責任病巣	16	
舌下神経障害	35	
セフェピム	242	
セロトニン症候群	239	
線維束性収縮	173	
前失神	67	
前兆	178	
前頭側頭型認知症	162, 174	
前頭葉	19	
前頭葉性歩行障害	134	
全般てんかん	177	
前皮神経絞扼症候群	60	
せん妄	124	
側頭動脈炎	64	
側頭葉	22	

園生（股関節外転）徴候 ……… 246, 248

た行

体幹失調 ……………………………… 56
体性感覚誘発電位 ………………… 200
大脳 …………………………………… 19
大脳基底核 …………………………… 22
大脳皮質基底核変性症 …………… 162
対麻痺 ………………………… 38, 103
多系統萎縮症 ……………………… 162
脱力発作 …………………………… 150
多発性硬化症 ……………… 196, 226
多発性硬化症の診断基準 ………… 199
多発性単ニューロパチー …… 73, 78, 218
多発ニューロパチー ………………… 78
単眼性複視 ………………………… 113
単純ヘルペス脳炎 …… 101, 147, 189, 192
ダントロレン ……………………… 239
単ニューロパチー ……………… 73, 78
単麻痺 ………………………… 38, 103
チック ……………………………… 110
肘管症候群 ………………………… 73
中枢神経 …………………………… 19
中枢性頭位性めまい症 ……………… 71
中脳 …………………………………… 23
治療可能な認知症 ………………… 125
椎骨脳底動脈解離 ………………… 63
低血圧 ……………………………… 161
手口感覚症候群 …………………… 50
デルマトーム ……………………… 52
てんかん ……………………… 92, 177
てんかん重積状態 ……… 98, 101, 180
転換性障害 ………………………… 245
てんかん性脳波異常 ……………… 178
テンシロン試験 …………………… 213
動眼神経麻痺 …………………… 32, 63
銅欠乏性ミエロパチー …………… 233
頭頂葉 ……………………………… 22
糖尿病性多発ニューロパチー ……… 53
頭部MRI ……………………… 137, 163
動揺性歩行 ………………………… 134
特異体質反応 ……………………… 237
特発性正常圧水頭症 ……………… 162
徒手筋力テスト ……………… 36, 103
ドパミン拮抗薬 …………………… 237
ドパミン作動薬 …………………… 237
ドパミントランスポーターイメージング
 ………………………………………… 163
トランスケトラーゼ ……………… 231
取り繕い反応 ……………………… 167

な行

内因子 ……………………………… 232

内包 ………………………………… 22
二次進行型MS …………………… 197
二次性頭痛 ………………………… 61
日内変動 …………………………… 211
日差変動 …………………………… 211
日中過眠 …………………………… 161
日本語版Alzheimer's disease assessment scale–cognitive subscale …… 168
ニューロミオトニア ………… 219, 221
認知症 ……………………………… 124
認知症の行動・心理症状 ………… 167
熱性痙攣 …………………………… 179
脳炎 ………………………………… 189
脳幹脳炎 …………………………… 191
脳梗塞 ………………………… 118, 149
脳症 ………………………… 189, 238
脳神経 ……………………………… 28
脳脊髄炎 …………………………… 217

は行

パーキンソニズム ………………… 159
パーキンソン病治療薬 …………… 237
場合わせ …………………………… 167
肺炎 ………………………………… 120
肺塞栓症 …………………………… 93
歯車様固縮 ………………………… 160
橋本脳症 …………………………… 191
発熱 …………………………… 182, 239
馬尾性間欠性跛行 ………………… 53
バリスム …………………………… 110
バルプロ酸 ………………………… 180
反射弓 ……………………………… 42
反射中枢 …………………………… 42
半側空間無視 ……………… 150, 153
反復刺激試験 ……………………… 213
非運動症状 ………………………… 159
非痙攣性てんかん重積状態 …… 88, 179
非侵襲的陽圧換気 ………………… 175
ヒステリー ………………………… 245
ヒステリー性歩行 ………………… 134
ビタミンB₁₂欠乏症 …………… 4, 232
ビタミンB₁欠乏症 ………………… 229
非てんかん性発作 ………………… 178
病因的診断 ………………………… 15
病態修飾薬 ………………………… 202
病歴 …………………………… 12, 13
病歴聴取 …………………………… 15
頻尿 ………………………………… 161
不安 ………………………………… 159
複眼的 ……………………………… 141
複視 ………………………………… 113
複視にアプローチするためのステップ
 ………………………………………… 115

腹痛 ………………………………… 60
腹壁反射 …………………………… 45
不随意運動 ………………………… 108
舞踏運動 …………………………… 109
ブロモクリプチン ………………… 239
辺縁系脳炎 ………………… 191, 217
片頭痛 ……………………………… 64
便秘 ………………………………… 161
片麻痺 ………………………… 37, 103
方向交代性眼振 …………………… 70
傍腫瘍性神経症候群 ……………… 217
歩行障害 …………………… 129, 159, 161
ホモシステイン …………………… 233
本態性振戦 ………………… 109, 162

ま行

マスター鍵 ………………………… 13
末梢神経障害 ……………… 78, 130
慢性炎症性脱髄性多発ニューロパチー
 ………………………………………… 80
慢性頭痛 …………………………… 64
ミオクローヌス …………… 109, 240
ミトコンドリア脳筋症 …………… 33
無菌性髄膜炎 ……………… 147, 190
メチルコバラミン ………………… 232
メチルマロン酸 …………………… 233
めまい …………………………… 3, 67
免疫グロブリン大量静注療法 … 106, 208
もの忘れ …………………………… 124

や行

薬剤性パーキンソニズム … 130, 162, 163
薬物乱用頭痛 ……………… 63, 64
葉酸 ………………………………… 233
腰椎穿刺 …………………… 144, 182, 183
腰部脊柱管狭窄症 ………………… 53

ら行

雷鳴頭痛 ………………………… 61, 62
ラクナ梗塞 ………………… 154, 155
ラモトリギン ……………………… 180
卵円形プラーク …………………… 198
卵巣奇形腫 ………………………… 220
両眼性複視 ………………………… 113
良性発作性頭位めまい症 ………… 67
緑内障 ……………………………… 63
臨床診断 …………………………… 17
レベチラセタム …………………… 180
レム睡眠行動障害 ………… 159, 161
老年期のうつ病 …………………… 124

わ行

腕橈骨筋反射 ……………………… 44

執筆者一覧

■編集

安藤孝志	春日井市民病院 神経内科（現 名古屋大学 神経内科）
山中克郎	諏訪中央病院 総合内科

■執筆（掲載順）

山中克郎	諏訪中央病院 総合内科
松井　真	金沢医科大学医学部 神経内科学
竹下幸男	山口大学大学院医学系研究科 神経内科学
神田　隆	山口大学大学院医学系研究科 神経内科学
金子由夏	育生会篠塚病院附属北関東神経疾患センター 神経内科
田中　真	育生会篠塚病院附属北関東神経疾患センター 神経内科
園生雅弘	帝京大学神経内科
星野晴彦	東京都済生会中央病院 神経内科
松本慎二郎	独立行政法人労働者健康安全機構 中部ろうさい病院 神経内科
亀山　隆	独立行政法人労働者健康安全機構 中部ろうさい病院 神経内科
下畑享良	新潟大学脳研究所 臨床神経科学部門 神経内科学分野
小川広晃	藤田保健衛生大学 救急総合内科
神宮司成弘	藤田保健衛生大学 救急総合内科
石田恵梨	洛和会丸太町病院 救急・総合診療科
上田剛士	洛和会丸太町病院 救急・総合診療科
仲田和正	西伊豆健育会病院 整形外科
小池春樹	名古屋大学 神経内科
松原知康	広島大学大学院 医歯薬保健学研究科 医歯薬学専攻 脳神経内科学
土肥栄祐	Johns Hopkins University School of Medicine Department of Psychiatry and Behavioral Sciences
大西規史	市立福知山市民病院 総合内科（現 諏訪中央病院 総合診療科）
川島篤志	市立福知山市民病院 総合内科
望月仁志	宮崎大学内科学講座 神経呼吸内分泌代謝学分野
宇川義一	福島県立医科大学 神経内科学講座
永井太士	川崎医科大学 神経内科学教室
砂田芳秀	川崎医科大学 神経内科学教室
荻野　裕	独立行政法人国立病院機構 箱根病院 神経内科
佐藤泰吾	諏訪中央病院 総合診療科
巨島文子	京都第一赤十字病院
中島健二	独立行政法人国立病院機構 松江医療センター
安藤孝志	春日井市民病院 神経内科（現 名古屋大学 神経内科）
寺尾心一	春日井市民病院 神経内科
森　墾	東京大学大学院医学系研究科生体物理医学専攻 放射線医学講座
水間悟氏	諏訪中央病院 内科
立石洋平	長崎大学病院 脳神経内科
辻野　彰	長崎大学病院 脳神経内科
渡辺宏久	名古屋大学 脳とこころの研究センター，名古屋大学 神経内科
熱田直樹	名古屋大学 神経内科
北澤　悠	東北大学病院 てんかん科，横浜市立大学医学研究科 脳卒中医学・神経内科学
神　一敬	東北大学病院 てんかん科
中里信和	東北大学大学院医学系研究科 てんかん学分野
小澤廣記	諏訪中央病院 総合診療科
具　芳明	東北大学病院 総合感染症科
後藤洋二	名古屋第一赤十字病院 神経内科
若杉尚宏	新潟大学分子細胞医学専攻 分子情報医学大講座神経内科学
河内　泉	新潟大学脳研究所・医歯学総合病院 神経内科
関口　縁	千葉大学医学部 神経内科
桑原　聡	千葉大学医学部 神経内科
野中俊章	長崎大学病院 脳神経内科
本村政勝	長崎総合科学大学工学部 医療工学コース
田中恵子	新潟大学脳研究所 基礎神経科学部門 細胞神経生物学分野，福島県立医科大学 多発性硬化症治療学講座
安藤哲朗	安城更生病院 神経内科
安井敬三	名古屋第二赤十字病院 第一神経内科
長谷川康博	中部大学 生命健康科学部
長谷川真也	亀田メディカルセンター（亀田総合病院，亀田クリニック）総合内科
佐田竜一	亀田メディカルセンター（亀田総合病院，亀田クリニック）総合内科/内科合同プログラム
福武敏夫	亀田メディカルセンター（亀田総合病院，亀田クリニック）神経内科

編者プロフィール

安藤孝志 (Takashi Ando)

春日井市民病院 神経内科（現 名古屋大学 神経内科）
2009年3月　信州大学医学部 卒業
2009年4月　名古屋第一赤十字病院 初期研修
2011年4月　名古屋第一赤十字病院 神経内科
2015年4月　春日井市民病院 神経内科
2016年10月　名古屋大学 神経内科

【資格】
認定内科医，神経内科専門医，脳卒中専門医，認知症専門医，ICLSインストラクター，JMECCインストラクター

バランスの良いGeneral Neurologistを目標に，現在は大学で多くの先生方からご指導をいただき勉強中です．脳血管障害をはじめとした救急医療や神経集中治療，変性疾患・自己免疫疾患・認知症・てんかんに代表される慢性疾患の診療，頭痛・めまい・しびれといったcommonな症状の相談，基礎疾患に合併した感染症や生活習慣病の管理などなど神経内科の臨床は非常に多彩であると常々感じます．いまだに知らないことや新しい発見ばかりで，日々新鮮な気持ちで診療に励んでいます．

山中克郎 (Katsuo Yamanaka)

諏訪中央病院 総合内科 院長補佐
1985年　　　　　　名古屋大学医学部 卒業
1985～1987年　　　名古屋掖済会病院 研修医
1987～1994年　　　名古屋大学医学部大学院
1989～1993年　　　バージニア・メイソン研究所（米国シアトル）研究員
1995～1998年　　　名城病院 内科
1998～2000年　　　国立名古屋病院 血液内科
1999～2000年　　　カルフォルニア大学サンフランシスコ校（UCSF）一般内科
2000～2006年　　　名古屋医療センター 総合診療科（旧 国立名古屋病院 総合内科）
2006～2010年　　　藤田保健衛生大学 一般内科/救急総合診療部 准教授
2010～2014年　　　藤田保健衛生大学 救急総合内科 教授
2014年12月～現在　諏訪中央病院 総合内科 院長補佐

【資格】
総合内科専門医

【著書】
「ダ・ヴィンチのカルテ」（シービーアール）
「外来を愉しむ 攻める問診」（文光堂）
「UCSFに学ぶ できる内科医への近道 第4版」（南山堂）
「医学生からの診断推論」（羊土社）
「医療探偵 総合診療医」（光文社）

信州の大自然のなかで，医学生/研修医教育を行っています．病院での急性期医療だけでなく訪問診療により患者さんの生涯と深くかかわる地域医療は大変楽しいです．地域を中心とした多職種連携医療の展開がこれからの高齢化社会には必要だと思います．おいしい空気をたくさん吸い込みながら，八ヶ岳や上高地をトレッキングすることが大好きです．

医学とバイオサイエンスの 羊土社

羊土社 臨床医学系書籍ページ www.yodosha.co.jp/medical/

- 羊土社では，診療技術向上に役立つ様々なマニュアル書から臨床現場ですぐに役立つ書籍，また基礎医学の書籍まで，幅広い医学書を出版しています．
- 羊土社のWEBサイト"羊土社 臨床医学系書籍ページ"は，診療科別分類のほか目的別分類を設けるなど書籍が探しやすいよう工夫しております．また，書籍の内容見本・目次などもご覧いただけます．ぜひご活用ください．

▼ メールマガジン「羊土社メディカルON-LINE」にご登録ください ▼

- メディカルON-LINE（MOL）では，羊土社の新刊情報をはじめ，お得なキャンペーン，学会・フェア情報など皆様に役立つ情報をいち早くお届けしています．
- 登録・配信は無料です．登録は，上記の"羊土社 臨床医学系書籍ページ"からお願いいたします．

レジデントノート Vol.18 No.17（増刊）

神経内科がわかる、好きになる
今日から実践できる診察・診断・治療のエッセンス

編集／安藤孝志，山中克郎

レジデントノート 増刊

Vol. 18 No. 17 2017〔通巻237号〕
2017年2月10日発行 第18巻 第17号
ISBN978-4-7581-1582-7
定価 本体4,700円＋税（送料実費別途）

年間購読料
24,000円＋税（通常号12冊，送料弊社負担）
52,200円＋税（通常号12冊，増刊6冊，送料弊社負担）
郵便振替 00130-3-38674

© YODOSHA CO., LTD. 2017
Printed in Japan

発行人　一戸裕子
発行所　株式会社 羊 土 社
　　　　〒101-0052
　　　　東京都千代田区神田小川町2-5-1
　　　　TEL　03（5282）1211
　　　　FAX　03（5282）1212
　　　　E-mail　eigyo@yodosha.co.jp
　　　　URL　www.yodosha.co.jp/
装幀　野崎一人
印刷所　広研印刷株式会社
広告申込　羊土社営業部までお問い合わせ下さい．

本誌に掲載する著作物の複製権・上映権・譲渡権・公衆送信権（送信可能化権を含む）は（株）羊土社が保有します．
本誌を無断で複製する行為（コピー，スキャン，デジタルデータ化など）は，著作権法上での限られた例外（「私的使用のための複製」など）を除き禁じられています．研究活動，診療を含み業務上使用する目的で上記の行為を行うことは大学，病院，企業などにおける内部的な利用であっても，私的使用には該当せず，違法です．また私的使用のためであっても，代行業者等の第三者に依頼して上記の行為を行うことは違法となります．

JCOPY ＜（社）出版者著作権管理機構 委託出版物＞
本誌の無断複写は著作権法上での例外を除き禁じられています．複写される場合は，そのつど事前に，（社）出版者著作権管理機構（TEL 03-3513-6969，FAX 03-3513-6979，e-mail：info@jcopy.or.jp）の許諾を得てください．